THE HANDY ANATOMY
ANSWER BOOK

机敏问答

不可思议的人体

[美]内奥米·巴拉班　詹姆斯·博比克　著

王瑶　译

上海科学技术文献出版社
Shanghai Scientific and Technological Literature Press

图书在版编目（CIP）数据

不可思议的人体 /（美）内奥米·巴拉班，（美）詹姆斯·博比克著；王瑶译 . —上海：上海科学技术文献出版社，2025.—（机敏问答）.
—ISBN 978-7-5439-9323-5

Ⅰ．R32-49

中国国家版本馆 CIP 数据核字第 2024SZ5816 号

THE HANDY ANATOMY ANSWER BOOK, 1st Edition by James Bobick and Naomi Balaban
Copyright © 2008 by Visible Ink Press®
Published by arrangement with Visible Ink Press c/o Nordlyset Literary Agency
through BARDON CHINESE CREATIVE AGENCY LIMITED
Simplified Chinese translation copyright © 2025
by Shanghai Scientific & Technological Literature Press
ALL RIGHTS RESERVED

版权所有，翻印必究

图字：09-2024-0431

责任编辑：姚紫薇
封面设计：留白文化

不可思议的人体
BUKESIYI DE RENTI
[美]内奥米·巴拉班　詹姆斯·博比克　著　王　瑶　译
出版发行：上海科学技术文献出版社
地　　址：上海市淮海中路 1329 号 4 楼
邮政编码：200031
经　　销：全国新华书店
印　　刷：商务印书馆上海印刷有限公司
开　　本：787mm×1092mm　1/16
印　　张：23
字　　数：405 000
版　　次：2025 年 4 月第 1 版　2025 年 4 月第 1 次印刷
书　　号：ISBN 978-7-5439-9323-5
定　　价：68.00 元
http://www.sstlp.com

前 言

随手拿起一本杂志或者一张报纸,打开广播或电视,或者在网上搜索医疗和健康信息,你就会发现,新闻中充斥着各种与人体有关的信息。人工心脏、饮食补给、干细胞研究、基因工程、关节镜手术,以及很多有关人体生物学和健康的有趣问题,无一不成为人们日常生活中茶余饭后谈论的焦点。我们一直都在关注着自己的身体。这本书可以帮你解答关于我们的身体如何工作的复杂问题,揭开人体的各种秘密。

我们对人体的兴趣和理解的探索已经有很长的历史了,可以追溯到古希腊亚里士多德和盖仑时期,他们率先开始研究人体各组织器官的结构和功能。但是从那以后,对人体研究的发展进展缓慢。直到16世纪,安德烈亚斯·维萨里才奠定了现代解剖学的基础;而到了下一个世纪,威廉·哈维发现人体内血液循环后,人体研究才有了新的进展;直到19世纪,解剖学和生理学才成为独立的学科。

随着观察手段的不断升级和实验技术的日益精细,我们对人体的了解迅速扩展。随着我们的知识不断扩展,用来描述医生所发现内容的词汇也在不断增加。基于希腊语和拉丁语的词根,大量复杂的专业词汇应运而生,专门用来描述人体各部分的结构、各部分的精确位置,以及各部位的功能。

本书内容丰富,深入浅出地解释了解剖学、生理学、病理学等术语,使这些专业术语更加通俗易懂,便于普通读者接受和理解。同时,本书还为读者解答了很多关于身体各系统的有趣的问题,例如:谁最先揭示了肌肉运动的秘密?人体内最长的神经是什么?人体的肺最多能容纳多少气体?基本的味觉有哪些?生理学之父是谁?人体骨骼由多少块骨头构成?此外,本书还涵盖了很多有趣的细节,如:同卵双胞胎的指纹相同吗?体内哪种组织可以再生?大脑的体积会影响智力吗?

目录

前　言　001

第1章 背景知识　001

第2章 基础生物学　018

第3章 表皮系统　045

第4章 骨骼系统　065

第5章 肌肉系统　090

第6章 神经系统　114

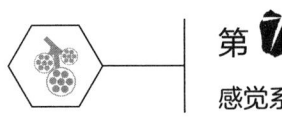
第 7 章
感觉系统　　　　　　　　　　　　152

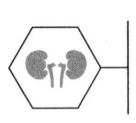
第 8 章
内分泌系统　　　　　　　　　　　178

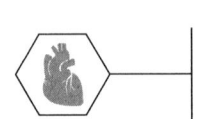
第 9 章
心血管系统　　　　　　　　　　　202

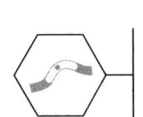
第 10 章
淋巴系统　　　　　　　　　　　　229

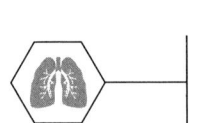
第 11 章
呼吸系统　　　　　　　　　　　　255

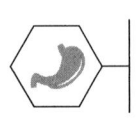
第 12 章
消化系统　　　　　　　　　　　　274

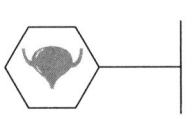
第 13 章
泌尿系统　　　　　　　　　　　　302

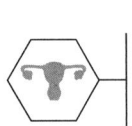
第 14 章
生殖系统　　　　　　　　　　　　315

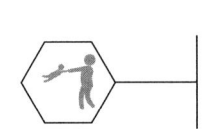
第 15 章
人类的生长与发育　　　　　　　　336

第 1 章 背景知识

历 史

 哪些科学学科研究人体？

研究人体的科学学科主要包括解剖学和生理学。解剖学（anatomy，由希腊语 *ana* 和 *temnein* 演变而来，意思是"切割"）是研究人体各部位结构的学科，它还研究人体各系统的组成。生理学（physiology，源于拉丁文，意思是"自然的研究"）是一门研究人体各部位器官功能的学科。通常，解剖学和生理学是联合在一起进行研究的，这样可以更好地研究人体。

 解剖学可以进一步细分为哪些小的分支学科？

解剖学通常可以分为宏观解剖学（也称为大体解剖学，不需要使用显微镜观察）和微观解剖学。

大体解剖学包括局部解剖学、系统解剖学、发育解剖学、临床解剖学和比较解剖学。局部解剖学是研究人体每个部位的学科，比如研究头部、颈部或者上下肢的结构功能。系统解剖学研究的是身体的各个系统，比如消化系统和生殖系统的结构功能。发育解剖学研究的是从受孕到胎儿发育成熟这个过程中的变化。临床解剖学包括医学解剖学（疾病时发生的解剖学变化）和放射解剖学（利用各种成像技术观察到的解剖结构）。比较解剖学则研究不同生物体结构和组织之间的相似性和差异性。

微观解剖学又可以分为细胞学和组织学两大部分。细胞学（cytology，源于希腊语 *cyto*，意思是"细胞"）专注于研究人体细胞的内部结构。组织学（histology，源于希腊语 *histos*，意思是"网"）则致力于研究组织的结构。

 生理学领域有哪些主要的研究方向或子学科？

生理学可以进一步细分为多个专业方向，包括细胞生理学、器官生理学、系统生理学和病理生理学（通常也被称为病理学）。细胞生理学专注于研究细胞的功能，包括细胞内的化学反应过程及细胞之间的化学反应。器官生理学则致力于研究特定器官的功能特性，比如心脏生理学就是研究心脏功能的学科。与系统解剖学相呼应，系统生理学关注身体各个不同系统的功能表现，如肾脏生理学和神经生理学分别研究肾脏和神经系统的功能。病理学（pathology，源于希腊语 *pathos*，意思是"遭受痛苦"或者"疾病"）则专注于研究疾病对人体器官或系统的影响，以及疾病对细胞和组织的改变。

 解剖学和生理学在何时开始被广泛认可为独立的科学学科？

在古希腊时期，解剖学和生理学首次作为一门科学被人们所接受。被誉为"现代医学之父"的希波克拉底（Hippocrates）将逻辑和推理思想引入医学领域，开创了观察医学的先河，从而使现代医学脱离宗教和哲学的束缚，正式确立为一门独立的科学。

 亚里士多德对解剖学做出了哪些贡献？

亚里士多德（Aristotle）著有多部作品，为比较解剖学、分类学和胚胎学奠定了基础。他对包含人类在内的各种动物都做了非常深入的研究。他还著有

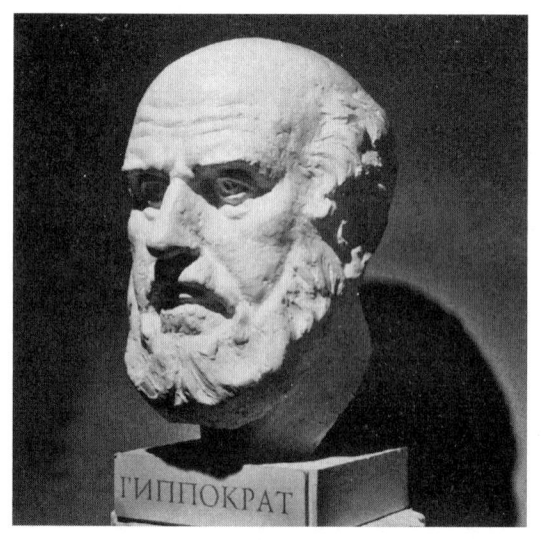

大多数人认为希波克拉底是现代医学之父，以他的名字命名的《希波克拉底誓言》（*Hippocratic Oath*）是所有医务人员都要遵守的规范。（图片来源：iStockphoto.com）

关于生命科学的作品，如《论感觉和感觉对象》（On Sense and Sensible Objects）、《论记忆和回忆》（On Memory and Recollection）、《论睡眠和清醒》（On Sleep and Waking）、《梦》（On Dreams）、《梦的预测》（On Divination by Dreams）、《生命的长短》（On Length and Shortness of Life）、《年轻和衰老》（On Youth and Age）及《呼吸》（On Respiration），被统称为《自然诸短篇》（Parva Naturalia）。

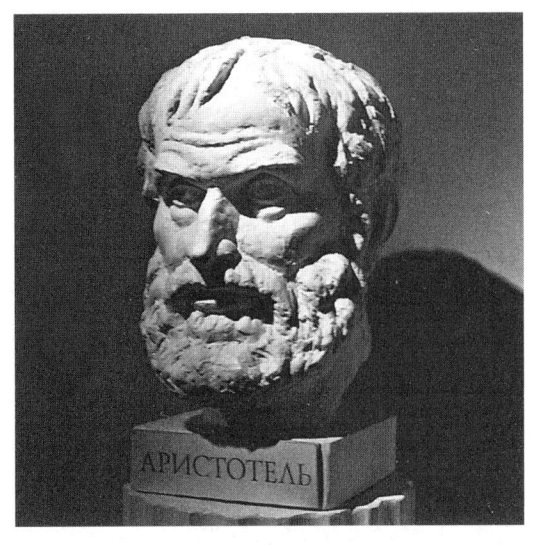

希腊哲学家亚里士多德在众多科学领域中奠定了坚实的基础，其中就包括了解剖学。（图片来源：iStockphoto.com）

 谁被称为"生理学之父"？

希腊医学家及解剖学家埃拉西斯特拉图斯（Erasistratus）被誉为"生理学之父"。他通过对大量尸体进行深入的解剖研究，精确地描绘了大脑的结构，包括其内部的腔隙和膜结构，同时详尽地描绘了胃的肌性结构，并阐明了感觉神经与运动神经之间的区别。他的研究还指出，心脏是维持血液循环的重要泵。然而，到了13世纪，解剖学研究遭遇了阻碍，这在很大程度上源于民众对尸体解剖的反对与不理解。

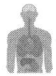 **在罗马时期，谁的作品在解剖学领域内最具有权威性？**

在罗马帝国时代，希腊著名的医学家、解剖学家及生理学家盖仑（Galen），是医学界中最具影响力和权威性的作者之一。他的丰富著作涵盖了《论解剖学过程》（On Anatomical Procedures）、《论身体各部分的功能》（On the Usefulness of the Parts of the Body）、《论自然的力量》（On the Natural Faculties），以及上百部其他重要作品。由于当时人体解剖被禁止，盖仑不得不转向对不同动物进行深入的观察研究。他精确地描绘了骨骼和肌肉的结构，以及肌肉在收缩时的运动状态。同时，他还生动地描绘了心脏瓣膜的结构，以及动脉和静脉在结构上的差异性。尽管由于历史的局限，他的研究工作中存在不少错误，但他依然为医学界展示了众多宝贵的解剖学细节，这些细节至

今仍被视为经典。盖仑的著作在当时被视为不可动摇的准则，统治了解剖学研究领域长达1 400年之久。

 谁在文艺复兴时期被誉为"解剖学改革者"？

安德烈亚斯·维萨里（Andreas Vesalius）被人们称为文艺复兴时期的"解剖学改革者"。他的杰作，也是最著名的作品《人体的构造》（*De Humani Corporis Fabrica*），于1543年出版。该书详细描述了各种身体系统和单个器官，并配以精美的解剖学插图。维萨里对盖仑的很多理论提出了质疑，尽管这些理论在当时被视为不可动摇的准则，但实际上它们是不正确的。

 是谁改进了显微镜技术，从而对解剖学和生理学产生了重大影响？

安东·冯·列文虎克（Anton van Leeuwenhoek）是荷兰的一名显微学家和科学家。尽管他并没有发明显微镜，但是他极大地提高了显微镜的观察能力。凭借在镜片光度上的专业技术，他实现了物体270倍的放大效果，这一清晰度超越了历史上任何一台显微镜。通过他的显微镜，他能够清晰地观察到细菌、肌肉的横纹、血细胞和精子等微观结构。

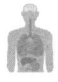 **17世纪的哪项发现帮助建立了生理学这门科学？**

英国医学家威廉·哈维（William Harvey）于1628年出版了《心血运动论》（*On the Movement of the Heart and Blood in Animals*）一书。这部著名的作品指出，血液在血管内是连续循环流动的。

哈维的这一发现纠正了盖仑时代的很多关于血

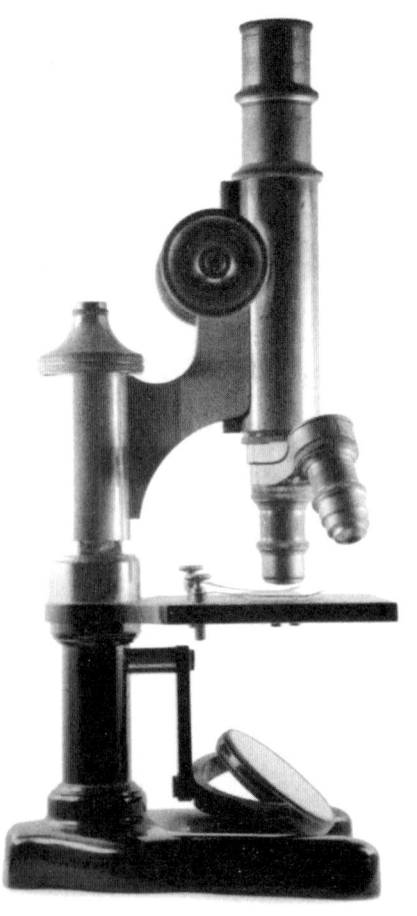

现代显微镜的发展极大地拓展了科学家们对细菌、病毒、细胞和精细解剖学结构的认知。（图片来源：iStockphoto.com）

液循环的理论。哈维因为将科学研究的实验方法引入医学而被尊为"现代生理学之父"。

 谁被称为"实验医学和生理学的奠基者"？

法国生理学家克劳德·伯纳德（Claude Bernard）首次将实验方法引入医学领域，并且开创了普通生理学这一独立的学科。他的经典之作《实验医学研究入门》（*Introduction to the Study of Experimental Medicine*）一书于1865年出版。1869年，鉴于他对生理学做出的伟大贡献，他被选入法国科学院。

 第一个由生理学家组成的专业机构是什么？

第一个由生理学家组成的专业机构是1876年在英国成立的生理协会。1878年，《生理学杂志》（*Journal of Physiology*）开始首次刊登有关生理学实验研究结果的文章。而美国机构（美国生理协会）成立于1887年。美国生理协会于1898年首次出版了《美国生理学杂志》（*American Journal of Physiology*）。

人体组织解剖

 脊椎动物（包括人类）有哪些结构组织层次？

每种脊椎动物都有4个主要的层级组织结构：细胞、组织、器官和系统。层级结构中每一层的复杂度依次递增，所有的器官系统共同工作以维持生命。

 细胞是什么？

细胞是一个包含遗传物质（DNA）和细胞质的膜结合单位；它是生命的基本结构和功能单位。

 组织的主要类型是什么？

组织（tissue，源于拉丁文 *texere*，意思是"编织"）是指一群执行特定功能的相似细胞。4种主要的组织类型是上皮组织、结缔组织、肌肉组织和神经组织。每种类型的组织都执行不同的功能。

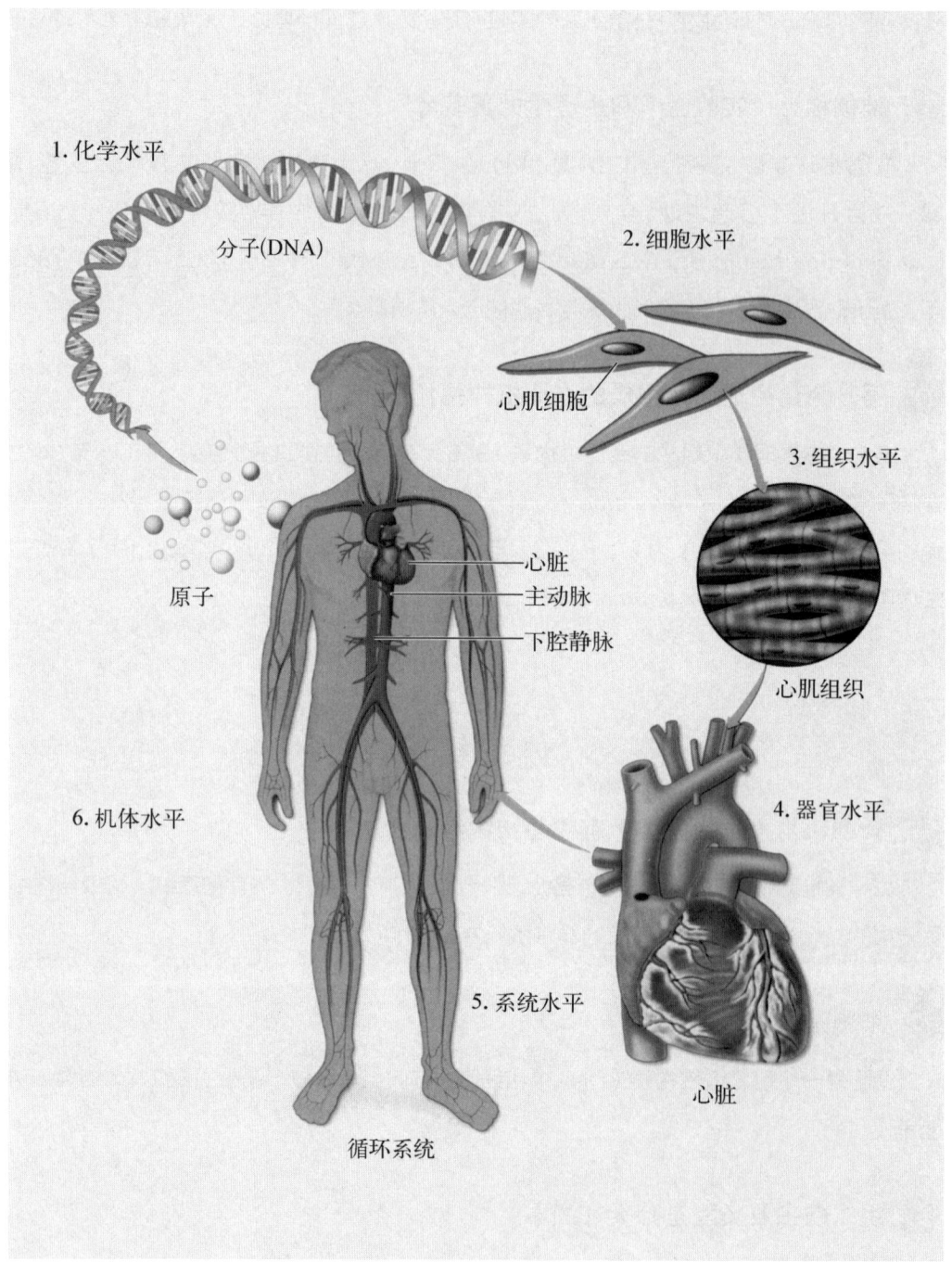

人体中的细胞结合起来组成复杂的结构和系统。（图片来源：PREMKUMAR K. The massage connection anatomy and physiology [M]. Baltimore: Lippincott, Williams & Wilkins, 2004.）

不同组织类型的一般特征是什么？

4种组织类型都有着不同的功能，它们分布于身体的不同部位，并具有某些区别特征。下面的表格介绍了不同组织类型的特点。

组 织 的 特 点

组织名称	功能	部位	特点
上皮组织	保护、分泌、吸收、排泄	覆盖于机体表面，覆盖于内部器官表面，组成腺体	缺少血管
结缔组织	连接、支持、保护、填充间隙、储存脂肪、产生血细胞	广泛分布于身体的各个部位	细胞之间的基质，良好的血液供应
肌肉组织	运动	附着在骨骼上，位于内部器官空腔的壁上，组成心脏的肌性结构	可收缩
神经组织	传递神经冲动，进行配合、调节、整合和感觉接收	大脑、脊髓、神经	细胞之间相互连接并且与身体其他部位相连接

细胞学说是什么？

细胞理论指出，细胞是所有生命的基本组成部分，所有生物都是由细胞构成的。细胞理论有3个基本原则。首先，细胞是构成生物体的最小生命单位。自然界中存在着多种多样的单细胞生物。更复杂的生物，包括植物和动物，是由多种具有专门功能的细胞组成的多细胞合作体系。这些细胞在脱离整体生物体后，通常无法长期独立存活，因为它们需要细胞间的相互作用和协作来维持生命活动。其次，所有细胞都来自预先存在的细胞，并通过分裂与早期细胞相关联。这些细胞在地球生命漫长的进化历程中经历了多种方式的改变。最后，生物体的所有生命过程基本上都发生在细胞层面。

 ## 器官是什么？

器官由多种不同的组织构成，这些组织共同协作以行使某种特定的或某些特定的功能，而这些功能是任何单一组织都无法单独完成的。在动物和人类机体中，不同组织之间的相互配合是一个基本特征。以心脏为例,它就是一个典型的器官,由心肌包裹在结缔组织中构成。心室外层附着有上皮细胞,而神经组织则负责控制心肌有节律地收缩,这些不同组织的协同作用使得心脏能够正常地泵送血液。

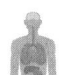

系统是什么?

系统是指集合在一起行使体内的某项功能的一组器官。在人体内有12个重要的系统。

系统及其功能

系统名称	组成	功能
心血管系统	心脏、血液、血管和心脏瓣膜	输送氧气、营养物质到全身细胞,同时将二氧化碳带走
消化系统	口腔、食管、胃、小肠、大肠、直肠、肛门、肝脏、胆囊和胰腺	摄入食物,分解食物中的营养物质,吸收并排泄废物
内分泌系统	内分泌腺(如垂体、肾上腺、甲状腺、胰腺等)	通过分泌激素,协调机体的生长、发育、新陈代谢和应激反应
泌尿系统	肾脏、输尿管、膀胱和尿道	过滤血液,将废物排出体外,维持电解质平衡
免疫系统	淋巴细胞、巨噬细胞和抗体等	保护身体免受病原体和异物的侵害
皮肤	皮肤、毛发、指甲、汗腺和皮脂腺	保护机体免受外界伤害,调节体温,感觉外界刺激
淋巴系统	淋巴结、淋巴管、脾脏、扁桃体等	与循环系统协同工作,过滤体液并参与免疫反应
肌肉	骨骼肌、心肌和平滑肌	支持身体运动、维持姿势和产生热量
神经系统	神经、感觉器官、大脑和脊髓	感知、思考、记忆、决策、控制身体运动和自主功能
生殖系统	睾丸、卵巢和其他相关的器官	生殖和性功能,包括生育和性激素的分泌
呼吸系统	鼻腔、喉、肺、肺泡、气管、支气管	进行气体交换——吸入氧气(O_2)和呼出二氧化碳(CO_2)
骨骼系统	骨头、关节、软骨	提供身体结构、支持和保护,以及参与运动和矿物质储存

解剖学术语

解剖学姿势是什么?

解剖学家普遍将解剖学姿势定义为身体直立,面朝前方,双脚并拢且相互平行,双臂位于身体两侧,手掌朝前。所有描述身体部位之间关系的方向性术语,都假定身体处于解剖学姿势。

 人们平时是如何利用解剖学方位术语去描述机体不同位置之间的关系的？

标准的解剖学方位术语可以用来描述机体不同位置之间的位置关系。绝大多数方位术语是成对出现的，这一对术语分别表示了两个相反的位置关系。

人体的方位术语

方位术语	定义	举例
上方（近头端）	靠近头部的方向	头部位于颈部的上方
下方（近尾端）	远离头部，靠近脚部的方向	颈部位于头部的下方
前方（腹侧）	前方	脚趾位于足跟的前方
后方（背侧）	后方	足跟位于脚趾的后方
中央	穿过身体的正中	鼻子位于两眼的中央
外侧	远离正中线，朝向两侧	双眼位于鼻子的两侧
近端	朝向躯干侧，接近躯干与四肢的结合部位	肩膀位于肘部的近端
远端	远离躯干侧，远离躯干与四肢的结合部位	腕部位于肩膀的远端
表面（外部）	靠近机体的表面	皮肤位于肌肉的表面
深处（内部）	远离机体表面	心脏位于肋骨的深处

为什么机体的平面对于确定解剖学结构很重要呢？

为了观察和研究机体内部内脏器官的结构排列，身体可以沿着3个基本平面进行划分和切割。这3个平面分别是矢状面（也称中线面）、冠状面（也称额状面）和水平面（也称横切面）。矢状面将身体纵向划分为右侧和左侧。如果矢状面切割位置偏离中心，则身体会被划分为不对称的右侧和左侧。冠状面将身体划分为前部和后部。水平面将身体划分为上部和下部，它与矢状面和冠状面均呈直角。

身体的两个基本部位是什么?

身体的两个基本部位是中轴位和附着位。身体的中轴部分包括头部、颈部和躯干,其中,躯干包括胸部、腹部和骨盆。附着部分包括上肢和下肢。

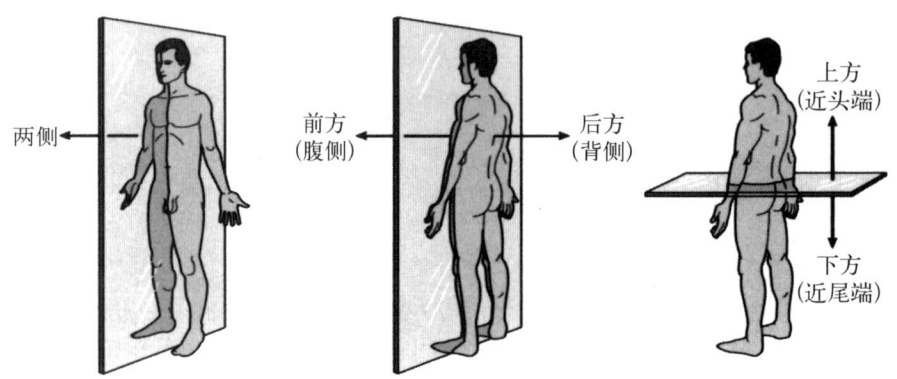

解剖学家将人体划分为几个不同的方向平面,以便精确地描述身体各部位的位置关系。(图片来源: WILLIS M C. Medical terminology: a programmed learning approach to the language of health care[M]. Baltimore: Lippincott, Williams & Wilkins, 2002.)

 头部和颈部区域是如何划分的?

头部被划分为面部区域和颅骨。面部区域包括眼睛、鼻子和嘴巴。颅骨是头部覆盖大脑的部分。颈部也被称为颈项部或颈椎区。

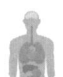 躯干的主要分区有哪些?

躯干分为躯干前部、躯干后部、躯干两侧和躯干下方。

躯干主要分区

分　　区	部　　位
躯干前部	
胸部	胸部
腹部	最低肋骨下方和骨盆之间的区域

续　表

分　区	部　位
盆部	骨盆部位
腹股沟部	腹股沟，大腿和躯干前部的连接处
躯干后部	
背部	胸部后方
脊椎部	脊柱区域
腰部	最低肋骨下方与骨盆之间的下背部区域
骶部	骶骨上方和臀部之间的区域
臀部	臀部
躯干两侧	
腋部	腋窝部位
髋部	臀部
躯干下部	
生殖器部位	外部生殖器官
会阴部	肛门和外部生殖器官之间的小区域

 腹部是如何分为 9 个区域的？

腹部被两条垂直线和两条水平线划分为 9 个区域。两条垂直线由锁骨正中部位垂直划下；一条水平线位于肋骨最下缘，另一条水平线位于盆骨上缘。脐区包括肚脐，位于腹部正中。

 上肢和下肢分区是如何划分的？

上肢和下肢组成了身体的附着部位。上肢分区包括肩膀、上臂、前臂、手腕和手。下肢包括股部、小腿、踝部和足。

上肢和下肢的主要分区

解 剖 学 术 语	常 用 名 称
上　　肢	
前臂部	前臂
上臂部	上臂
肘前区	肘部前方
肘后区	肘部后方
指部	手指
掌部	手掌
下　　肢	
股部	大腿
膝前部	膝关节前方
膝后部	膝关节后方
踝部	脚踝
足部	脚
脚趾	脚趾
足底	脚底

身体腔室的功能是什么？

身体腔室是用来保护内部脏器的。身体内有两个主要的体腔：背腔和腹腔。背腔也称为后腔，包括了颅腔和脊髓腔。颅腔包裹着大脑并且起到保护大脑的作用，脊髓腔包裹着脊髓，起到保护脊髓的作用。

腹腔，也称为前腔，分为胸腔和腹盆腔。胸腔内含有心脏和肺，它们被肋骨保护着。腹盆腔又分为腹腔和盆腔。胃、肠、肝脏、胆囊、胰腺、脾脏和肾脏位于腹腔内。膀胱、内生殖器官、乙状结肠和直肠位于盆腔内。

什么结构将胸腔和腹盆腔分隔开？

横膈（膈肌）将胸腔和腹盆腔分隔开。横膈是由一层很薄的、穹隆状的肌肉组织构成的。

成 像 技 术

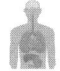 **医生是如何观察到身体内部结构的？**

19世纪末以前，还没有任何的无创技术可以观察到身体内部的结构。医生只能根据患者描述的症状进行诊断。19世纪末发现的X射线提供了最早探索身体内部器官和组织的技术。20世纪期间，医学成像领域取得了重大进展，可用于探索内脏器官。

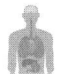 **X射线是什么？**

X射线是波长较短（10^{-3}纳米）且能量巨大的电磁辐射。X射线是由威廉·康拉德·伦琴（William Conrad Roentgen）于1898年发现的。X射线被广泛运用于医学的各个领域，因为它可以穿过不透明的、密度大的结构，如骨骼，并且在成像底片上显影。它们在评价骨骼损伤、识别某些肿瘤，以及检查胸部（心脏和肺）和腹部方面有着重要的价值。

 CAT（或CT）扫描是什么？

计算机辅助断层扫描（CAT），简称计算机断层扫描（CT），是一种特殊的X射线技术，可产生身体的横截面图像。做此项检查时，一台发射X射线的设备围绕着身体移动。

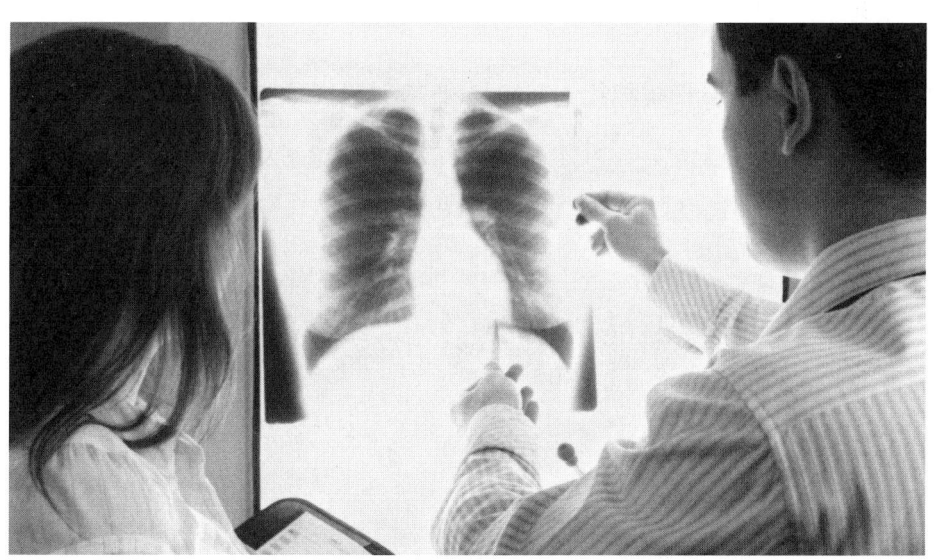

利用电磁放射技术，即X射线成像技术，医生可以观察到人体内部的情况，从而辅助诊断。（图片来源：iStockphoto.com）

同时，另一个接收 X 射线的设备会在身体的另一侧以相反的方向移动。随着这两台设备的运动，X 射线束就可以从上百个不同的角度穿过身体。因为组织和器官对 X 射线的吸收程度不同，到达接收设备的 X 射线的密度就不一样。计算机记录下 X 射线接收设备上的数值，并且运用数学方法进行分析转换。这样在屏幕上显示出来的就是身体横断面的成像结果。

CT 扫描在人体研究中是如何应用的？

CT 扫描被用于研究人体的许多部位，包括胸部、腹部和骨盆、四肢（手臂和腿部），以及内部器官，如胰腺、肝脏、胆囊和肾脏。对头部和大脑的 CT 扫描可以检测到异常肿块或增生、中风损伤、出血区域或血管异常。主诉疼痛的患者可以进行 CT 扫描以确定疼痛的来源。有时，CT 扫描会被用来进一步调查常规 X 射线上发现的异常。

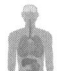
是谁发现并开创了 CT 扫描的应用？

阿兰·M. 科马克（Allan M. Cormack）和戈弗雷·N. 豪恩斯菲尔德（Godfrey N. Hounsfield）于 20 世纪 70 年代初独立发现并开发了计算机辅助断层扫描技术。他们因这项研究而共同获得了 1979 年的诺贝尔生理学或医学奖。最早的计算机辅助断层扫描被用于检查颅骨和脑部疾病。

正电子发射断层扫描相比 CT 扫描和 X 射线成像技术有何优势？

与传统的 X 射线成像技术和 CT 扫描技术不同，正电子发射断层扫描（PET 成像技术）是一项观察代谢过程的先进技术，而 X 射线成像与 CT 扫描技术是反映身体内部器

X 射线作为一项诊断技术，它的缺点是什么？

作为一项诊断技术，X 射线的一个主要缺点是它不能显示出软组织的情况。由于 X 射线只能显示一个平面的、二维的图像，因此无法区分器官的各个层次之间的差别，其中一些组织可能是健康的，而另一些可能是病变的，但在 X 射线图片上没有区别。

官结构的技术。20世纪70年代发明的PET成像技术，利用放射性同位素来观察身体内特定器官的生化反应过程。

 PET扫描的过程是怎样的？

先给患者注射放射性同位素，放射性同位素会在体内穿行，并被运输到接受检查的器官和组织。当细胞吸收这些放射性同位素时，会产生高能伽马射线。计算机收集并分析伽马射线的发射，从而生成器官活动的图像。

 PET扫描是如何用于检测和治疗癌症的？

全身的PET扫描可以检测出癌症。虽然PET扫描并不能够治疗癌症，但是它可以检测癌症治疗的效果，评价肿瘤治疗方法的好坏。由于可以使用PET扫描观察细胞和肿瘤的生化活动，因此可以观察到治疗后肿瘤的生化变化。

 是否可以研究心脏或大脑的血流？

PET扫描可以提供有关心脏肌肉和大脑血流的信息。它们可能有助于评估冠状动脉心脏病的迹象以及心脏某些区域功能下降的原因。大脑的PET扫描可以检测到肿瘤或其他神经系统疾病，包括某些行为健康障碍。利用PET扫描研究大脑，可以确定阿尔茨海默病、帕金森病，以及癫痫发作和中风时受到影响的大脑组织部位。另外，PET扫描还可以用来确定健康大脑在执行特定任务时活跃的具体区域。

 磁共振是什么？

磁共振（NMR）是指特定原子的原子核从外部磁场吸收能量的过程。科学家们利用磁共振波谱法可以确定未知的化合物、检测不纯物质、研究分子的形态。这项技术利用了不同原子吸收电磁能量的频率不同的原理。

 磁共振成像技术是什么？

磁共振成像技术（MRI），有时也被称为核磁共振成像技术，是一种无创、非电离的诊断技术。它在检测小肿瘤、阻塞的血管或受损的椎间盘方面非常有用。因为它没有利用放射性物质，所以经常被用于不能承受X射线放射性的患者的检测中。

强大的电磁束的能量穿过体内,使得体内的氢原子发生共振。这会产生微小电信号形式的能量。计算机可以检测到这些信号,来自身体不同部位的信号不同,可以根据信号确定器官是否正常。信号的改变可以形成图像并通过屏幕显示出来,影像学医生可以从图像中了解到机体的情况。

MRI 与计算机 X 射线扫描仪的区别在于,大部分 X 射线研究无法区分有生命的个体和无生命的个体,而 MRI 可以显示出有生命的个体和无生命的个体之间的具体差异。更具体地说,与传统放射学仪器(如 X 射线成像技术或 CAT 扫描)相比,MRI 能够更敏感地辨别健康组织和病变组织之间的差异。

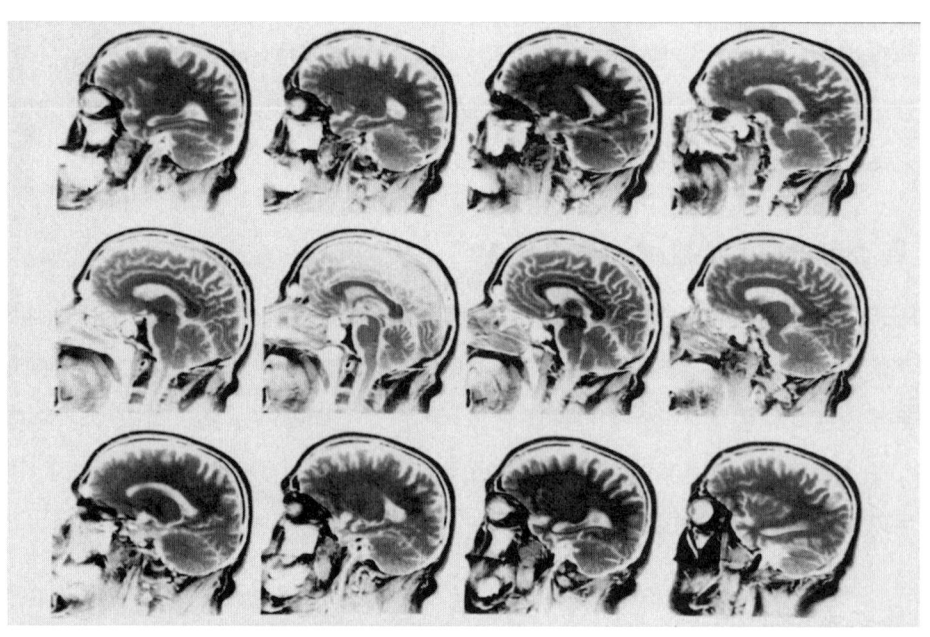

磁共振成像技术是一种对组织损害很小的成像技术,但是它可以显示出 X 射线成像技术不能显示的组织结构的变化。(图片来源:iStockphoto.com)

 是谁最先利用磁共振成像技术进行诊断?

利用 MRI 对患者体内肿瘤进行检测的想法,是由雷蒙德·达马迪安(Raymond Damadian)于 1972 年首次提出并申请专利的。当今被广泛应用的 MRI 成像技术的理论基础,是由保罗·劳特布尔(Paul Lauterbur)于 1973 年在《自然》(Nature)杂志发表的一篇文章中首次提出的。劳特布尔和彼得·曼斯菲尔德(Peter Mansfield)因为在磁共振成像技术上的突出贡献，于 2003 年共同获得了诺贝尔生理学或医学奖。MRI 的主要优点在于它不仅可以显示出软组织（如器官）的清晰图像，而且还能以一种无创方式（不会对身体造成伤害）检测动态的生理变化。MRI 的缺点在于，它不能应用于所有的患者。比如，进行过植入手术的患者、安装了起搏器的患者或者装有脑部动脉瘤夹的患者，不能使用 MRI 进行检查，因为植入的金属物质会因为机器的磁性而受到吸引，从而对机体造成损伤。

超声是什么？

超声，又被称为超声成像，是另一种 3D 计算机成像技术。利用超高频声波（持续 0.01 秒）的脉冲，超声可以形成物体的声纳图像。这项技术的原理与蝙蝠、鲸鱼和海豚所使用的回声定位类似。通过对回声波的测量，可以检测出物质的大小、形状、位置和性质（是固体、液体，还是两者的混合物）。

为什么超声技术被广泛应用于产科？

超声技术是一项很安全、无创性的成像技术。与 X 射线成像不同，超声技术不使用成像电离辐射来产生图像。它可以显示出软组织的清晰图像，而 X 射线技术却无法做到。超声技术不会对健康造成任何损伤（对母亲和未出生的胎儿都很安全），并且可以根据需要重复进行。

哪种成像技术可以用来检查乳房组织和诊断乳房疾病？

乳房成像技术是影像学中一种专门的技术，用于检查乳房组织、诊断乳房疾病。在检查时，小剂量的放射性物质穿过乳房。乳房成像技术在早期乳腺癌的诊断方面有着重要的意义。乳腺 X 线照片可能在女性或其医疗保健提供者能够实际触摸到小肿瘤之前的数年就显示出其存在。

第 2 章 基础生物学

生物学中的化学

 为什么化学对于研究人体结构很重要？

宇宙万物都是由物质构成的。物质是有体积、有质量的物体。自然界中存在的 92 种化学元素是形成各种物质的基础。人体中发现了 26 种不同的元素。人体中不断进行的化学反应是所有生理过程的基础，包括运动、消化、心脏泵送、呼吸以及感觉和神经过程。

 生命系统中有哪些重要的元素？

生命系统中的重要元素包括氧、碳、氢、氮、钙、磷、钾、硫、钠、氯、镁和铁。这些元素在细胞内发挥着重要功能，是构成生命的基础。

人体内重要的化学元素

元素	在人体内的含量（%）	在人体内的功能
氧	65	水和大多数有机分子的组成部分；对生理过程至关重要
碳	18	有机分子的基本组成部分
氢	10	大多数有机分子和水的组成部分
氮	3	蛋白质和核酸的组成部分
钙	2	骨骼的组成部分；对神经和肌肉至关重要；在凝血中起到重要作用

续表

元素	在人体内的含量（%）	在人体内的功能
磷	1	细胞膜和能量储存分子的组成部分；骨骼、牙齿和神经组织的组成部分
钾	0.3	对神经功能、肌肉收缩和体液中离子的平衡起重要作用
硫	0.2	某些蛋白质的结构组成部分
钠	0.1	体液中的重要离子，对神经功能起重要作用
氯	0.1	体液中的重要离子
镁	微量	酶的辅助因子，对肌肉收缩和神经传导起重要作用
铁	微量	血红蛋白的基本组成部分

人体内磷的含量是多少？

普通人的体内大约含有24盎司（680克）的磷，其中85%集中在骨骼中。

为什么我们没有氧气就不能生存？

大部分生命物质都是需氧型的生物，也就是说，它们需要氧气将葡萄糖分解，产生ATP——体内的主要能量物质。很多人都认为，人们需要氧气仅仅是为了呼吸，但实际上，人们更需要氧气来回收有氧呼吸产生的副产物——已消耗的电子和氢离子。

为什么水对于生物非常重要？

水在人体内发挥着很多重要的功能。比如，在消化过程中，水作为溶剂，将大分子化合物分解成小分子。水还是营养物质、废物、血液和细胞内物质的运输者。水通过排汗和蒸发在温度调节过程中起到重要的作用。另外，水是滑液的主要成分，滑液是一种润滑液，有助于关节顺畅轻松地活动。

人体内不同组织中水的含量是多少？

身体中62%的重量是水，每种组织中都含有水。

组　　织	在体内所占的重量(%)	水的含量(%)	所含水的体积(升)
肌肉	41.7	75.6	22.1
皮肤	18	72	9.07
血液	8	83	4.65
骨骼	15.9	22	2.45
大脑	2	74.8	1.05
肝脏	2.3	68.3	1.1
小肠	1.8	74.5	0.94
脂肪组织	8.5	10	0.7
肺	0.7	79	0.39
心脏	0.5	79.2	0.28
肾脏	0.4	82.7	0.23
脾脏	0.2	75.8	0.11

 pH 值是什么?

pH 值是测量水溶液中氢离子 (H+) 浓度的指标。它用于测量溶液的酸度或碱度。pH 值的范围是从 0 到 14。中性溶液的 pH 值为 7；pH 值大于 7 的溶液是碱性的；而 pH 值小于 7 的溶液是酸性的。pH 值越低，溶液的酸性越强。因为 pH 值是一个对数值，所以 pH 值增加 1，代表溶液的酸度增加 10 倍（溶液中氢离子的浓度增加 10 倍）。

pH值示例

溶　液　名　称	pH值大小
盐酸、氯化氢	0.0
胃液（胃的消化液）	1.2～3.0
柠檬汁	2.3
葡萄汁、醋、葡萄酒	3.0
碳酸饮料	3.0～3.5
橙汁	3.5

续 表

溶液名称	pH值大小
蒸馏水（纯净水）	7.0
血液	7.35～7.45
精液（含精子的液体）	7.2～7.6
脑脊液（与神经系统密切相关的液体）	7.4
阴道液体	3.5～4.5
番茄汁	4.2
咖啡	5.0
尿液	4.6～8.0
唾液	6.35～6.85
牛奶	6.8
胰液（胰腺分泌的液体）	7.1～8.2
胆汁（帮助脂肪消化的肝脏分泌物）	7.6～8.6
镁乳	10.5
碱液	14.0

生物化合物

 人体内主要的生物有机分子是什么？

人体内主要的生物有机分子包括碳水化合物、脂肪、蛋白质和核酸。这些分子都是代表生命的特征性分子，在生产和储存能量、提供结构性物质，以及储存遗传信息等方面具有重要的意义。

 碳水化合物是什么？

碳水化合物是由碳、氢和氧元素构成的化合物。碳水化合物的通用化学表达式是 CH_2O，表示氢的含量是氧含量的 2 倍。碳水化合物是细胞和细胞生命活动的主要能量来源。

碳水化合物是如何分类的？

　　碳水化合物被分为以下几类。单糖（由一个单位构成的糖）根据它们所含的碳分子数量进行分组：丙糖含有 3 个碳原子，戊糖含有 5 个碳原子，己糖含有 6 个碳原子。碳水化合物还可以根据它们的总体长度（单糖、双糖、多糖）或功能进行分类。功能定义的例子包括储存多糖（糖原和淀粉），它们储存能量，以及结构多糖（纤维素和几丁质）。

 碳水化合物在人体中有哪些用途？

　　碳水化合物主要被用作能源物质。不同的碳水化合物有不同的功能。下面的表格列出了一些常见的碳水化合物及其功能。

碳水化合物名称	类型	在体内的作用
脱氧核糖	单糖	DNA；遗传物质的组成成分
果糖	单糖	参与碳水化合物在细胞内的代谢
半乳糖	单糖	位于大脑和神经组织
葡萄糖	单糖	机体的主要能源物质
核糖	单糖	RNA 的组成成分
乳糖	双糖	奶糖；辅助钙的吸收
蔗糖	双糖	水解后产生葡萄糖和果糖
纤维素	多糖	不能被身体吸收，但是它是体内重要的纤维，对于小肠内食物的正常运动起到重要作用
糖原	多糖	储存在肝脏和肌肉内，如果身体需要能量的时候，糖原就会转化为葡萄糖
肝素	多糖	防止血液凝固
淀粉	多糖	人体内主要的营养物质

 脂类是什么？

　　脂类是由碳、氢和氧元素构成的有机化合物，脂类中还含有其他元素，如磷和氮。脂类通常含有超过氧原子数两倍的氢原子数。脂类不溶于水，但可以溶解在某些有机溶剂中，如乙醚、酒精和氯仿。脂类包括脂肪、油脂、磷脂、固醇和前列腺素。

 脂肪和脂类的区别是什么？

脂肪是脂类的一种。每种脂肪分子由一个甘油（醇）分子和至少一个脂肪酸（带有酸基团的烃链）构成。脂肪是储存能量的分子，作为身体储备食物的重要来源。脂肪以三酰甘油（也被称为甘油三酯）的形式储存在机体内。脂肪还为身体提供保温、保护和缓冲作用。

 胆固醇是什么？

胆固醇也是脂类的一种，属于固醇类。固醇有着自己独特的结构，它们是由4个碳环结构融合形成的。人体利用固醇来维持细胞膜的结构和可塑性。胆固醇也是形成固醇类激素和胆酸的结构单位。

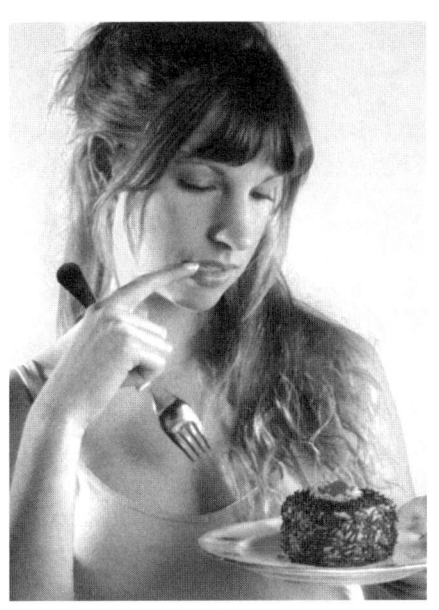

人们在谈及碳水化合物时，往往会将其与导致体重增加的脂类饮食相联系。然而，适量摄入碳水化合物实则是维持我们生命活动的基础。（图片来源：iStockphoto.com）

 酶是什么？

酶是一种作为生物反应催化剂的蛋白质。它可以减少代谢反应所需的能量（活化能）。不同的酶在不同的温度和酸性条件下发挥着不同的功能。比如，口腔中的淀粉酶在胃里的酸性环境中无法发挥催化作用；在胃里将蛋白质分解成小分子的胃蛋白酶，在口腔的环境里无法发挥作用。没有酶，胃就不能通过消化食物获得能量和营养。

 最常见的酶缺乏症是什么？

乳糖不耐受症是一种由于无法消化乳糖（牛奶中存在的糖）而导致的病症，是最常见的酶缺乏症之一。葡萄糖-6-磷酸脱氢酶缺乏症是一种更为严重的酶缺乏症，它与红细胞破裂（溶血）有关。这种缺乏症在超过2亿人中存在，主要分布在地中海、西非、中东和东南亚地区的人群中。

人体内共有多少种酶？

已经命名的酶大约有 5 000 种，然而，基于基因分析，科学家们预测实际存在的酶的总数可能达到 20 000 种或更多。此外，一条代谢途径的顺利进行往往需要一整套酶的协同作用，这些酶共同催化并完成数百种生化反应。

蛋白质是什么？它们的作用是什么？

蛋白质是由较小的结构亚单位——氨基酸组成的大型复杂分子。所有的蛋白质都包含有碳、氢、氧和氮，有时候还会含有硫、磷和铁。没有蛋白质，人类生命将无法存在。所有代谢反应所需的酶都是蛋白质。蛋白质对于肌肉等结构也很重要，它们承担着转运和接收信号的任务。

蛋白质种类	功能示例
防御蛋白	对抗外界侵入机体的物质，并产生相应的抗体
酶	提高反应速率；构建和分解分子
激素蛋白	胰岛素和胰高血糖素，控制血糖
受体蛋白	细胞表面的分子，使细胞对外界信号作出反应
储存蛋白	为代谢过程储存必要的氨基酸
结构蛋白	肌肉、皮肤、毛发的主要成分
转运蛋白	血红蛋白将氧气从肺转运到各个细胞

细　　胞

典型哺乳动物细胞的化学成分是什么？

分子成分	占细胞总重量的百分比（%）
水	70
蛋白质	18
磷脂和其他脂类	5

续 表

分 子 成 分	占细胞总重量的百分比(%)
各种小的代谢产物	3
多糖	2
无机离子(钠、钾、钙、氯等)	1
RNA	1.1
DNA	0.25

 细胞器是什么?

细胞器(通常被称为"小器官")存在于所有真核细胞中。它们是具有特定功能的、

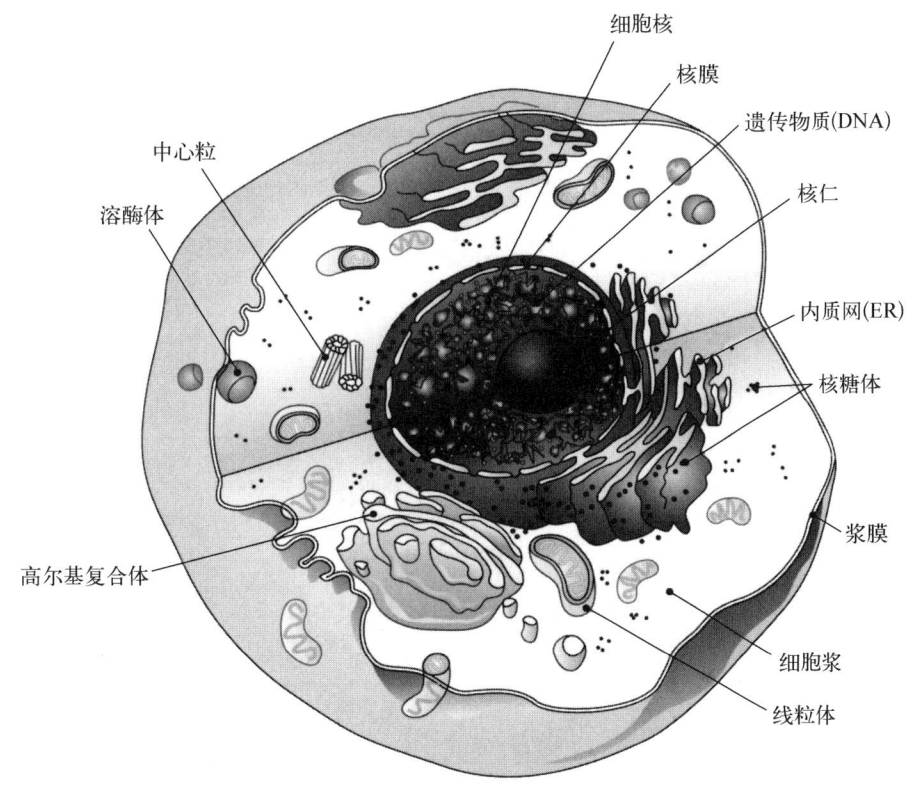

细胞器是细胞内具有一定功能并执行特定任务的结构。(图片来源:COHEN B J, WOOD D L. Memmler's the human body in health and disease [M]. 9th Ed. Philadelphia: Lippincott, Williams & Wilkins, 2000.)

由膜包裹的细胞结构。真核细胞包含多种细胞器，包括细胞核、线粒体、叶绿体、内质网和高尔基体。

 真核细胞的主要组成成分是什么？

结　　构	描　　述
细胞核	
细胞核	由双层膜包裹的大型结构
核仁	细胞核内的特殊物质；由RNA和蛋白质构成
染色体	由称为染色质的DNA和蛋白质复合物组成；细胞分裂后呈杆状结构
细胞质中的细胞器	
细胞膜	活细胞的膜边界
内质网（ER）	贯穿细胞质的内部膜网络
滑面内质网	外表面没有核糖体
粗面内质网	外表面附着有核糖体
核糖体	由RNA和蛋白质构成的小颗粒，有些附着在内质网上，有些散落分布在细胞质内
高尔基复合体	由一组扁平的膜囊构成
溶酶体	膜囊（存在于动物体内）
液泡	膜囊（主要存在于植物、真菌和藻类中）
微粒体（如过氧化物酶体）	含有多种酶的膜囊
线粒体	由两层膜构成的囊，内膜折叠形成嵴，包裹着线粒体基质
质体（如叶绿体）	由双层膜结构包围的内部类囊体膜；叶绿体的类囊体膜中含有叶绿素
细胞骨架	
微管	由微管蛋白亚单位组成的空心管
微丝	由肌动蛋白组成的实心杆状结构
中心体	位于细胞中心附近的一对空心圆柱体；每个中心粒由九个微管三联体（9×3结构）组成
纤毛	从细胞表面伸出的相对较短的突起；被细胞膜所覆盖；由两个中央微管和九个外周微管（9+2结构）组成
鞭毛	由两个中央微管和九个外周微管（9+2结构）组成的长突起；从细胞表面伸出；被细胞膜所覆盖

所有的人体细胞都有细胞核吗？

大多数真核细胞，包括人体细胞，都只有一个成形的细胞核。红细胞是人体内唯一没有细胞核的细胞。

 细胞核的主要组成成分是什么？

细胞核是真核细胞内最重要的细胞器之一，是体积相对较大的细胞器，是细胞遗传信息的储藏室，也是遗传信息表达的控制中心。细胞核的核膜由两层膜（内膜和外膜）构成，核膜包裹着细胞核。核孔是细胞核核膜上小的开口，可以进行细胞核与细胞浆之间的分子交换。核仁是细胞核内的重要结构。核质是细胞核内黏稠的液态物质。另外，细胞内含有 DNA 的染色体也位于细胞核内。

 人体内细胞中含有多少 DNA？

如果将一个单一人类细胞中的所有 DNA（脱氧核糖核酸）分子拉伸并首尾相连，其总长度大约为 6.5 英尺（2 米）。人体内的 DNA 分布在数以万亿计的细胞中，平均而言，这些 DNA 的总长度可达 10 至 20 亿英里（16 至 32 亿公里）。如果将一个人体内所有细胞中的 DNA 全部展开并首尾相连，其总长度将足以在地球和太阳之间往返超过 500 次。

 细胞核内的 DNA 是如何分布的？

在细胞核内，DNA（脱氧核糖核酸）与蛋白质一起组织成一种称为染色质的纤维状物质。当

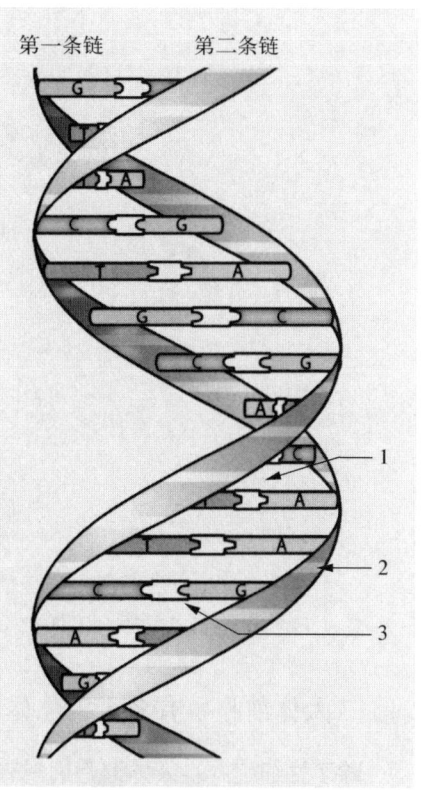

DNA 分子由 4 种分子的序列构成，图中，C 代表胞嘧啶，G 代表鸟嘌呤，A 代表腺嘌呤，T 代表胸腺嘧啶，1 代表氢键，2 代表磷酸基团，3 代表脱氧核糖。（图片来源：PREMKUMAR K. The massage connection anatomy and physiology [M]. Baltimore: Lippincott, Williams & Wilkins, 2004.）

细胞准备分裂或繁殖时，薄薄的染色质纤维就会凝聚，变得足够厚，可以被看作是单独的结构，这些结构被称为染色体。

 染色体是什么？

染色体是细胞内的一种杆状结构，内含 DNA 和细胞的遗传物质。在原核细胞中，染色体全部由 DNA 组成，并且外层没有核膜包裹。在真核细胞中，染色体位于细胞核内，包含有 DNA 和 RNA（核糖核酸）。

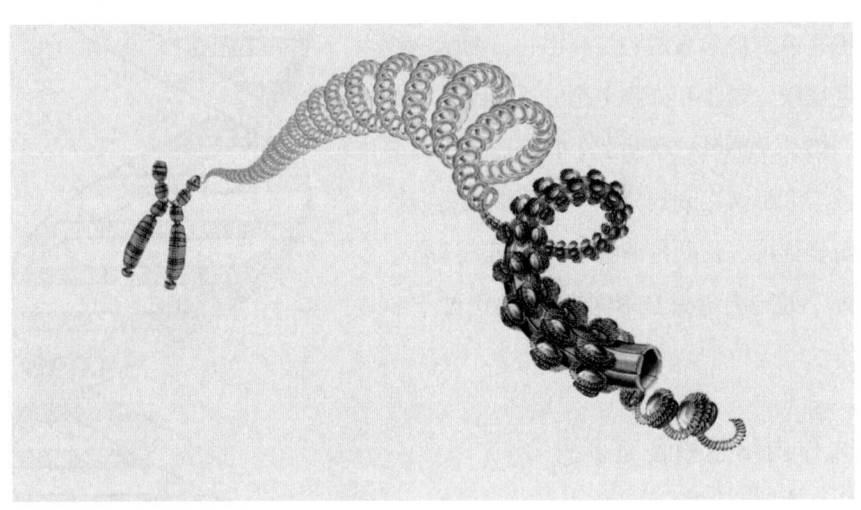

多个 DNA 分子相互交联盘旋，形成染色体；真核细胞内还含有 RNA。（图片来源：Anatomical Chart Co）

 人体细胞中有多少染色体？

除了性细胞外，人体细胞通常有 46 条（23 对）染色体。每一对的一半来自母亲的卵子，另一半来自父亲的精子。当精子和卵子结合受精后，形成拥有 46 条染色体的一个细胞，即受精卵。细胞开始分裂时，46 条染色体开始复制；这一过程重复几百万次，每个细胞都包含一套完全相同的染色体，只有配子即性细胞是不同的。在细胞分裂中，每对染色体都分裂并分配到不同的细胞中。每个配子只有 23 个染色体。

 溶酶体是什么？

溶酶体是由比利时生化学家克里斯蒂安·德迪韦（Christian de Duve）于 20 世纪

50年代初首次观察到的，它是一种被膜包裹的囊状结构，内部含有多种分解酶。分解酶可以裂解所有主要类别的大分子，包括蛋白质、碳水化合物和核酸。在细胞的生命周期中，溶酶体酶会分解陈旧的细胞器，为新形成的细胞器提供更多的空间。溶酶体使细胞能够不断地自我更新，并防止细胞毒素的过多积累。

线粒体是什么？

线粒体（单数形式）是一个自我复制的、具有双层膜的细胞器，存在于所有真核细胞的细胞质中。线粒体的外膜平滑，而内膜折叠成很多层，被称为嵴。线粒体是蛋白质合成所需的大部分代谢过程，以及ATP（三磷酸腺苷）和脂质产生的场所。

细胞内有多少线粒体？

线粒体的数量根据细胞类型而有所不同。数量范围在1到10 000之间，但平均约为200个。人体肝脏中的每个细胞都有超过1 000个线粒体。能量需求高的细胞，如肌肉细胞，可能含有更多的线粒体。

ATP是什么？

ATP是细胞所需要的能量物质。ATP能够提供能量的秘密在于它的结构。ATP含有3个带负电的磷酸基团。当最外层的两个磷酸基团之间的化学键断裂时，ATP就会变为ADP（二磷酸腺苷）。这个反应可以释放30.51千焦/摩尔（7.3千卡/摩尔）的ATP，这对于一个细胞来说，已经是相当大的能量了。

人体需要多少ATP？

人体内每个细胞每分钟估计需要10亿～20亿的ATP。对于一个典型的人体而言，其所有细胞每分钟所使用的ATP数量加在一起，大约是1×10^{23}。在24小时内，人体细胞会产生大约441磅（200千克）的ATP。

人体内有多少个细胞？

科学家们估计，人体内有50万亿～100万亿个细胞。

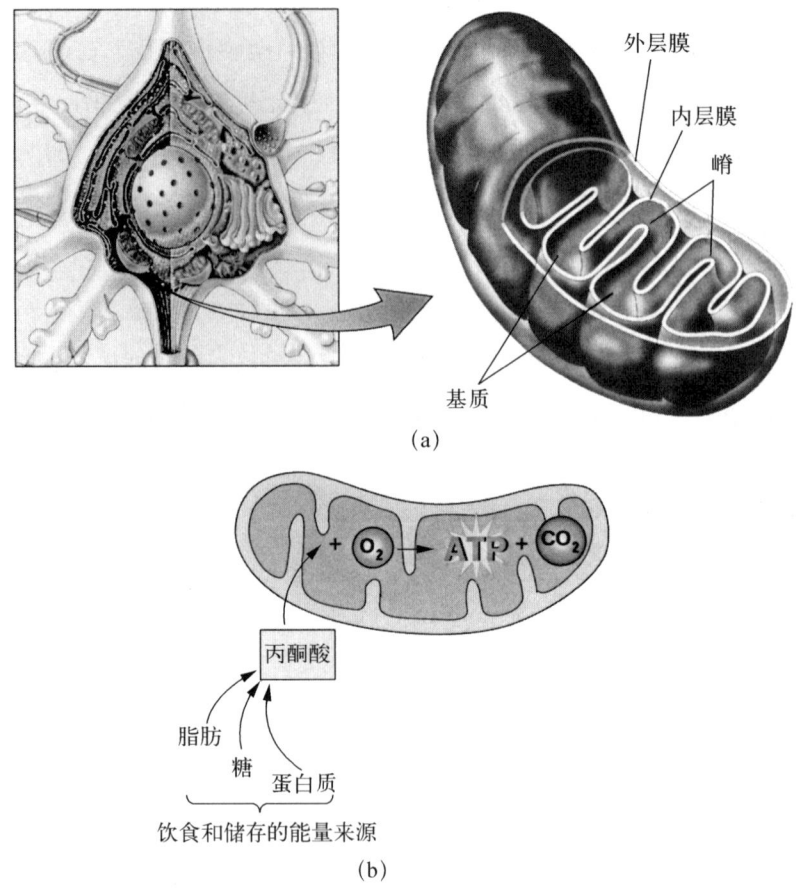

(a)

(b)

这幅图显示了ATP的产生过程，ATP是细胞的能量物质。（图片来源：BEAR M F, CONNORS B W, PARADISO M A. Neurosdence: exploring the brain [M]. 2nd Ed. Philadelphia: Lippincott, Williams & Wilkins, 2001.）

 人体内不同细胞的平均寿命是多少？

人体是一个自我更新的机体。粗略估计一下，每小时大约有2 000亿个细胞死亡。在一个健康的机体内，凋亡的细胞会立即被新生的细胞所代替。

细 胞 类 型	平 均 寿 命
血细胞：红细胞	120天
血细胞：淋巴细胞	超过1年

续　表

细 胞 类 型	平 均 寿 命
血细胞：其他白细胞	10个小时
血细胞：血小板	10天
骨细胞	25～30年
脑细胞*	终生
结肠细胞	3～4天
肝细胞	500天
皮肤细胞	19～34天
精子细胞	2～3天
胃细胞	2天

* 脑细胞是人体内唯一一种不会再分裂的细胞。脑细胞或者终生存在，或者因为某些原因凋亡，但不会被新的细胞代替。

 高尔基的功能是什么？

高尔基体（也被称为高尔基复合体），是由意大利组织学家卡米洛·高尔基（Camillo Golgi）于1898年首次发现的，它是由多层扁平的膜堆叠而成的结构。作为细胞产物的包装中心，高尔基体负责在细胞内收集物质，并将它们包装成囊泡，以供细胞其他部位使用或运输出细胞。

组　　织

 上皮组织位于身体的哪些部位？

上皮组织，又称为上皮(epithelium，来自希腊语 *epi*，意为"……之上"，以及 *thele*，意为"乳头"），覆盖于身体内表面和外表面的每一个部位。皮肤的外层，即表皮，是典型的上皮组织。上皮组织还包括肺、肾小管和消化系统的内表面，如食管、胃和小肠。上皮组织还包括呼吸系统某些部分的衬里。

上皮组织的不同形态和功能是什么？

上皮组织是由多层扁平细胞构成的。根据细胞层的数量，上皮组织可分为单层上皮和复层上皮。单层上皮具有一层细胞，而复层上皮则具有多层细胞。上皮组织可能具有鳞状、立方状或柱状细胞。鳞状细胞是扁平的方形细胞。立方细胞形成盒子或立方体的形状。柱状细胞是堆叠的，形成比其宽度更高的柱状。上皮组织有两个表面：一侧牢固地附着在下层结构上，另一侧则形成衬里。上皮组织形成一道屏障，允许某些物质通过，同时阻碍其他物质的通过。

 人体的不同部位存在哪些不同类型的上皮组织？

不同类型的上皮组织依据它们的特点，分布于身体的不同部位。以下是各类上皮组织的主要位置和主要功能：

上皮组织的类型	主要部位	主要功能
单层鳞状上皮	淋巴管、血管、心脏的内衬，肾脏的肾小球囊，肺泡（肺中的气囊），腹膜、胸膜、心包膜和阴囊腔的浆膜内衬	允许通过选择性渗透表面进行扩散或过滤
单层立方上皮	很多腺体及腺体的导管内、卵巢表面、晶状体内表面、视网膜色素上皮	分泌和吸收
单层柱状上皮	胃、小肠、消化腺和胆囊内	分泌、吸收、保护、润滑；纤毛和黏膜相结合可以清除外界的异物
复层鳞状上皮	表皮、阴道、口腔和食管、肛门、尿道远端	保护
复层立方上皮	汗腺和皮脂腺的导管，以及卵巢和睾丸中发育中的上皮	分泌
复层柱状上皮	潮湿的表面，比如咽部、软腭的鼻表面、喉部的一部分、输尿管、唾液腺及乳腺的排泄管	分泌和运动

 基膜是什么？

基膜是由上皮细胞产生的小纤维和非活性多糖物质组成的一层薄膜。它将上皮组织与下方的结缔组织连接起来。基膜提供弹性支持，并作为扩散和过滤的部分屏障。

上皮组织含有血管吗？

上皮组织内没有血管分布。氧气和其他营养物质通过下方结缔组织中毛细血管的可渗透基膜进行扩散，而废物则扩散到结缔组织的毛细血管中。

 上皮组织多久更新一次？

上皮细胞在人的一生中不断地被替换和再生。表皮（皮肤的表层）每2周就要更新一次，而胃内的上皮细胞每2～3天就要更新一次。呼吸道的上皮则每5～6周更新一次。肝脏是由上皮细胞构成的腺体，手术后部分切除的肝脏很容易再生。

 哪种类型的上皮组织不能被划分到典型的上皮组织类型中？

假复层柱状上皮、移行上皮和腺上皮很难被划分到典型的上皮组织类型中。假复层柱状上皮位于气管、支气管和细支气管，以及部分男性生殖道的部分区域，它的所有细胞都与基膜紧密相连，但是并非所有的细胞都会伸展到游离面。它之所以称为"假复层"，是因为细胞核分布在不同层次，造成多层的错觉，实则为单层结构。

移行上皮衬于泌尿道，包括输尿管、膀胱、尿道和肾盂。细胞形状会根据器官内所含液体的量而变化。例如，当膀胱内含有大量尿液时，细胞会被拉伸，呈现出扁平的鳞状外观。而当膀胱排空时，细胞则呈立方体状或略带柱状。

腺上皮细胞专门负责化学物质的合成、储存和分泌，如唾液或消化液。这些腺体被称为外分泌腺。

 腺体是什么？

腺体是由上皮衍生而来的分泌细胞或多细胞结构，并且通常与上皮保持连接。它们专门负责化学物质的合成、储存和分泌。腺体分为内分泌腺和外分泌腺。内分泌腺没有导管，而是直接将分泌物释放到细胞外液中。这些分泌物进入毛细血管，然后通过血液输送到身体其他部位的靶细胞。

外分泌腺具有导管，可将分泌物输送到身体的某些表面。黏液、唾液、汗液、耳垢、油脂、乳汁和消化酶等都是外分泌腺分泌物的例子。

人体内唯一的单细胞外分泌腺是什么？

人体中唯一的单细胞外分泌腺是杯状细胞（或黏液细胞）。它位于消化道和呼吸道黏膜的上皮中，包括肠道、呼吸道及眼睛的结膜等部位。杯状细胞产生一种富含碳水化合物的糖蛋白，称为黏蛋白。黏蛋白会以黏液的形式被分泌出来，黏液是一种黏稠的润滑液。

外分泌腺是如何分类的？

外分泌腺是单细胞或多细胞的结构。多细胞外分泌腺可以是单腺体或者复合腺体。单腺体是只有一条未分支导管的腺体，而那些有多个分支的则是复合腺体。

结缔组织的独有特点是什么？

结缔组织的细胞间距很大，散布在一种称为基质的非生命细胞外物质中。基质在不同的结缔组织类型中有所不同，可能是液体、胶状物质或固体。

结缔组织的主要类型及其功能是什么？

结缔组织的主要类型包括：1. 疏松结缔组织；2. 脂肪组织；3. 血液；4. 胶原，有时也被称为纤维或致密结缔组织；5. 软骨；6. 骨骼。

疏松结缔组织，也被称为间隙组织（源于拉丁语 *areola*，意思是"开放的空间"），是一种由分散的细胞构成的结构，这些细胞位于由疏松的网状纤维构成的基质中。很多纤维是由很强韧的蛋白质构成的，被称为胶原。疏松结缔组织位于皮肤下方和器官之间。它具有连接和组装物质成分的功能，主要作用是为固定其他组织和器官提供有力的支持。

脂肪组织是由疏松结缔组织中的大量脂肪细胞构成的。每个脂肪细胞都储存了一大滴脂肪，当有脂肪储存时，脂肪滴就会膨胀起来，而当脂肪被人体用来提供能量时，脂肪滴就会皱缩。脂肪组织的作用是缓冲、吸收冲击，并为身体提供隔热，以减缓热量散失。

血液是一种疏松结缔组织，它的基质是一种被称为血浆的液体。血液是由红细胞、白细胞和血小板构成的，其中血小板是由骨髓中的巨核细胞产生的。血浆内还含有水、无机盐、糖、脂肪和氨基酸。血液大约含有55%的血浆和45%的其他组成元素。血液将物质由身体的一个部位运输到另一个部位，并在免疫系统中发挥重要作用。

胶原（Collagen，源于希腊语 *kola*，意为"胶水"，以及 *genos*，意为"种类或生成"，结合在一起意为"像胶水一样具有黏结能力"），是一种致密的结缔组织，也被称为纤维结缔组织。胶原的基质是由致密的胶原纤维构成的。在人体内，可以根据胶原在不同组织中的分布和功能特性进行分类，如Ⅰ型、Ⅱ型、Ⅲ型等。其中，Ⅰ型胶原最为常见，广泛存在于皮肤、骨骼、肌腱等普通致密结缔组织中，这些组织中的胶原纤维通常平行排列，为组织提供结构和支撑。此外，人体中还存在特殊类型的致密结缔组织，它们可能包含不同类型的胶原或其他基质成分，以适应特定器官或组织的需求。例如，肾脏的外膜（或称被膜）就是一种特殊类型的致密结缔组织。

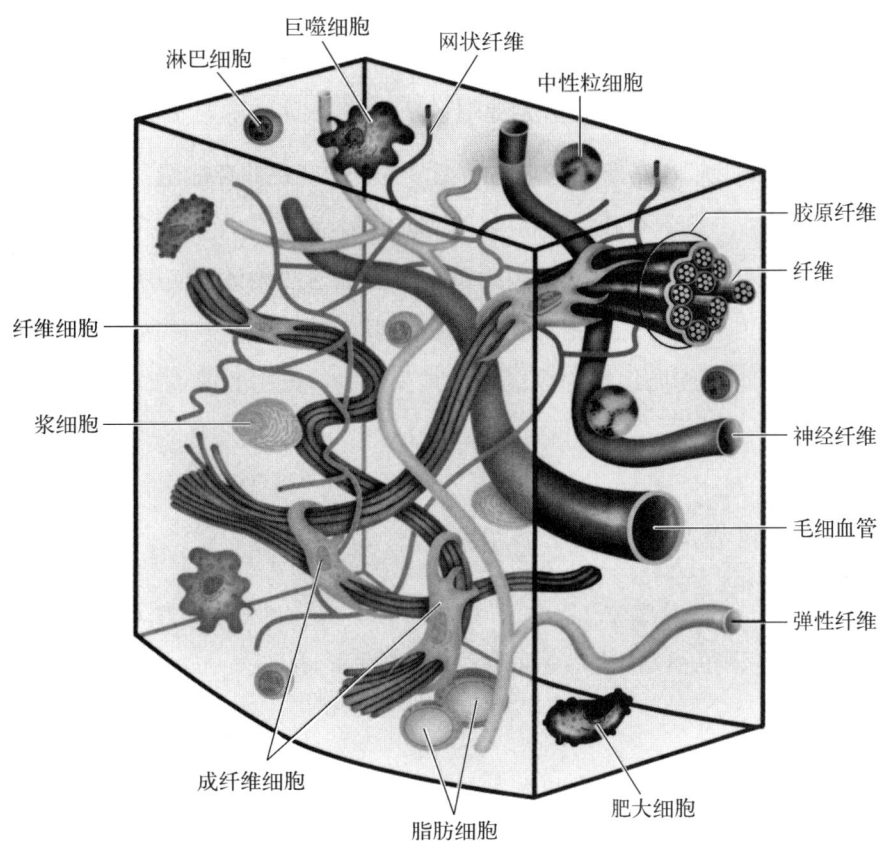

人体含有很多类型的结缔组织，它们以纤维和细胞的形式存在于人体的各个部位。（图片来源：EROSCHENKO, FIORE D. Atlas of histology with functional correlations [M]. 9th Ed. Baltimore: Lippincott, Williams & Wilkins, 2000.）

软骨是一种结缔组织，其橡胶状基质中含有大量胶原蛋白纤维。它既坚固又柔韧。软骨起到支撑和缓冲的作用。它存在于脊柱的椎间盘之间，围绕在关节（如膝盖）的末端，以及鼻子和耳朵中。

骨骼是一种坚硬的结缔组织，其基质中的胶原蛋白纤维嵌入在钙盐中。它是人体中最坚硬的组织，且并不易碎。骨骼系统主要由骨骼组成，为肌肉附着提供支持并保护内脏器官。

脂肪组织位于体内的哪些部位？

脂肪组织广泛分布于人体，约占体重的18%。它主要位于腹股沟、侧腰、臀部和乳房的皮下区域。此外，脂肪组织还存在于眼球后方、肾脏周围，以及腹部和臀部等内部区域。

褐色脂肪与白色脂肪的区别是什么？

白色脂肪，即我们通常所说的脂肪组织，主要功能是储存能量。而褐色脂肪，又称为褐色脂肪组织，则具有独特的特性，它能够消耗储存的能量来产生热量，帮助维持体温。褐色脂肪之所以得名，是因为其细胞内富含线粒体，使得脂肪组织呈现出深褐色。在婴幼儿体内，褐色脂肪主要分布在肩膀侧缘、颈部周围和腹壁前，而随着年龄的增长，这种脂肪组织的数量逐渐减少。成年人主要通过颤抖等方式来产生热量。

抽脂术可以减少体内脂肪组织的含量吗？

抽脂术是一种去除脂肪组织的整形外科手术，对身体塑形很有用。然而，它并不是解决肥胖问题的办法，因为新的脂肪组织会再长出来。

哪些类型的癌症会在哪些类型的组织中发展和生长？

不同类型的癌症会发生在不同类型的组织中。癌也许是最常见的恶性肿瘤的类型，是上皮组织的癌症。肉瘤是产生于肌肉和结缔组织内的癌症。白血病是血液的癌症。淋巴瘤是网状结缔组织的癌症。

体内所有软骨都是一样的吗?

人体内有3种类型的软骨:1.透明软骨;2.弹性软骨;3.纤维软骨。透明软骨（hyaline，源于希腊语 hyalos，意思是"玻璃"）是人体内最常见的软骨。它具有半透明、珍珠状、蓝白色的外观，类似于玻璃。透明软骨很坚硬，但是很有弹性，可以减少骨表面之间的摩擦。它存在于肋骨尖端和胸骨骨骼之间、长骨末端、鼻尖以及整个呼吸道中。

软弹性软骨与透明软骨相似，但是弹性软骨更有弹性和可塑性。它非常适合需要反复弯曲和拉伸的区域。弹性软骨构成外耳的外部皮瓣，并存在于外耳道和会厌中。纤维软骨通常出现在透明软骨与韧带或肌腱相遇的地方。它存在于膝盖垫、骨盆耻骨之间，以及脊柱椎骨之间。它防止了骨与骨之间的直接接触。

为什么软骨移植可以成功?

软骨不包含血管。氧气、营养物质和细胞废物通过具有特定选择渗透性的基质进行扩散。软骨移植之所以成功，是因为移植细胞中的外来蛋白质无法进入宿主体内的循环系统，从而不会引起免疫反应。然而，由于软骨中没有血管，其愈合过程相比其他组织会更慢。

 疏松结缔组织内液体的积聚会造成什么影响?

疏松结缔组织内液体的积聚会造成水肿，也就是受影响部位的肿胀。

 人体中有哪3种肌肉组织?

人体内的3种肌肉组织:1.平滑肌;2.骨骼肌;3.心肌。肌肉组织由称为肌纤维的长细胞束组成，主要功能是进行收缩。肌肉组织可以使机体进行运动，就像使体内的物质运动一样。

 锻炼可以增加肌肉细胞的数目吗?

成人骨骼肌细胞的数目是一定的，所以锻炼并不能增加肌肉细胞的数目。但是，锻炼可以使已有的骨骼肌细胞增大。

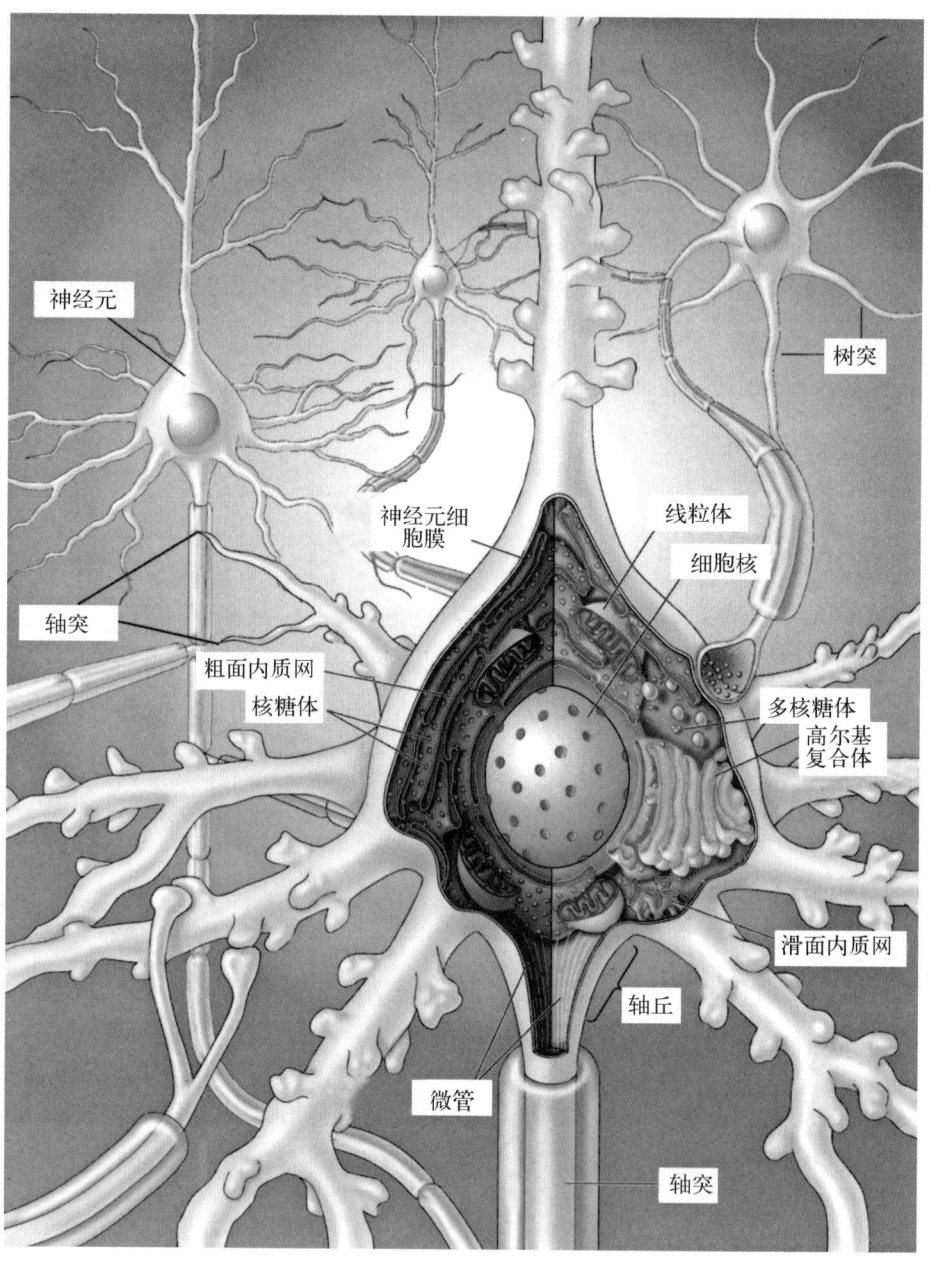

神经细胞的基本结构。（图片来源：BEAR M F, CONNORS B W, PARADISO M A. Neurosdence: exploring the brain [M]. 2nd Ed. Philadelphia: Lippincott, Williams & Wilkins, 2001.）

神经组织中的细胞类型是什么？

神经元是专门产生和传导"冲动"或神经信号的细胞。神经元由一个包含细胞核和两种细胞质延伸物（树突和轴突）的细胞体组成。树突是细长的、树状分支的延伸结构，用来接收信号。轴突是管状的延伸结构，可将神经冲动从细胞体传出，传至另一个神经元。神经组织也需要有支持细胞，被称为神经胶质细胞或胶质细胞，这些支持细胞为神经元提供营养，隔绝树突和轴突，使信号传递的速度更快。

 神经组织中有多少种不同类型的神经元？

主要有3种不同类型的神经元：1. 感觉神经元；2. 运动神经元；3. 中间神经元（也称为局部神经元）。感觉神经元将感觉器官（眼睛、耳和皮肤表面）的冲动传导到中枢神经系统。运动神经元将中枢神经系统的冲动传导到肌肉或者腺体。中间神经元既不是感觉神经元也不是运动神经元。它们可以整合信息，使机体进行复杂的行为。中间神经元包含中枢神经系统内的大多数神经元。

哪种组织具有最强的再生能力？

上皮组织和结缔组织都有非常强的再生能力。在小的伤口和损伤中，上皮组织和结缔组织通常能够用正常的组织来愈合。相比之下，肌肉组织的再生能力非常有限。受损的肌肉组织往往被纤维结缔组织所取代。因此，涉及的器官会丧失全部或部分功能。神经组织的再生能力更差。虽然大脑和脊髓以外的神经元有时能以非常缓慢的速度再生，但大多数大脑和脊髓损伤都会导致永久性损伤。

 髓鞘是什么？

髓鞘是一种白色、脂肪状的物质，它在大神经轴突周围形成一层绝缘包膜。在周围神经系统中，髓鞘由雪旺细胞（一种支持细胞）反复包裹轴突而形成。在中枢神经系统中，髓鞘由少突胶质细胞（另一种支持细胞）的突起反复包裹而形成。每个细胞的突起都构成髓鞘的一部分。来自各个雪旺细胞或少突胶质细胞突起之间的髓鞘间隙是轴突的一个裸露区域，称为"郎飞结"。在有髓纤维中，神经传导速度更快，因为它从一个郎飞结跳到下一个。因此，这被称为"跳跃式传导"（saltatory conduction）。

 人体内最长的细胞是什么？

神经元是身体内最长的细胞。有的神经元可以达到39英寸（99厘米）长。

 人体内最重的组织是什么？

肌肉组织占据了人体大约50%的重量，结缔组织占据了约45%的重量。其余的5%为上皮组织和腺体（3%）及神经组织（2%）。各种组织结合在一起形成人体内的各种器官和系统。

 损伤的组织可以被修复吗？

组织对损伤或其他伤害的反应可以分为两个步骤：1. 炎症反应；2. 再生，重新恢复内稳态。炎症也称炎症反应，会导致受伤部位肿胀、发红、发热和疼痛。受损伤的部位会被隔离开，受损的细胞和危险的微生物会被清除掉。在第二个阶段——再生中，受损组织会被替代，或者被修复，使其恢复正常的功能。再生在炎症反应的清除过程还没有结束时就开始了。

 脓是什么？

溶酶体负责释放酶，这些酶会破坏受损细胞并攻击周围组织。脓是碎片、液体、死亡和垂死细胞以及坏死组织的堆积物。脓肿是封闭组织空间中脓的堆积。

 疤痕是如何形成的？

当受伤后填补空隙的致密纤维结缔组织团块很深或很大时，就会形成疤痕。当细胞损伤严重，致密的纤维团块仍然存在且没有被正常组织替代时，也可能形成疤痕。

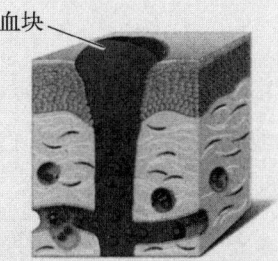
即刻反应：血块形成，脱落的碎屑覆盖住伤口

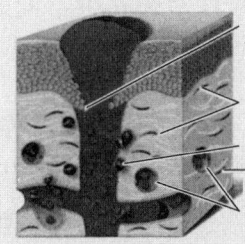
2~3小时后：早期炎症反应使边缘愈合

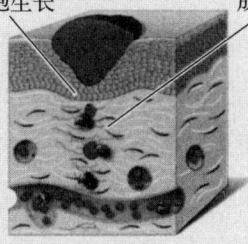
2~3天后：巨噬细胞将血块清除。成纤维细胞活性增强，上皮细胞生长使伤口闭合

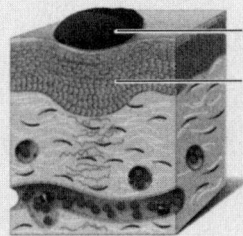
10~14天后：结痂形成：上皮组织生长基本完成，伤口的边缘由纤维组织连接，但是伤口处仍然很脆弱

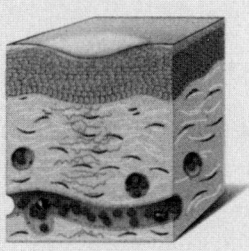
数周之后：结痂组织仍然处于充血状态，边缘的结合生长较好，但是仍然不够坚韧

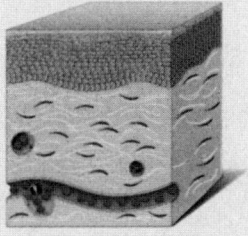
数月至数年之后：几乎没有瘢痕了；胶原组织通过酶的作用进行重构，血流恢复正常

受损上皮组织结疤和愈合的过程。（图片来源：PREMKUMAR K. The massage connection anatomy and physiology [M]. Baltimore: Lippincott, Williams & Wilkins, 2004.）

细胞的膜结构

 细胞的膜结构有哪几种不同的类型？

细胞膜结构是由上皮组织构成的薄层结构，通常与下方的结缔组织紧密相连。在机体内，膜结构可以覆盖、保护或者分隔其他的结构或者组织。膜结构有4种类型：1. 表皮膜结构；2. 浆液膜结构；3. 黏液膜结构；4. 滑液膜结构。

表皮膜结构是指皮肤。皮肤是由复层鳞状上皮（表皮）构成的，它紧紧地贴附于致密结缔组织（真皮）之上。与其他的膜结构不同，因为它需要暴露在空气之中，所以表面很干燥。

浆液膜结构（浆膜）是由单层鳞状上皮（间皮）构成的，在下方支持浆液膜结构的是一层结缔组织（疏松结缔组织）。这种湿润的膜结构在腹侧体腔的封闭、内部区域。浆液膜结构可以分为3种类型：1. 胸膜，位于胸膜腔内，覆盖肺部；2. 腹膜，位于腹膜腔内，覆盖腹部脏器；3. 心包膜，位于心包腔内，覆盖心脏。

黏液膜结构（黏膜）由一层被称为固有层（源于拉丁文，意思是"某物自身的一层"）的疏松结缔组织之上的上皮组织（通常是复层鳞状上皮或者单层柱状上皮）构成。黏膜位于身体的腔隙内，这些腔隙与外界相通，比如消化系统、呼吸系统、生殖系统和泌尿道。机体自身的分泌物可以保持黏膜的湿润。

滑液膜结构是由结缔组织构成的。这些膜结构包绕着关节腔，分泌滑液填充关节腔隙。滑液可以润滑骨骼末端，使骨骼可以更好地运动。

 当腹腔内的液体积聚时会发生什么情况？

腹腔内异常的液体积聚可能是由感染或者慢性刺激引起的。每种浆膜都会受到感染或者炎症的影响。胸膜炎是由胸膜腔的炎症引起的；心包炎是心包膜的炎症；腹膜炎是腹膜的炎症。

内 稳 态

 内稳态是什么？

内稳态（Homeostasis，源于希腊语 *homois*，意思是"一样的"，以及 *stasis*，意思是"保持不变"），是指处在不断变化的外部环境中的人体保持内部平衡和稳定的一种状态。几乎人体内发生的一切反应，无论是肾脏对血液的过滤，排出适量的水分与代谢废物，还是肺与心脏、血管和血液共同工作，将氧气运送至全身并排出废物，都是为了维持内稳态。

 谁创造了"内稳态"这个词？

沃尔特·布拉德福德·坎农（Walter Bradford Cannon）在克劳德·伯纳德（Claude Bernard）提出的"内环境"（*milieu intérieur*）概念的基础上，使用"内稳态"一词来描述人体维持内部环境相对稳定的能力。

 维持内稳态必要的三元素是什么？

内稳态的三元素是指感觉器、整合器和效应器。这3种元素相互作用以维持内稳态。感觉器是一种可以检测到环境中信号刺激变化的细胞。大脑是整合信息、收集反应的中枢。肌肉和腺体是效应器，可以产生反应。

 "负反馈"如何作用于内稳态？

负反馈是一种细胞反应过程，它类似于空调的原理：空调被设定在特定温度，当环境空气温度到达这个设定温度时，空调就会关闭。负反馈是内稳态过程的一部分，细胞通过这一过程保存能量，仅合成满足其即时需求的产品。

 利用"负反馈"维持内稳态的典型例子是什么？

维持身体的正常血糖水平是负反馈调节内稳态的一个典型例子。当血糖水平下降时，机体会自动调整以促使其回升；而当血糖水平上升时，机体会作出反应以降低其水平。这些反应均属于负反馈形式，因为它们都是对初始变化方向的逆向调节。

 "正反馈"系统是什么？

正反馈系统是刺激性的，因为初始刺激被加强而不是逆转。刺激会持续快速增加，直到过程停止。

在人体的系统内，正反馈的现象常见吗？

在人体内，正反馈的现象并不常见，因为它会打乱内稳态。比如，如果体内出现了对于血糖降低的正反馈，那么血糖水平就会持续降低，不会停下来，人的生命就会受到威胁。

 在人体内，正反馈控制环路的典型例子是什么？

孕妇分娩时，子宫会不断地收缩。正反馈的反应就会增加子宫的收缩频率。婴儿出生后，这种正反馈反应就会停止。

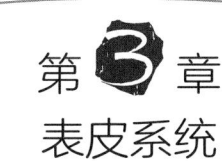

第3章
表皮系统

简　介

 表皮系统都包含哪些器官？

表皮系统（integumentary，源于拉丁语 *integere*，意思是"覆盖"）包括皮肤、毛发、腺体和指甲。表皮系统的主要功能是为机体提供保护屏障，可以使体内的脏器与外界不断变化的环境相隔离。

 平均每个人的皮肤面积有多大？

平均每个人的皮肤面积大约是 20 平方英尺（1.9 平方米），重约 5.6 磅（2.7 千克）。皮肤是人体内最大、最重的器官，占据了人体大约 4% 的重量。

 一年内有多少皮肤会被更新？

平均每个人每小时会脱落约 60 万个皮肤微粒，相当于每年约 1.5 磅（680 克）。根据这个数据，到 70 岁时，一个人将失去 105 磅（47.6 千克）的皮肤，这相当于其整个体重的三分之二。

 平均每平方英寸（6.4 平方厘米）的皮肤内的结构是怎样的？

平均每平方英寸（6.4 平方厘米）的皮肤内含有约 20 英尺（6.1 米）长的血管、77 英尺（23.5 米）长的神经，以及一千多个神经末梢。除了血管和神经外，每平方英寸的皮肤内还有大约 645 个汗腺、65 个毛囊及 97 个皮脂腺。

皮肤上有多少细菌？

每平方英寸（6.4 平方厘米）的皮肤上含有大约 3 200 万个细菌。总体来说，平均每个机体表皮上含有超过 1 000 亿个细菌，而这些细菌大部分都是无害的。

皮 肤 结 构

皮肤的各层是什么？

皮肤是一个由上皮和结缔组织层构成的复杂组织膜。皮肤的上皮组织外层是表皮，结缔组织内层是真皮。真皮上的基底膜将这两层分隔开。表皮和真皮位于一个由结缔组织和脂肪细胞组成的支撑层之上，这一层被称为皮下组织。这个支撑层是灵活的，允许皮肤移动和弯曲，而脂肪细胞则起到缓冲作用，防止受伤和热量过度散失。

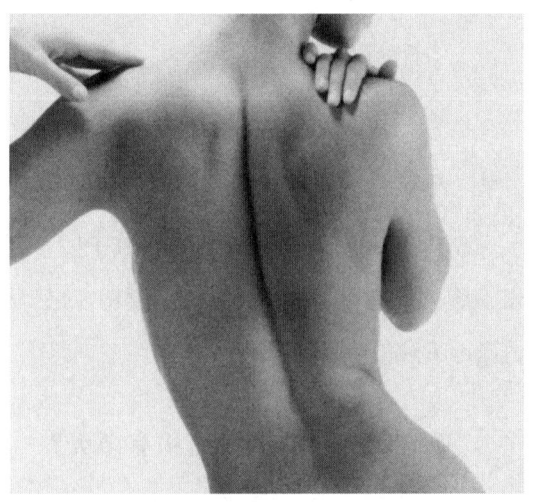

皮肤是人体最大的器官，大多数人的皮肤覆盖面积约为 20 平方英尺（1.9 平方米）。

疣是如何产生的？

疣是由人乳头瘤病毒（HPV）感染所引发的一种非恶性皮肤增生物，其形成源于皮肤上皮细胞的异常、不受控制的增殖。要彻底消除疣体，关键在于根除携带病毒的基底细胞。这一过程可以通过多种医疗手段实现，包括手术切除受影响的皮肤区域、利用冷冻技术破坏病毒组织，或应用特定的化学物质来杀灭病毒，从而达到去除疣体的目的。

在表皮中有哪些特化细胞？

表皮中含量最大的特化细胞是角质细胞，它可以产生一种粗糙的、纤维样的、防水的蛋白质，被称为角质蛋白。角质化是角质细胞的一个关键过程，使细胞变硬并形成保护屏障。在手掌和脚掌等易受摩擦的部位，角质化过程更为显著，形成了厚厚的角化细胞层。黑色素细胞也是一种特化细胞，在表皮内数量较少，但功能重要。它们负责产生黑色素，这种色素决定了人体皮肤的颜色，从黄色到棕色，甚至黑色不等。黑色素还能帮助皮肤抵抗紫外线的伤害。

 皮肤中黑色素细胞的数目有多少？

平均每平方英寸（6.4平方厘米）的皮肤内含有6万个黑色素细胞。

 皮肤的颜色是由什么决定的？

皮肤的颜色是由3种因素决定的：1. 表皮内黑色素的含量、种类（黄色、红棕色或者黑色）；2. 表皮和皮下组织内的胡萝卜素（黄色）的含量；3. 真皮血细胞中与血红蛋白（红细胞色素）结合的含氧量。皮肤颜色大部分是由遗传基因决定的。皮肤颜色的不同不是因为个体含有的黑色素细胞的数目不同，而是因为黑色素细胞产生的黑色素量不同，以及色素颗粒的大小和分布不同。尽管深色皮肤的人比肤色浅的人的黑色素细胞含量多，但是表皮中黑色素的分布才是最终决定人们肤色的原因。

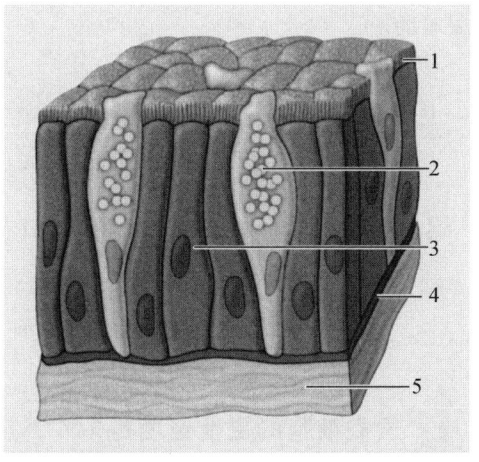

单层纤毛柱状上皮。1. 微绒毛；2. 杯状细胞；3. 吸收细胞；4. 基膜；5. 结缔组织。（图片来源：PREMKUMAR K. The massage connection anatomy and physiology[M]. Baltimore: Lippincott, Williams & Wilkins, 2004.）

 血氧水平如何影响皮肤颜色？

当血液中的氧气是饱和的状态时，血红蛋白就会使皮肤呈现出浅粉色。当血液中缺少氧气时，血红蛋白就会呈现出深红色，使皮肤的颜色变成青色。

白化病是什么？

　　白化病是因为缺乏产生黑色素的能力而造成的一种遗传性疾病。患有白化病的人不仅皮肤缺少色素，而且毛发和眼睛也缺少色素。

 雀斑危险吗？

　　雀斑是长在皮肤上的棕褐色或棕色斑点，是局部皮肤内黑色素增加造成的。雀斑的生长有一定的遗传倾向，有雀斑的父母通常会把这个特征遗传给他们的孩子。雀斑通常出现在面部、手臂和身体其他暴露在阳光下的部位。雀斑本身对健康没有风险，但容易长雀斑的人患皮肤癌的风险会增加。

 老年斑是什么？

　　老年斑（也被称为太阳斑、肝斑或者着色斑）是由长时间暴露在阳光下引起的。老年斑是皮肤上扁平的、不规则的棕色斑点，通常出现在40岁以上人群的手部、颈部和面部。老年斑并没有什么危险性，且并不构成癌症的风险。

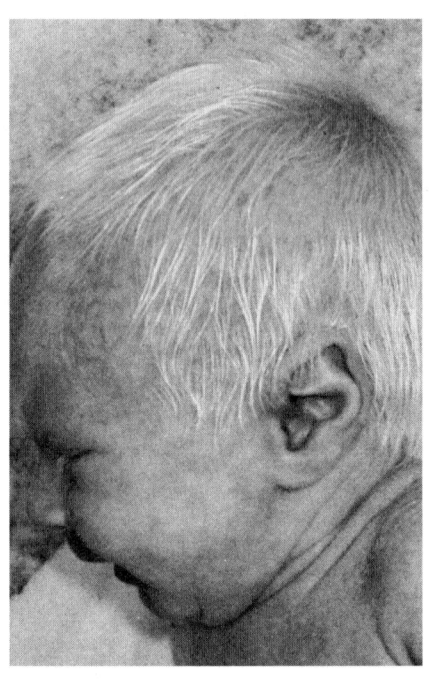

这个婴儿患有先天性白化病，皮肤缺乏色素。（图片来源：Stedman's Medial Dictionary [M]. 27th Ed. Baltimore: Lippincott, Williams & Wilkins, 2000.）

 表皮细胞的更新速度是多少？

　　表皮内不含血管，也就是说表皮没有血液供应。这就解释了为什么一个男人可以每天刮胡子而不会流血，即使他每次刮胡子时都会刮掉几层细胞。新的表皮细胞起源于表皮的最深层，即生发层，并每天向上移动成为最外层的一部分，最外层会不断脱落。平均每25到30天就会产生一个全新的表皮。

 真皮可以分为哪两个部分？

　　真皮是由致密结缔组织构成的，内含血管、神经和表皮附属物。真皮可以分为两个部分：乳头层和网状层。乳头层有脊，能形成指纹。

 指纹是何时形成的？

在妊娠13周的时候，人类胎儿已经发育出外表皮脊，这些脊最终会发育成指纹。这些脊变得越来越清晰，大约在妊娠21到24周时，脊的形态已具有成人特征。

 同卵双胞胎的指纹一样吗？

不一样。即使是同卵双胞胎，他们的指纹也有差异，虽然这种差异很细微，但专家可以分辨出来。研究表明，即使是某个人的克隆体，指纹也不会完全一样。

 是谁首先利用指纹来确定人们的身份？

人们普遍认为弗朗西斯·高尔顿（Francis Galton）是第一个对指纹进行分类的人。爱德华·亨利爵士（Sir Edward Henry）进一步发展了弗朗西斯·高尔顿的这个想法，亨利爵士基于拇指指纹的模式设计了一个系统。1901年，亨利在英国苏格兰场建立了第一个指纹局，称为指纹科。21世纪初，联邦调查局（FBI）文件中的指纹数量已达到2.52亿，而1924年仅为81万。

 皮肤纹理学是什么？

皮肤纹理学是研究指纹的科学，它识别出指纹的3种基本图案：弓形纹、环形纹和箕形纹。弓形纹的线条或脊线从手指的一侧向另一侧延伸，中间有一个向上的曲线。在环形纹中，脊线从一侧开始，围绕中心弯曲，然后返回到同一侧。箕形纹的脊线形成圆形图案。皮肤纹理学在医学、人类学和犯罪学等多个领域都具有重要意义。

 指纹可以被永久改变或者消除吗？

一个人的指纹在一生中始终是一样的，不会发生变化。轻微的割伤、擦伤及一些皮肤病，如湿疹或牛皮癣，可能会对指纹造成暂时性的干扰，但在愈合后，指纹会恢复到原来的图案。对皮肤造成更严重伤害并损伤真皮层的损伤可能会留下疤痕，从而改变或破坏指纹的脊线图案，但检查损伤区域以外的皮肤会显示出相同的指纹图案。

约翰·迪林格和罗斯科·皮兹是如何设法改变他们的指纹的？

约翰·迪林格（John Dillinger）曾使用酸来烧掉自己的指纹，试图通过去除指纹脊线来永久改变它们。但他失败了，重新长出的指纹与他试图改变的指纹完全相同。另一位美国罪犯罗斯科·皮茨（Roscoe Pitts）则采取了更加疯狂的手段来改变他的指纹，他让整形外科医生将他手指第一关节的皮肤移除，并用他胸部的皮肤进行移植。然而，调查人员还是能够通过他的指纹和掌纹识别出他。

指纹是如何应用于计算机安全的？

指纹识别技术在计算机安全中主要应用于身份认证和访问控制，通过采集和比对指纹特征点来快速验证用户身份，同时利用其唯一性和稳定性增强安全性。尽管存在隐私泄露和硬件依赖性等挑战，但技术的发展正通过活体检测和多模态生物识别来提升安全性。此外，法律法规的完善也在保护个人生物特征信息的安全和隐私。

皮肤的哪一层可以用来估量人体的脂肪？

正如房子坐落在地基上一样，皮肤坐落在皮下组织上，皮下组织是真皮下面的脂肪细胞结缔组织层，它将皮肤与下面的骨骼和肌肉连接起来。皮下组织层是可以用来估算总体脂肪量的皮肤层。在选定的位置捏起皮肤和皮下组织，并记录下皮肤和皮下组织褶皱的厚度。褶皱越厚，总体脂肪量就越大。

真皮中含量最多的细胞是什么？

真皮中含量最多的细胞是成纤维细胞，它可以产生各种纤维，包括坚韧的胶原纤维和弹性纤维。这些纤维使皮肤强韧且具有弹性。

体内含量最丰富的蛋白质，即连接我们皮肤的蛋白质叫什么名字？

连接我们皮肤的蛋白质是胶原蛋白。

真皮中还有什么其他的结构？

真皮中其他的一些结构包括：

毛发——发根位于真皮层内，发干位于皮肤表面。

油脂腺——也叫皮脂腺，这些腺体可以分泌一种油性物质，可以滋润和软化皮肤和毛发。

汗腺——有助于调节人体的体温。

血管——为表皮和真皮提供营养物质，并且排出废物。

神经末梢——提供有关外界环境的信息。

 皮肤有多厚？

皮肤的厚度因其在身体上的位置而异。皮肤平均厚度为 0.05 英寸（1.3 毫米）。最薄的皮肤位于眼睑上，厚度不到 0.002 英寸（0.05 毫米），而最厚的皮肤位于上背部，厚度为 0.2 英寸（5 毫米）。

 厚的皮肤和薄的皮肤有什么区别？

皮肤的厚薄是根据表皮的厚度决定的。身体的大部分被薄皮肤覆盖，其厚度为 0.003

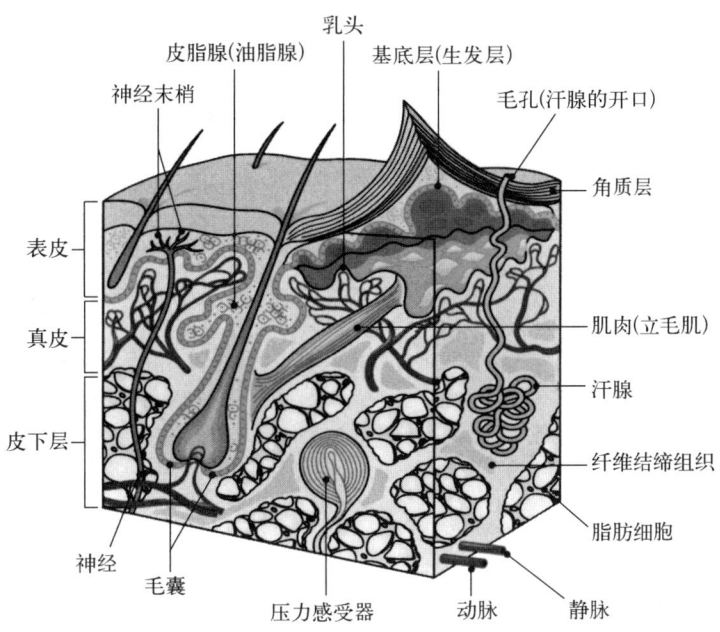

人体皮肤的基本层次和结构。（图片来源：COHEN B J, WOOD D L. Memmler's the human body in health and disease [M]. 9th Ed. Philadelphia: Lippincott, Williams & Wilkins, 2000.）

英寸（0.08 毫米）。这种皮肤包含毛囊、皮脂腺和立毛肌。厚皮肤的表皮可能比覆盖身体一般表面的表皮厚 6 倍。厚皮肤上没有毛发、平滑肌或皮脂腺。手掌、指尖和脚底等部位的厚皮肤可能被多层角质化的细胞所覆盖，这些细胞已经角化。

 皮肤上的水泡是如何形成的？

表皮和真皮通常由固定在真皮上的基膜牢固地结合在一起。然而，由于烧伤或摩擦（例如，由于穿着不合适的鞋子而导致的摩擦）可能会导致表皮和真皮分离，从而形成水泡。

 痂是如何形成的？

痂是由伤口渗出的血块和干燥的组织液构成的。它在保持伤口无菌方面起着重要作用，同时伤口下方的皮肤细胞会迅速分裂，从而使伤口愈合。最终，痂会脱落（通常在一到两周内），新的上皮组织会覆盖伤口。

 烧伤会损伤皮肤的哪些层？

烧伤可能由放射性物质、化学物质或电子物质产生的热量引起。影响烧伤严重程度的两个因素是烧伤的深度和烧伤面积的大小。烧伤分为 3 类：

一度烧伤——烧伤部位发红且疼痛，但不肿胀或起水泡，如晒伤，仅损伤表皮。

二度烧伤——烧伤部位发红、疼痛并起水泡，这些烧伤会伤及表皮和真皮的上层。

三度烧伤——烧伤造成的疼痛非常严重，皮肤呈现白色或烧焦的外观。三度烧伤不仅仅伤及皮肤全层，还包括血管和神经末梢。三度烧伤后的皮肤无法再生。皮肤损伤会影响身体储存液体的能力。

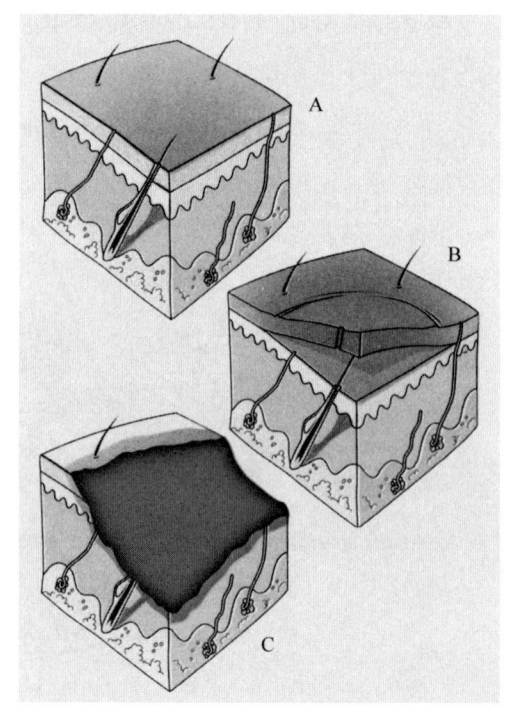

一度烧伤（A）会使皮肤表面变红或粉红；二度烧伤（B）会使皮肤起水泡；而三度烧伤（C）会严重损伤甚至烧掉皮肤的某些部分。（图片来源：LifeART 图像）

人造皮肤是什么？

人造皮肤是一种创新的生物材料，它融合了从鲨鱼软骨中提取的、具备高度透气性的胶原蛋白纤维与特定的糖化合物，外层则覆盖了一层硅胶薄膜。这一发明可追溯至约1985年，由阿尼斯·V. 依奈斯（Ioannis V. Yannas）博士及其研究团队在马萨诸塞理工学院共同研发成功。自问世以来，人造皮肤迅速展现了其卓越的医疗价值，成功地为超过百名遭受严重烧伤的患者带来了康复的希望，显著改善了他们的生活质量。

 ### 皮肤癌和皮肤黑色素瘤之间有哪些区别？

皮肤癌（基底细胞癌和鳞状细胞癌）是最常见的皮肤癌类型。它们起源于表皮深层中的非色素性上皮细胞。皮肤癌常发生于长时间暴露于日照下的肤色较浅的人群。皮肤癌可能是扁平的或凸起的，起源于坚硬、干燥且带有红色基底的生长物。这种类型的癌生长缓慢，通常可以通过手术切除或放射治疗而完全治愈。

黑色素瘤起源于黑色素细胞，颜色范围从棕色到黑色，或者从灰色到蓝色不等。恶性黑色素瘤的外周是不规则、不平滑的，且经常凹凸不平。与皮肤癌不同，黑色素瘤通常与持续的阳光照射无关。皮肤黑色素瘤可能起源于看似正常的皮肤或痣。病变会水平生长，但可能会增厚并垂直生长到皮肤中，侵入更深的组织。如果在黑色素瘤侵入深层组织之前将其切除，则可以阻止其生长。然而，一旦它垂直扩散到更深的组织层，就很难治疗了，并且生存率非常低。

 ### 身体上的痣有多常见？

每个人身上都有痣，它们是皮肤上有色素的肉质瑕疵。平均每个人身上有10到40颗痣。

 ### 在检查皮肤上是痣还是皮肤黑色素瘤时的"ABCD"原则是什么？

"A"是指不对称性（Asymmetry）——痣或斑点两侧生长不对称。

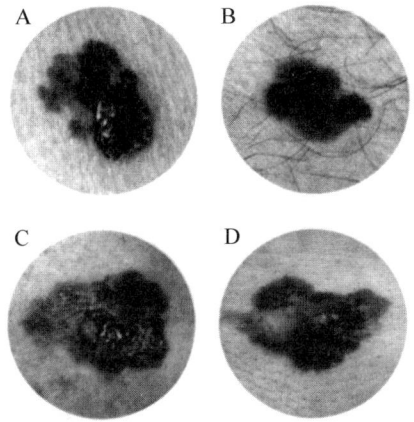

为了检查表明黑色素瘤的危险迹象，医生会检查皮肤上的斑点是否符合"ABCD"规则。（图片来源：Anatomical Chart Co）

"B"是指边界不规则性（Border irregularity）——斑点的边缘不光滑，有缺口。

"C"是指颜色（Colors）——色素斑包含不同颜色的区域，如黑色、棕色、黄褐色、灰色、蓝色和红色。

"D"是指直径（Diameter）——斑点的直径超过0.25英寸（6.35毫米）。

怎样可以消除文身？

消除文身是一个需要专业皮肤外科医生在门诊环境下精细操作的过程。根据文身的大小、位置、颜色及个人皮肤状况，医生可能会推荐以下几种主流的去除技术：

首先，激光去除术作为目前的标准疗法，利用高强度激光束精准地作用于文身色素，通过选择性地击碎色素颗粒并促进其自然代谢排出，实现无出血、低风险、高效且不良反应小的去除效果。然而，由于文身色素的复杂性和深度差异，多次治疗通常是必要的。

其次，皮肤磨削法（擦皮法）结合了外科技术和皮肤护理的优势，医生使用特殊工具轻柔地磨去文身的表层及部分中层皮肤，同时结合外科技术和专业敷料，帮助皮肤恢复并促进文身墨水的吸收与消散。

最后，对于较大或复杂的文身图案，外科手术切除是一种更为直接且有效的选择。在局部麻醉下，医生精确切除文身所在的皮肤区域，并通过精细的缝合技术最小化伤口，尽管术后可能会伴随一定的皮肤颜色改变、感染风险、色素残留及瘢痕形成，但该方法在控制切除范围和确保去除效果上展现出了显著的优势。

皮 肤 功 能

 皮肤的功能是什么？

皮肤有不同的重要功能。皮肤可以提供保护功能，使机体免受损伤（比如擦伤）以及脱水。因为外层皮肤细胞是没有生命的角化的细胞，所以皮肤是防水的，这样也可以防止液体（水分）流失。当人浸入水中时，皮肤的防水功能还可以防止水分进入机体。皮肤是防止细菌和病毒入侵的屏障，对于身体温度的调节起到重要的作用。皮肤还是合成非活性维生素D的部位。另外，皮肤内还包括接收触觉、震动、疼痛和温度感觉的受体。

皮肤细胞是如何合成维生素 D 的？

维生素 D 对正常的骨骼生长和发育至关重要。当紫外线（UV）照射到皮肤细胞中的脂质时，该化合物会转化为维生素 D。地球赤道和低纬度地区的人皮肤颜色较深，这是为了保护他们免受强烈且几乎持续的紫外线辐射。大多数生活在高纬度地区的人——那里的紫外线辐射较弱且不稳定——皮肤较浅，使他们能够最大限度地合成维生素 D。在冬季日照时间较短的时候，生活在高纬度地区的人只有皮肤的小部分区域暴露在阳光下，从而限制了维生素 D 的合成。

低纬度地区的人皮肤中黑色素含量增加，会减少维生素 D 的产生。许多低纬度地区文化群体的传统服饰试图完全遮盖身体，以保护皮肤免受紫外线辐射的过度照射，从而增加了这些人群患维生素 D 缺乏症的风险。大部分布料都可以有效地吸收由紫外线 β 射线产生的辐射。

 ### 细胞是如何角化的？

皮肤的表皮层不断被更新。随着替代的细胞不断地接近表皮的表面，会产生角质蛋白（keratin，源于希腊语 keras，意思是"角"），这是一种坚韧的蛋白质。细胞转变为角质蛋白，这个过程使得细胞核和细胞器裂解，直到它们完全消失。当细胞核裂解时，细胞就不能行使新陈代谢的功能。当细胞到达皮肤的表层时，它们就会失去活性，成为主要由角质蛋白构成的细胞。

 ### 所有的复层鳞状上皮细胞都会角化吗？

在潮湿环境中，如口腔、食道、阴道和角膜中的复层鳞状细胞的细胞核和细胞器，即使在细胞到达表层时也不会分解。这种组织被称为非角化复层鳞状上皮。

 ### 在组织培养中，表皮细胞生长有多快？

一块 1.2 平方英寸（7.7 平方厘米）的表皮在三到四周内可以扩增 5 000 多倍，产生的皮肤细胞几乎可以覆盖一个成年人的全身表面。

 ### 皮肤在调节人体温度上是如何起作用的？

皮肤是参与维持核心体温（即人体中心附近的温度）的多个器官系统之一。皮肤和内脏中的 50 个温度传感器监测核心体温,并向位于下丘脑(大脑的一个区域)的控制中心发送信号。当核心体温降至设定点以下时,下丘脑会产生以下的反应:

1. 发射出更多的神经冲动到皮肤内的血管,使血管收缩,这样可以限制皮肤的血流,减少热量的损失。

2. 刺激骨骼肌,导致肌肉出现短暂而剧烈的收缩,即颤抖,从而产生热量。

当核心体温升至设定点以上时,下丘脑会产生以下的反应:

1. 传递更少的神经冲动到皮肤内的血管,使其扩张,增加流向皮肤的血流,促进热量散失。

2. 激活汗腺,当汗液从皮肤表面蒸发时,可以带走身体的大量热量。

谁最先培养了表皮细胞?

1974 年,哈佛医学院的霍华德·格林博士(Dr. Howard Green)发现了在实验室中培养表皮细胞的条件。表皮特别适合在实验室的玻璃器皿中生长,因为它仅由一种细胞——表皮细胞组成。

鸡皮疙瘩的作用是什么?

当皮肤上出现鸡皮疙瘩时,皮肤就会产生小的皱褶,这是皮肤内肌肉纤维收缩的结果。这种肌肉的活动会产生更多的热量,从而增加人体的温度。

哪些皮肤细胞与免疫系统有关?

表皮中的角质细胞可以辅助免疫系统,它可以产生一种类似激素的物质,刺激某些白细胞(比如 T 淋巴细胞)的生长发育。T 淋巴细胞可以抵御致病的细菌和病毒的侵犯。

指　甲

为什么把指甲归为表皮系统?

指甲是表皮的附属物,是位于手指和脚趾末端的保护性覆盖物。每个指甲都由一个指甲板组成，指甲板覆盖在称为甲床的皮肤表面之上。指甲板底部呈白色、增厚、半月形的区域（甲半月）是生长最活跃的区域。指甲和头发一样，主要由死亡的角质化细胞组成。

 手指甲以多快的速度生长？

健康指甲的生长速度大约是每月0.12英寸（3毫米）或者每年1.4英寸（3.5厘米）。大约需要3个月，整个手指甲才可以被全部更新。

 所有手指甲的生长速度都一样吗？

大拇指指甲的生长速度最慢，中指指甲的生长速度最快。手指越长，指甲的生长速度越快。

 手指甲和脚趾甲的生长速度一样吗？

手指甲的生长速度要比脚趾甲的生长速度快一些。

 手指甲和脚趾甲的厚度一样吗？

不一样。脚趾甲的厚度大约是手指甲厚度的2倍。

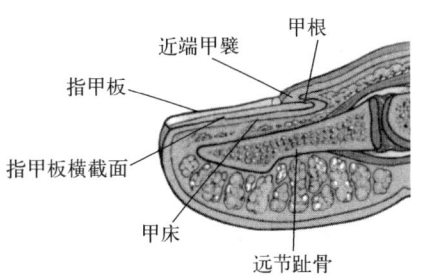

脚趾的解剖学结构。（图片来源：BICKLEY L S, SZILAGYI P. Bates' guide to physical examination and history taking [M]. 8th Ed. Philadelphia: Lippincott, Williams & Wilkins, 2003.）

毛　发

 与表皮系统相关的3种主要毛发类型是什么？

与表皮系统相关的3种主要毛发类型是：

毳毛：细小、柔软、色浅的毛发，通常覆盖在身体的大部分区域，给人一种"桃色绒毛"的感觉。

终毛：较粗、颜色较深、可能卷曲的毛发，包括头发、睫毛、眉毛和阴毛等。

中间毛：其特性和分布介于毳毛和终毛之间，如手臂和腿上的毛发。

人类的毛发与其他灵长类动物的毛发相比有什么特点？

总体来说，人类和大猩猩有着相同数量的毛囊，但是毛发的类型不同。大猩猩的毛发都是终毛，而人类大部分是毳毛。

 人体有多少根毛发？

平均每个人有大约五百万根毛发。

 平均每个人头上有多少根头发？

每个人头上的发量各不相同。平均来说，一个人头皮上有大约 10 万根头发（金发者约 14 万根，棕发者约 15.5 万根，红发者仅约 8.5 万根）。大多数人每天会脱落 50 到 100 根头发。

 睫毛生长得有多快？

睫毛每三个月更换一次。一个人一生中会长出大约 600 根完整的睫毛。

 一年里头发会长多长？

每根头发的生长速度大约是每年 9 英寸（23 厘米）。

 头发在夏天长得快还是冬天？

在夏天，人的头发生长速度比冬天快 10% 到 15%。这是因为温暖的天气加强了皮肤和头皮的血液循环，进而滋养了毛发细胞并刺激头发生长。在寒冷的天气里，为了温暖内脏，流向身体表面的血液循环会减慢，毛发细胞也生长得更慢。

 人体哪个部位的毛发的生长速度最快？

胡须的生长速度要比身体其他地方的毛发生长速度快，大约是每年 5.5 英寸（14 厘米），也就是说，人一生中胡须可以长到大约 30 英尺（9 米）长。

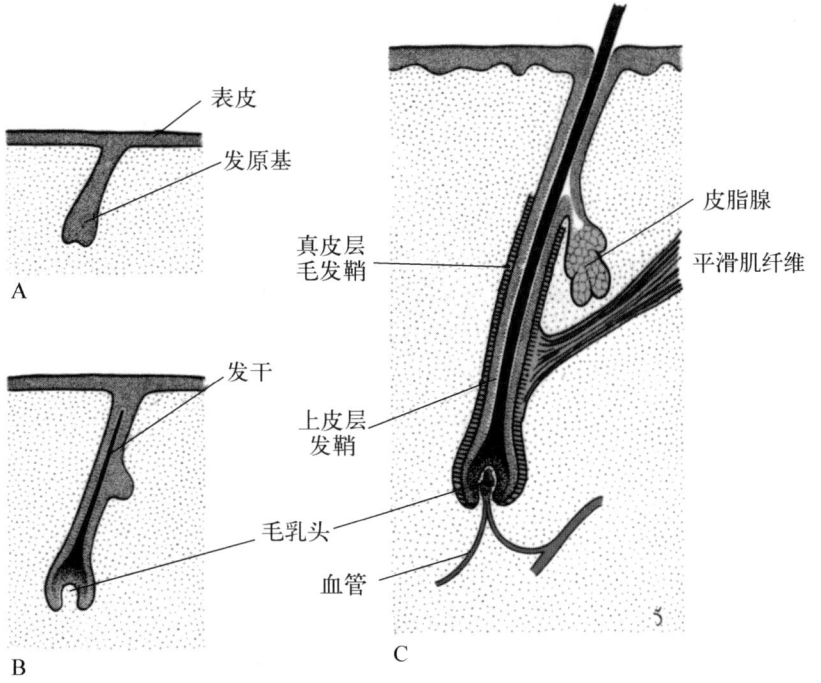

新生毛发的发育过程：A. 4个月的胎儿；B. 6个月的胎儿；C. 新生儿。（图片来源：SADLER T, LANGMAN. Medical embryology [M]. 9th Ed. Image Bank. Baltimore: Lippincott, Williams & Wilkins, 2003.）

人死后，头发和指甲还会继续生长吗？

不会。人死后12到18小时内，身体开始变干。这会导致手指尖和面部皮肤收缩，从而产生一种指甲和头发仍在生长的错觉。

 头发有没有生命呢？

头发是由发根部产生的角化蛋白细胞形成的，是没有生命的。随着细胞向远离发根的方向生长，发干也角质化，失去了生命活性。发根被包裹在一个称为毛囊的鞘内。

 头发的颜色是由什么决定的？

头发的颜色是由基因决定的，基因指导表皮黑色素细胞产生色素的类型和数量。如果这些细胞产生大量的黑色素，头发就会是深色的。如果产生的色素数量适中，头发就会是金色的。如果不产生任何色素，头发就会是白色的。有色素和无色素头发的混合通常是灰色的。另一种色素（毛铁质素），仅在红发中存在。

为什么头发会变白？

头发中的色素和皮肤中的一样，也被称为黑色素。头发中有两种类型的黑色素：真黑色素，呈深棕色或者黑色；嗜铬黑色素，呈红黄色。这两种色素都是由一种称为黑色素细胞的细胞产生的，这种细胞位于毛球中，以及皮肤或表皮的外层底部。黑色素细胞将这种色素传递给相邻的表皮细胞，称为角质形成细胞，这些细胞产生角蛋白——头发的主要成分。当角质形成细胞最终死亡时，它们会保留黑色素。因此，在头发和皮肤中可见的色素就位于这些死亡的角质形成细胞体内。灰色的头发只是黑色素较少的头发，而白色的头发则完全没有黑色素。

头发如何失去色素仍不清楚。在头发变灰的早期阶段，黑色素细胞仍然存在但不活跃。后来，它们的数量似乎减少了。基因控制着这种黑色素沉积的缺乏。在一些家庭中，许多成员在20多岁时头发就会变白。一般来说，在50岁时，高加索人中有50%的人头发会变白。然而，也存在很大的差异。早生白发是遗传的，但也与吸烟和维生素缺乏有关。从出生到青春期的早期白发通常与各种医学综合征有关，包括阅读障碍。

剃发会让头发变粗吗？

不会。未修剪的体毛是尖的，末端感觉更柔软。剃发后头发感觉粗糙是因为发梢被剪短了。

毛发的大小和形状是由什么因素决定的？

眼睫毛又短又硬，头发又长又有弹性。当发干的形状是卵圆形的时候，头发就会呈波浪状；如果发干是扁平且呈丝带状的，头发就会是卷曲的。如果发干是圆形的，头发就会是直的。人类出生时具有固定数量的毛囊，并且终生保持不变，而头发是人体生长最快的组织之一。头皮上的每个毛囊在平均寿命期间都会长出近 30 英尺（9 米）的毛发。

 立毛肌是什么？

立毛肌是一种微小的、附着在毛囊上的平滑肌，当它们被激活时，会使毛发竖立起来。

 什么导致了身体某些区域的毛发浓密？

激素——特别是雄激素——是导致头皮，以及成人腋下（腋窝）、胸部和阴部等区域毛发浓密的主要原因。

 脱发是什么？

脱发是指头发脱落，有很多原因会造成脱发。男性的秃顶或者由雄激素引起的脱发是遗传现象。斑秃的特点是某些部位的毛发呈斑状脱落。斑秃在儿童和年轻人中最为常见，而且男女都可能出现这种情况。

 雄激素性脱发遗传吗？

雄激素性脱发是一种受性别影响的遗传现象。性别影响基因在男女体内均可以表现出来，但是雄激素性脱发在男性中更容易出现。雄激素性脱发是男性脱发最常见的原因。该基因在男性中表现为常染色体显性遗传，在女性中表现为常染色体隐性遗传。每五个男性中就有一个在二十多岁时就开始迅速脱发。另外五分之一的人会一直保持头发浓密。其余的人则会随着时间的推移慢慢脱发。脱发的程度与男性体内的睾酮水平有关。

 饮食和脱发之间有必然的联系吗？

有科学证据表明，健康的饮食也可能引起脱发。减肥可能造成脱发，主要是因为营养缺乏。体内维生素 A、B 和 D 的水平变化，以及锌、镁、蛋白质和脂肪酸含量的变化，都可能引发脱发。脱发还可能由压力、手术、怀孕和与年龄相关的激素变化引发。

法医科学家能从人类头发中获得哪些信息？

一根人类头发可以为法医科学家提供多种关键信息。首先，通过头发的特征，科学家可以推测出头发主人的大致年龄和性别。其次，头发能作为检测是否使用过药物或麻醉品的样本，尽管检测的时间范围可能受限。最重要的是，DNA分析可以确定头发来自哪个人，这是身份识别的重要依据。

附属腺体

表皮腺体的两种类型是什么？

两种表皮腺体都位于真皮中，是皮脂腺和汗腺。皮脂腺又称为油脂腺，遍布全身皮肤，但手掌和脚底除外。皮脂腺可以产生皮脂，它是一种油性物质和部分细胞成分的混合物，可以维持皮肤的柔软和湿润，防止毛发过于硬脆。另一种表皮腺体是汗腺，广泛分布于皮肤内，是调节机体热量的重要结构。

白头粉刺和黑头粉刺有什么区别？

皮脂腺的导管通常通向毛囊，但有些直接开口于皮肤表面。如果皮脂腺的导管被皮脂堵塞，皮肤表面就会出现白头粉刺。如果积聚的物质被氧化并变干，它就会变黑，形成黑头粉刺。如果皮脂腺受到感染，导致皮肤上出现粉刺，这种情况被称为痤疮。

汗腺有哪两种类型？

汗腺也称为泌汗腺，有两种类型：外泌汗腺（也称为小汗腺）和顶泌汗腺（也称为大汗腺）。外泌汗腺遍布全身，数量更多，能够产生汗液。汗液是一种透明的分泌物，主要由水、一些盐（如氯化钠）、尿素和尿酸（代谢废物）及维生素C组成。顶泌汗腺主要分布在腋窝和生殖器区域，通常与毛囊相连。这些汗腺在一个人情绪激动、害怕或疼痛时变得活跃。

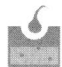 人体内有多少汗腺？

汗腺存在于皮肤的各个区域。腿部每平方厘米可能有多达 90 个汗腺，手掌和脚底每立方厘米可能有 400 个汗腺，而指尖的汗腺数量甚至更多。总体来说，成年人体内有超过 200 万个汗腺。

 外泌汗腺是如何工作的？

外泌汗腺是体温调节机制中一个重要且高效的部分。这些汗腺被神经末梢所支配，当外界温度或体温较高时，神经末梢会促使它们分泌汗液。当汗液在皮肤表面蒸发，从液体转变为气体时，会带走大量的体热。

 外泌汗腺的数量有多少？

平均每平方英寸（6.45 平方厘米）的皮肤包含 650 个外泌汗腺。

汗腺的长度有多长？

汗腺是位于皮肤真皮层的卷曲管。单条汗腺的长度因个体差异而异，但一般较长，可能达到数厘米至十几厘米不等。人体内存在大量的汗腺，这些汗腺共同在体温调节中发挥着重要作用。

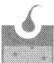 当天气很热时，皮肤会流失多少汗水？

当天气很热时，人体内大约有 7.4 夸脱（7 升）水分以汗液的形式从皮肤表面蒸发。即使我们相对不活跃，我们的身体每天也会流失至少 1 品脱（0.473 升）的汗水。

 为什么汗液会有异味？

汗液，或称汗水，本身是无味且无菌的，直到细菌开始与其发生作用，才会产生独特的气味。

乳腺与皮肤系统有什么关系？

乳腺是位于乳房内的改良型汗腺。每个乳房包含 15 到 25 个小叶，这些小叶又继续分化为小叶小体。每个小叶小体包含许多腺泡，乳汁在这里分泌并进入乳管，最终到达乳头。乳汁只在分娩后开始产生。

第4章 骨骼系统

简 介

 谁首先开始研究骨骼的内部结构？

英国科学家克洛普顿·哈弗斯（Clopton Havers）是第一个使用显微镜研究骨骼内部结构的人。哈弗斯的研究和观察包括发现了沿着手臂和腿部长骨骨干延伸的通道。这些通道允许血管穿透致密的骨骼，后来被命名为"哈弗斯管"，以纪念其发现者。他还描述了软骨和滑膜。此外，他还提出包围骨骼的骨膜对骨骼内部发生的过程敏感。这一观察结果在 250 年后才得到证实。

 骨骼系统的功能是什么？

骨骼系统既有结构上的功能又有生理上的功能。结构上的功能包括支持、保护和运动。骨骼系统可以形成刚性的骨架结构来支持身体。骨骼还可以保护内部器官，比如大脑、心脏、肺和盆腔内的器官。肌肉附着在骨骼上，在关节部位起到了杠杆的作用，可以使关节运动。骨骼系统的生理功能包括产生血细胞，以及提供、储存多种重要的矿物质。

 人体骨骼的主要分类是什么？

人体骨骼主要分为两大部分：中轴骨和附属骨。中轴骨包括身体中心或轴线的骨骼。附属骨则包括上肢和下肢的骨骼。

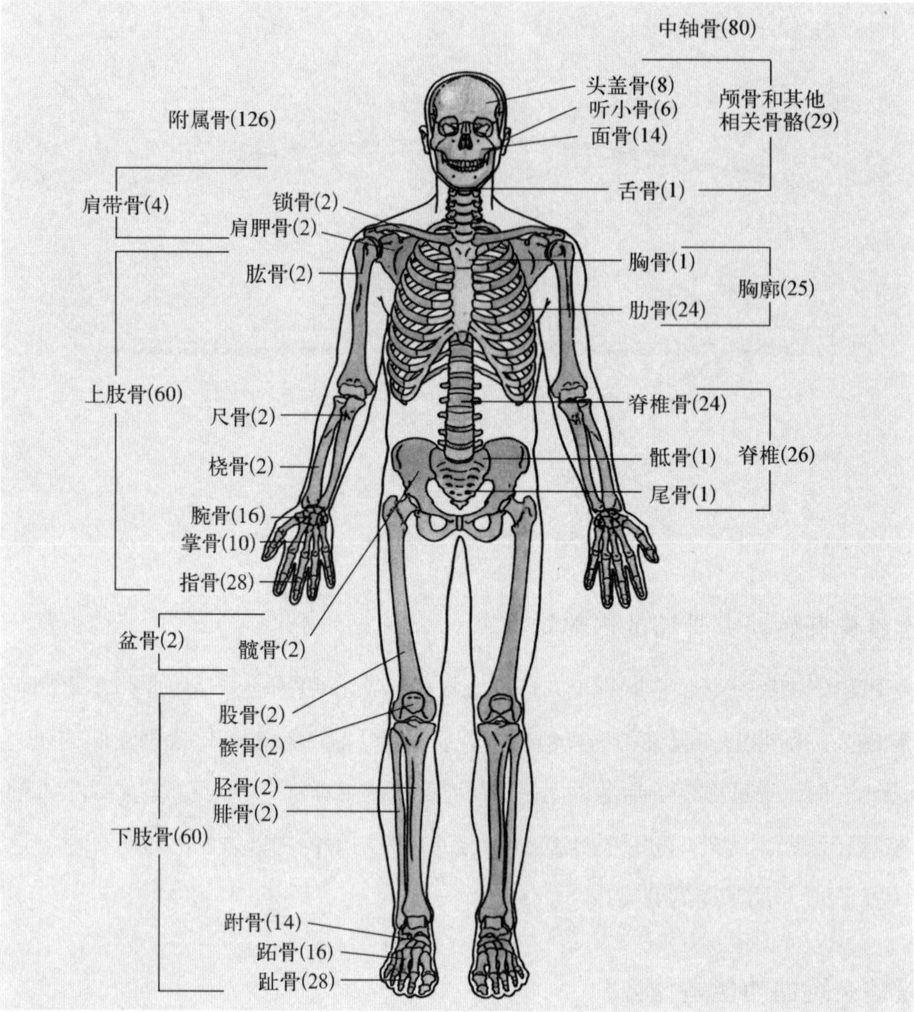

![skeleton diagram]

人类骨骼可以分为两个部分：中轴骨和附属骨。（图片来源：MOORE K L, AGUR A M R.Essential Clinical Anatomy [M] . 2nd Ed. Baltimore: Lippincott, Williams & Wilkins.）

人体内多少钙储存在骨骼里？

人体内大约 99% 的钙都储存在骨骼里。

为什么钙对人体很重要？

骨骼主要由钙组成。钙作为酶的辅因子，在维持细胞膜、肌肉收缩、神经系统功能和血液凝固等方面都起着重要作用。当饮食中没有提供足够的钙时，它就会从骨骼中释放出来；而当体内钙过多时，它就会储存在骨骼中。

 骨骼有多坚硬？

骨骼是自然界中发现的最坚硬的物质之一。每立方英寸的骨骼可以支撑起至少1.9万磅（8 626千克）的重量，大约是5辆标准装载卡车的重量。这大概是混凝土能承受的重量的4倍。骨头承受载荷的阻力与铝和轻钢相当。按重量计算，骨头实际上比钢和钢筋混凝土更坚固，因为相同大小的钢条重量是骨头的四到五倍。

 男性和女性的骨骼有什么区别？

男性和女性的骨骼有一些区别。男性的骨骼通常比女性的要大、要重。女性的颅骨通常线条更优美、更光滑。女性胸廓通常要更宽、更短，手腕要更细。男性和女性的骨盆有着很大的区别，这与怀孕、生育有关。女性的骨盆比男性的骨盆更宽、更浅，骨盆的开口更大、更宽，内部的开口呈圆形。男性耻骨之间的角度更锐利，使得男性的骨盆更圆、更窄，几乎呈心形。

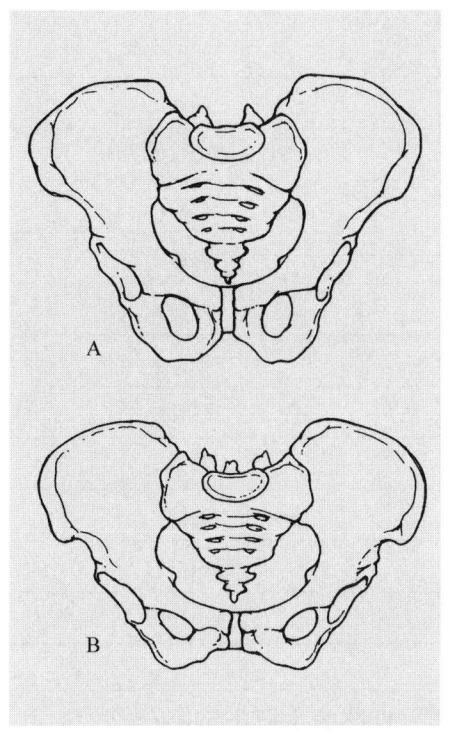

男性（A）和女性（B）的骨盆可以通过外形很容易区分出来。（图片来源：OATIES C A. Kinesiology—the Mechanics and pathomechanics of human movement [M]. Baltimore: Lippincott, Williams & wiikins, 2004.）

骨骼基础知识

 人体内有多少块骨头？

婴儿出生时大约有300～350块骨头，但在出生到成熟的过程中，许多骨头会融合在一起，导致成年后平均总共有206块骨头。骨头的数量会根据计数方法的不同而有所变化，因为某个结构可能被视为多块骨头，也可能被视为由多个部分组成的单块骨头。

骨骼的位置	数量
颅骨	22
听小骨（成对）	6
脊椎骨	26
胸骨	3
肋骨	24
喉部	1
肩带骨	4
上肢（成对）	60
盆骨	2
下肢（成对）	60
总计	206

骨骼的主要类型是什么？

骨骼可以分为 4 种主要类型：长骨、短骨、扁骨和不规则骨。每种骨骼的名字都反映了骨骼的形状。另外，骨骼的形状反映了骨骼的结构功能。不属于这 4 种类型的骨骼包括籽骨和跗骨。

长骨的特点是什么？

长骨的长度比其宽度要大。长骨就像是杠杆一样，可以通过肌肉收缩被拉动。杠杆原理使其可以带动身体运动。长骨的典型例子是股骨（大腿骨）和肱骨（上肢骨）。某些长骨（比如手指和脚趾内的一些骨头）相对较短，但是它们的总长度仍然要比宽度大。

人体内最长的骨是什么？

股骨，也称为大腿骨，是人体中最长的骨头。平均股骨长度为 18 英寸（45.72 厘米）。有记录以来最长的股骨长 29.9 英寸（75.95 厘米），来自一名身高 8 英尺（2.45 米）的德国人，该人于 1902 年在比利时去世。

短骨与长骨在长度上有什么区别？

"长""短"并非指骨头的长度。短骨的长度、宽度和厚度在三维空间上几乎是一样的，但是短骨的形状不规则。短骨基本上都被关节面覆盖，关节面是一块骨头相对于另一块运动的地方。身体内的短骨只有手腕处的腕骨和脚腕处的跗骨。

 身体中最小的骨是什么？

人体中最小的骨头是中耳中的镫骨（又称砧骨）。它的重量约为 0.0004 盎司（0.011 克）。

 扁平骨真的是"扁平"的吗？

扁平骨通常不是严格意义上的"扁平"，而是相对较薄或呈曲线状。扁平骨的例子包括构成颅骨的骨头、胸骨、肋骨和肩胛骨。大多数扁平骨的曲线形状有助于保护内部器官。相比之下，肩胛骨是胸廓（或肩）带的一部分。

 不规则骨的特点是什么？

不规则骨的形状复杂、不规则，不属于其他任何一类骨头。很多不规则骨都很短、很扁、不光滑或者有脊，其多个骨部分都有突出的延伸物。不规则骨的典型例子是脊椎骨、面部和头颅的很多骨头，以及髋骨。

 籽骨有什么独特之处？

籽骨的形状类似于芝麻籽，籽骨位于韧带内部，沿着长骨生长。籽骨最常见于膝盖（髌骨或膝盖骨就是一种籽骨）、手和脚。籽骨可能在身体的 26 个不同位置形成。然而，每个人身上的籽骨数量各不相同。

 典型长骨的结构是怎样的？

长骨的主要结构包括：骨骺、骨骺板、干骺端、骨干、骨髓腔、关节软骨和骨膜。

骨骺（Epiphysis）——源于希腊语，意为"在上面生长"，这种松质骨组织呈球形，位于长骨的远端和近端。

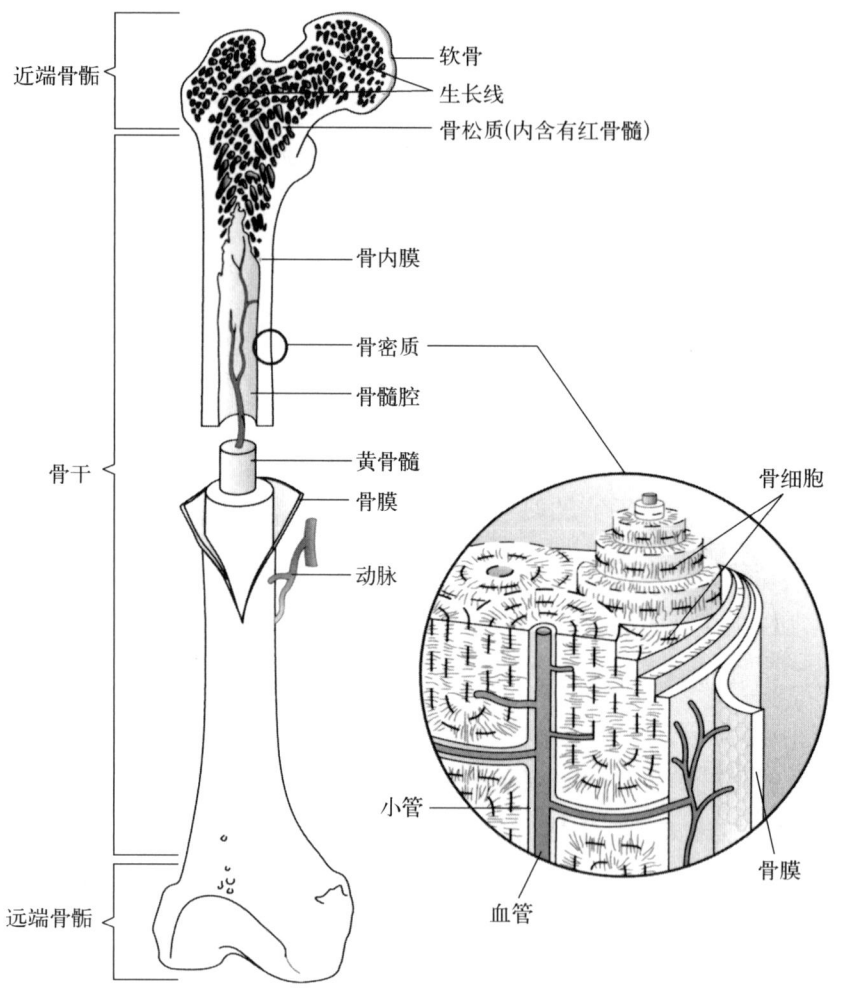

人体骨骼的解剖结构。（图片来源：SMELTZER S C, BARE B G. Textbook of medical-surgical nursing [M]. 9th Ed. Philadelphia: Lippincott, Williams & Wilkins, 2000.）

骨骺板（epiphyseal plate）——一层透明软骨，位于骨骺和干骺端之间。它是人出生后骨骼继续生长的部位，所以也常被称为骨骺生长板。

干骺端（metaphysis）——源于希腊语 meta，意思是"之间"。这个部位位于骨骺和骨干之间。

骨干（diaphysis）——源于希腊语，意思是"在……之间生长"。骨干是骨骼中长的圆柱形中空的部分。

骨髓腔（medullary cavity）——源于拉丁语，意思是"骨髓"。位于骨干内的腔隙，在成人中含有黄骨髓（大部分是脂肪）。

关节软骨（articular cartilage）——覆盖在骨骺上，并与另一块骨头相连的一层薄透明软骨。它有助于减少关节运动时的摩擦，并使骨头能够相互滑动。

骨膜（periosteum）——源于希腊语 peri，意思是"……周围"，以及希腊语 osteon，意思是"骨骼"。骨膜是一种白色、粗糙的纤维膜，覆盖于骨骼的表面（除非该表面被关节软骨覆盖）。骨膜内含有神经、淋巴管和血管，为骨骼提供营养物质。

 在骨骼系统中，血细胞是在哪里形成的？

造血（hematopoiesis，来源于希腊语 hemato，意思是"血"，以及希腊语 poiein，意思是"产生"）或称为红细胞生成，在成年人的红骨髓中发生。成年人的红骨髓位于股骨和肱骨的近端骨骺（末端）、一些短骨及椎骨、胸骨、肋骨、髋骨和颅骨中，是产生所有红细胞、血小板和某些白细胞的地方。

 特化的骨骼细胞是什么？

骨骼中的4种特化细胞：骨原细胞、成骨细胞、骨细胞和破骨细胞。

骨原细胞（osteogenic cells）——源自希腊语中的 osteo（意为"骨"）和 genes（意为"生长"），这些细胞能够发育成为形成骨骼的细胞（骨细胞）或破坏骨骼的细胞（破骨细胞）。

成骨细胞（osteoblasts）——源自希腊语中的 osteo（意为"骨"）和 blastos（意为"出芽或生长"），它们是形成和构建骨骼的细胞。成骨细胞分泌胶原蛋白和其他构建骨骼组织所需的有机成分。当它们被基质材料包围时，它们会被自己的分泌物所困，并转变为骨细胞。

骨细胞（osteocytes）——源自希腊语中的 osteo（意为"骨"）和 cyte（意为"细胞"），骨细胞是成熟骨组织中的主要细胞。

破骨细胞（osteoclasts）——源自希腊语中的 osteo（意为"骨"）和 klastes（意为"破坏"），这些细胞是多核的、巨大的细胞，通常出现在骨骼被重新吸收的地方。

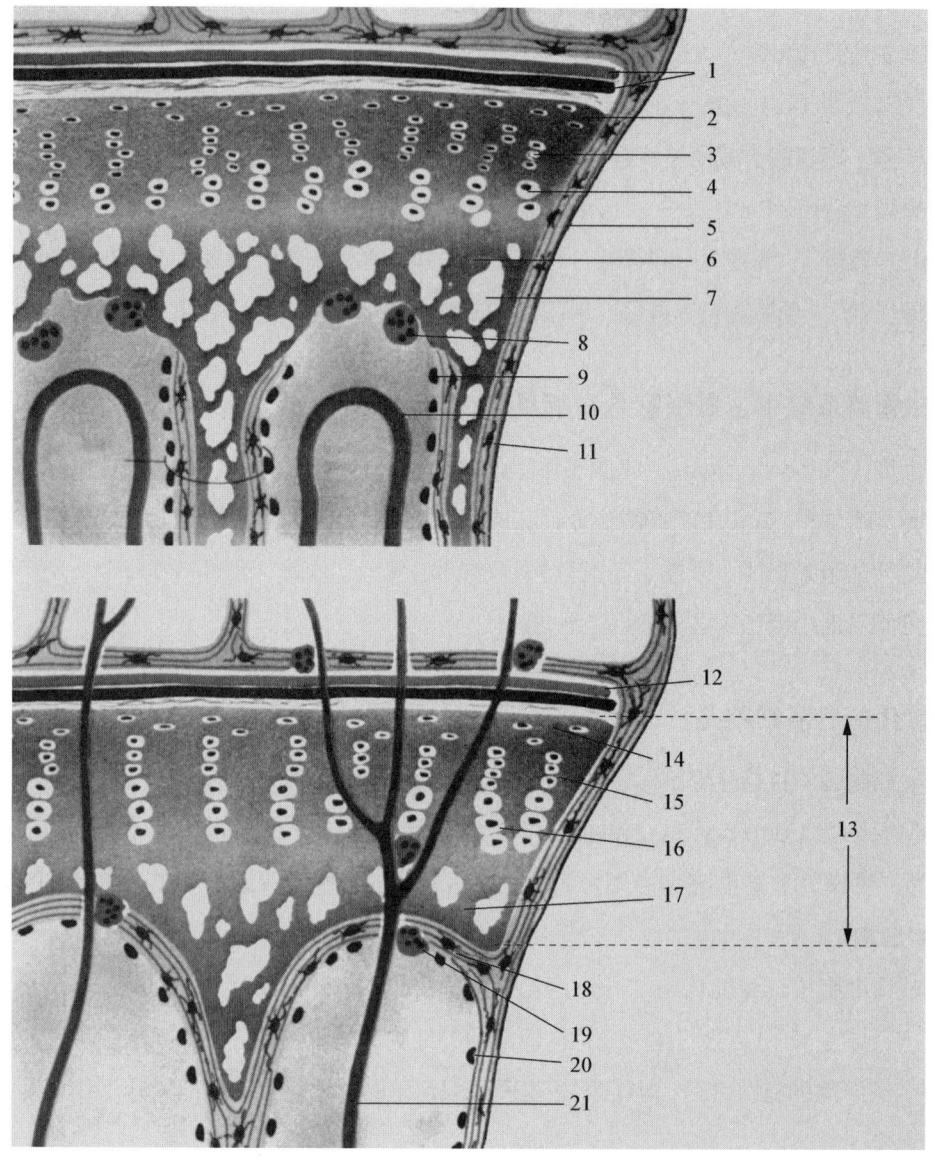

软骨内成骨是软骨形成硬骨的过程。1. 骨骺端的动脉和静脉；2. 储备软骨区；3. 增殖软骨区；4. 肥大软骨区；5. 骨膜；6. 钙化软骨区；7. 中空的软骨细胞间隙；8. 破骨细胞；9. 成骨细胞；10. 血管袢；11. 骨细胞；12. 为骨骺板提供营养的营养动脉；13. 生长板；14. 储备软骨区；15. 增殖软骨区；16. 肥大软骨区；17. 钙化软骨区；18. 骨愈合板的横断物；19. 破骨细胞；20. 成骨细胞；21. 穿过生长板的干骺端动脉。（图片来源：RUBIN E, FARBER J L. Pathology [M]. 3rd Ed. Philadelphia: Lippincott, Williams & Wilkins, 1999.）

骨密质和骨松质的区别是什么？

可以根据骨组织内空隙的大小和分布，将骨组织分为骨密质和骨松质。骨密质是一种坚硬的、致密的组织，内部几乎没有空隙。骨密质可以起到保护和支持作用。大部分长骨是由骨密质构成的。相反，骨松质内含有很多空隙。骨松质是由像针一样细小的、不规则的框架结构构成的，这些不规则的框架结构被称为骨小梁（trabeculae，源于拉丁语 trabs，意思是"大梁"）。大部分扁骨、短骨和不规则骨是由骨松质构成的。

 骨骼是如何生长的？

骨骼通过一种称为骨化的过程形成和发展。骨化有两种类型：膜内成骨和软骨内成骨。膜内成骨是直接在纤维结缔组织内形成骨骼，膜内成骨的典型例子是颅骨的扁平骨、下颌骨（下颌）和锁骨（锁骨）。

软骨内成骨（Endochondral ossification），源自希腊语 endo（意为"内部"）和 khondros（意为"软骨"），是指软骨模型转变为骨骼的过程。骨骺板中的软骨细胞生长并移入干骺端，在那里它们被重新吸收并被骨组织取代。通过软骨内成骨形成的骨骼包括长骨，如股骨和肱骨。

 骨骼完全骨化的平均年龄是多少？

不同骨骼的骨化时间和骨融合时间存在差异。以下表格列出了不同骨骼骨化的平均年龄。

骨 的 名 称	融合的时间（岁）
肩胛骨	18～20
锁骨	23～31
上肢骨	17～20
髋骨	18～23
下肢骨	18～22

续 表

骨 的 名 称	融合的时间（岁）
脊椎骨	25
骶骨	23～25
胸骨体	23
胸骨柄和剑突	30岁以后

医生如何确定一个人是否已达到成年身高？

拍摄骨骼（如手腕）的X光片可以揭示是否存在一层骨骺软骨。如果存在，那么这个人还可以继续长高。如果骨骺软骨已经全部转化为骨骼，只留下一条骨骺线，标记两个骨化区域融合的位置，那么这个人就已经达到了成年身高。大多数人在17到21岁之间达到成年身高。

一旦骨骼的长度停止生长了，骨骼的直径还会发生变化吗？

骨膜内的成骨细胞会增加骨骼外层上的骨组织。同时，骨髓腔内的骨会被破骨细胞所吞噬。新生细胞的增加和衰老细胞的减少结合在一起会使骨骼变宽，但不会增加骨的厚度。当骨骼需要承受的力量增加时，骨骼会产生生理反应而增粗。

重塑是什么？

重塑是用新的骨组织代替衰老的骨组织的过程。为了维持内稳态，骨骼必须不断地更新替换，这个过程是通过重吸收衰老的骨骼并且刺激产生新的骨骼细胞来完成的。每年大约有5%～10%的骨骼会经历重塑的过程。相当于每7年，人体内的所有骨骼都会通过重塑全部更新。

运动如何影响骨组织？

骨骼能够适应不断变化的应力和力量。当肌肉因运动而增加并变得更加强壮时，相应的骨骼也会通过刺激成骨细胞而变得更厚、更强壮。定期运动（特别是承重运动）能够维持正常的骨骼结构。如果骨骼没有受到正常的应力刺激，比如受伤后腿部被石膏固定，那么这些骨骼会迅速退化。据估计，在几周内，未受应力的骨骼会失去多达三分之一的骨量。骨骼的适应性允许它们在恢复正常的承重活动后迅速重建。

骨质疏松有多严重？

骨质疏松是一种因为骨组织减少而造成的状态。这是因为骨骼吸收的速度比骨骼沉积的速度要快。骨骼会变得很脆，很疏松，而且容易断裂。骨质疏松常见于老年人，他们可能由于日常生活的机械应力而导致更多的骨折，而不是由于事故或其他创伤。一般来说，骨质疏松在女性中更为严重，因为她们的骨骼比男性的骨骼更薄、质量更小。此外，雌激素有助于维持骨量，因此女性在绝经后，雌激素的流失会加剧骨质疏松的严重程度。

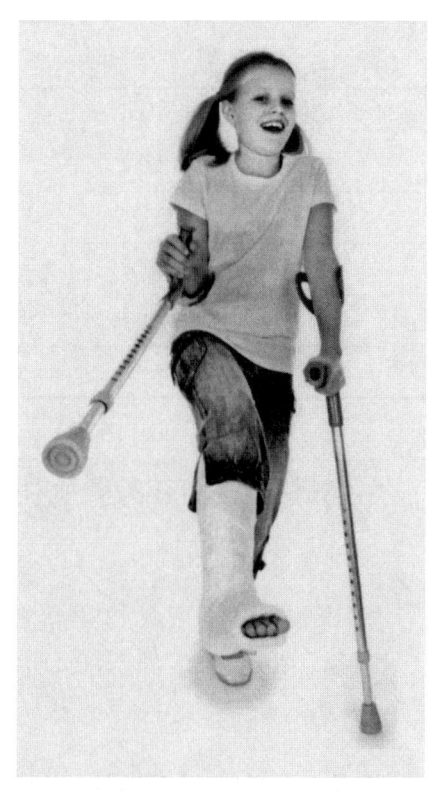

保持骨骼固定对于促进骨骼正确愈合至关重要。（图片来源：iStockphoto.com）

骨质疏松和骨质软化的区别是什么？

当骨质疏松时，骨基质会减少，骨骼内会产生很多的小孔。骨质软化中骨骼会变脆、变软，因为损失了大量的钙和磷，但骨基质的含量不会发生改变。

中 轴 骨

中轴骨是由多少块骨头构成的？

成人中轴骨是由 80 块骨头构成的，包括颅骨、听小骨（耳骨）、舌骨、脊椎骨和构成胸廓的骨骼（胸骨和肋骨）。

结　　构	骨 骼 数 目
颅骨	22
听小骨	6
舌骨	1
脊椎骨	26
构成胸廓的骨骼	25
总计	80

哪块骨头是不与其他骨头相连接的？

舌骨是唯一不与其他骨头接触的骨头。它位于喉部上方，支撑舌头，并为颈部和咽部的肌肉提供附着点，共同完成说话和吞咽动作。当怀疑有窒息情况时，要仔细检查舌骨，因为它经常在这种创伤中骨折。

 颅骨是由哪两组骨骼构成的？

颅骨由两组骨骼构成：脑颅骨和面颅骨。包围并保护大脑的颅腔由 8 块脑颅骨构成。面颅骨共有 14 块，它们构成了面部的骨架。此外，面颅骨还支撑并保护着消化道和呼吸道的入口。

 犁骨位于哪个部位？

犁骨是鼻中隔的一部分，鼻中隔将鼻子分为左右两部分。鼻中隔偏曲（即鼻中隔出现弯曲）通常会导致慢性鼻窦炎和较小的鼻腔堵塞。鼻中隔偏曲通常可以通过手术进行矫正或改善。

 面部和颅骨的所有骨骼都可以活动吗？

虽然舌骨和听小骨会移动，但唯一可以自主移动并具有最大活动范围的骨头是下颌骨。下颌骨呈 U 形，构成下巴和下巴颏，可以上下、前后和左右移动。

副鼻窦的功能是什么？

　　颅骨中靠近鼻腔的骨头内有 4 对副鼻窦，它们内部被黏液覆盖。它们的重要功能之一是作为共鸣腔，产生独特的声音。因为副鼻窦内充满了空气，所以减轻了颅骨骨头的重量。

婴儿头颅上的囟门需要多长时间才能消失？

　　婴儿头骨上的囟门是未完全骨化的骨头区域。出生时，头骨的骨头通过纤维状、柔韧的结缔组织相连。这些具有弹性的连接使得婴儿的头骨在通过产道时可以移动和重叠。囟门大约在出生后两个月开始闭合。位于头顶的最大囟门——前囟门，要到 18 至 24 个月大时才会闭合。

 脊柱的功能是什么？

　　脊柱也被称为脊梁骨，包围并保护脊髓，支撑头部，并作为肋骨和背部肌肉的附着点。椎骨还支撑着身体的重量，允许身体移动，并帮助身体保持直立姿势。

 脊柱的长度是多少？

　　脊柱的平均长度在男性中是 28 英寸（70 厘米），在女性中是 24 英寸（60 厘米）。

 脊柱的 26 块骨头是如何分布的？

　　脊柱可以分为 5 个部分：颈椎、胸椎、腰椎、骶骨和尾骨。

部分	骨骼数目	位置
颈椎	7	颈部
胸椎	12	胸部
腰椎	5	背部下方
骶骨	1 块融合骨（成人）；出生时 5 块独立骨	位于腰部下方
尾骨	1 块融合骨（成人）；出生时 3—5 块独立骨	位于骶骨下方

每个脊椎骨的基本结构是什么？

每个脊椎骨（vertebra，源于拉丁文 vertere，意思是"旋转的某物"）由一个椎体、一个椎弓和多个关节突构成。椎体是椎骨前面厚重、圆盘形的部分，负责承重。椎弓从椎体的后方延伸而出。每个椎弓都有侧壁，称为椎弓根（pedicles，源自拉丁语 pedicle，意为"小脚"），以及由扁平层构成的顶部，称为椎板。脊髓穿过椎弓和椎体之间的区域。7 个椎骨突（骨性突起）从椎板的表面延伸出来。其中一些突起是肌肉的附着点。其他 4 个突起则与上方或下方的椎骨形成关节。椎间盘将每个椎骨分隔开。

 造成椎间盘突出的原因是什么？

椎间盘突出是指椎间盘的柔软内部（即髓核）通过变弱或撕裂的外环（即纤维环）突出，并压迫到脊髓神经。椎间盘突出可能是椎间关节损伤或退化的结果。尽管椎间盘突出可能发生在脊柱的任何部位，但最常见于腰椎或骶骨区域。

 哪两块颈椎骨允许头部移动？

前两块颈椎骨，即 C_1 和 C_2，允许头部移动。第一块颈椎骨，即 C_1 或寰椎，与颅骨的枕骨相连，使一个人能够点头。第二块颈椎骨，称为枢椎（C_2），为寰椎提供了支点，使颅骨能够进行左右旋转。

为什么第一颈椎 C_1 被称为寰椎？

第一颈椎骨被称为寰椎，源自希腊神话中的阿特拉斯（Atlas），他被诅咒要用肩膀扛起地球和天空。这块椎骨具有环状结构，中央有一个大开口，支撑着头部。

 从出生到成年，人体的脊柱形状有何改变？

新生儿的脊柱从上到下形成一条连续的凸曲线。大约在三个月大时，随着婴儿学会抬头，颈部区域会出现一条凹曲线。六个月之后，当婴儿学会站立时，腰部区域会出现一条凹曲线。胸椎和骶骨的曲线在人的一生中保持不变。这些被认为是原发曲线，因为它们在胎儿期就存在并保留其原始形状。

脊柱最常见的异常弯曲是什么？

脊柱侧弯（scoliosis，源于希腊语 *scolio*，意思是"弯曲"）是最常见的脊柱弯曲异常，常发生于胸部或腰部或同时位于这两个部位（胸腰部）。脊柱侧弯患者的脊柱是向一侧偏的。胸部的曲线通常向右侧弯，腰部的曲线通常向左侧弯。在大多数脊柱侧弯的患者中，病因都不明确。治疗脊柱侧弯的方法包括观察、佩戴支具和手术，这需要依照患者的年龄、进一步生长的可能性、脊柱弯曲的程度，以及脊柱侧弯的类型决定。

脊柱后凸是如何造成的？

脊柱后凸（kyphosis，源于希腊语 *kypho*，意思是"驼背"）是脊柱胸部的弯曲过大造成的。在青年人中，驼背常常是生长过程中椎体骨骺感染或其他干扰的结果。在成年人中，驼背可能由椎间盘退行性变引起，导致椎体塌陷。不良姿势也可能导致驼背。

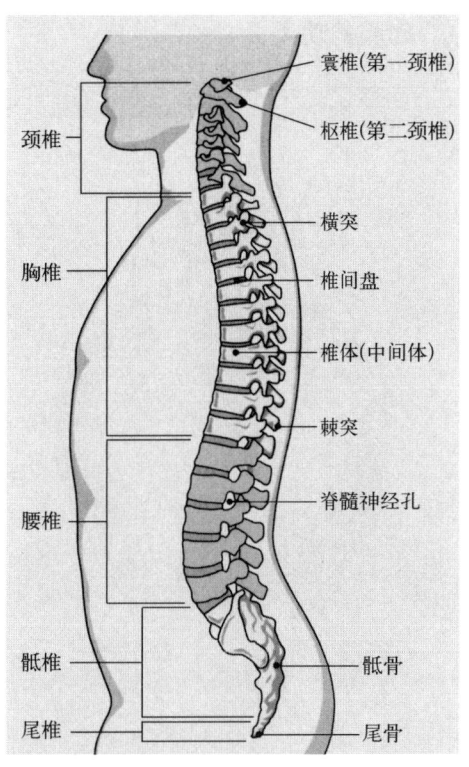

脊柱的解剖结构（图片来源：COHEN B J, WOOD D L. Memmler's the human body in health and disease［M］. 9th Ed. Philadelphia: Lippincott, Williams & Wilkins, 2000.）

脊柱前凸是脊柱中哪一段弯曲发生异常造成的？

脊柱前凸（lordosis，源自希腊语 *lord*，意为"向后弯曲"）通常被称为"鞍背"。它是腰椎区域脊柱的过度前凸。脊柱前凸的原因包括不良姿势、佝偻病、脊柱结核和肥胖。在妊娠晚期的女性中也不少见。

胸腔是什么？

胸腔位于胸部。胸骨、十二对肋软骨、十二对肋骨和十二节胸椎构成了胸腔骨架，也称为胸腔笼。

胸腔的功能是什么?

胸腔包围并保护心脏、肺脏和一些腹部器官。它还支撑着肩胛带和手臂的骨骼。

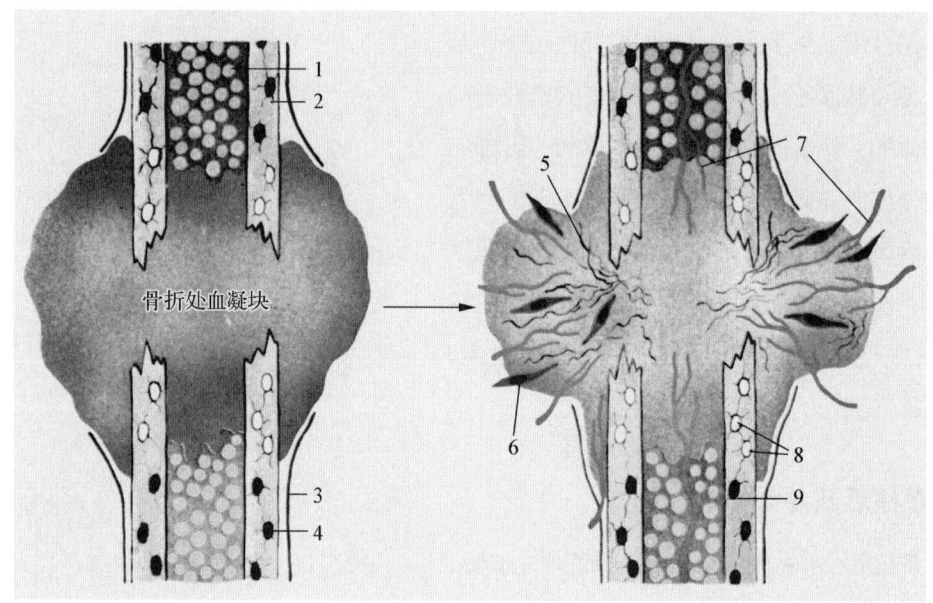

成纤维细胞和胶原在体内协同作用,修复骨骼破损处。1. 骨髓;2. 骨皮质;3. 骨膜;4. 骨细胞;5. 胶原;6. 成纤维细胞;7. 新血管组织血凝块;8. 坏死皮质(空腔);9. 存活皮质。(图片来源:RUBIN E, FARBER J L. Pathology [M]. 3rd Ed. Philadelphia: Lippincott, Williams & Wilkins, 1999.)

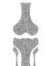 **胸骨由哪些部分组成?**

胸骨是位于前胸壁中心的扁平窄骨。它由 3 部分组成:胸骨柄、胸骨体和剑突。胸骨柄是上部,与锁骨和前两对肋骨形成关节。胸骨体是胸骨的最大部分,与第二至第十对肋骨形成关节。剑突是胸骨最小、最薄、最低的部分。虽然它不与任何肋骨或肋软骨形成关节,但有几条韧带和肌肉附着在它上面。

 一个人有多少对肋骨?

大多数人都有十二对肋骨,它们形成胸腔的侧壁。大约 5% 的人出生时会多出一根肋骨。

真肋、假肋和浮肋有什么区别?

上七对肋骨是真肋。这些肋骨通过一条称为肋软骨的透明软骨带直接附着在胸骨上。下五对肋骨被称为假肋,因为它们既不与胸骨直接相连,也并非通过其他结构附着在胸骨上。第八、第九和第十对肋骨相互连接,然后与第七对肋骨的软骨相连。第十一和第十二对肋骨是浮肋,因为它们只附着在脊柱上,不附着在胸骨上。

 从婴儿到成年的过程中,剑突会发生什么变化?

剑突在婴儿期和儿童期由透明软骨构成。它直到 30～40 岁才完全骨化。在心肺复苏(CPR)过程中,手部的正确位置很重要,以确保剑突不会受伤。

 在人体内最容易发生骨折的骨头是什么?

由于锁骨所在部位比较容易受到损伤,而且相对来说比较薄脆,所以锁骨就成为人体内最容易发生骨折的骨头。锁骨骨折通常由直接撞击或摔倒时手臂伸展产生的传导力引起。

附 属 骨

 附属骨由多少块骨头组成?

成人的附属骨共有 126 块。分别是上、下肢骨,包括肩带骨(肩膀)和盆骨,它们将上、下肢骨附着在中轴骨上。以下是各部分的骨头数量结构:

结 构	骨骼数目
肩带骨	
锁骨	2
肩胛骨	2
上肢骨	
肱骨	2

续 表

结　构	骨骼数目
尺骨	2
桡骨	2
腕骨	16
掌骨	10
指骨	28
盆骨	2
下肢骨	
股骨	2
腓骨	2
胫骨	2
髌骨	2
跗骨	14
跖骨	10
趾骨	28
总计	126

解剖学中的"上肢"与日常生活中的意思和使用有什么不同？

在解剖学上，"上肢"一词仅指肱骨，即位于肩部和肘部之间的长骨。而在日常用法中，"上肢"则指的是从肩部到手腕的整个肢体长度。

肩带骨的功能指的是什么？

肩带骨（肩膀）是由2块骨头构成的：锁骨和肩胛骨。锁骨与胸骨柄关节相连，形成了肩带骨和中轴骨之间的唯一连接处。肩带骨与脊柱之间没有连接，使得肩带骨可以有很大的运动幅度。

"麻筋"位于哪里？

"麻筋"并不是一块骨头，而是位于肘关节后方的尺神经的一部分。如果这个区域受到撞击或打击，可能会引起刺痛感，或者导致前臂前表面的肌肉出现暂时性的麻木和瘫痪。

 身体哪些部位相对于其大小拥有更多的骨头？

手腕和手部相对于其大小拥有比其他身体部位更多的骨头。在前臂和手掌之间的手腕处有8块腕骨；在手腕和五指之间的手掌处有5块掌骨；此外还有14块指骨。手腕和手掌处的多块小骨骼可以在它们之间组成很多可运动的关节，使人的手运动起来非常灵活。

 盆骨的功能是什么？

盆骨是由2块髋骨构成的。盆骨可以为脊柱提供强有力的支持，保护骨盆内的器官，使得下肢骨得以附着在中轴骨上。

 身体内最宽的骨头是什么？

髋骨是体内最宽的骨头。髋骨在婴儿时期是由3块骨头构成的：髂骨、坐骨和耻骨。大约在23岁时，3块骨头相互融合。髋骨在前方通过耻骨联合关节连接在一起，在后方则通过骶骨和尾骨连接。

穿高跟鞋为什么使身体的重量不能均衡地分布在脚上？

高跟鞋将原本平衡分布于脚跟骨（跟骨）和跖骨（脚掌球部的骨头）之间的体重都转移到脚掌上。这样，脚弓无法很好地支撑身体的重量，这可能导致软组织结构、关节和骨骼的损伤。

 骨盆缘是如何划分骨盆的？

骨盆缘将骨盆划分为假骨盆（或称为大骨盆）和真骨盆（或称为小骨盆）。骨盆缘上方的骨盆部分被称为假骨盆。除了充满尿液的膀胱和妊娠期内的子宫外，假骨盆内不包含任何骨盆器官。骨盆缘下方的骨盆部分被称为真骨盆。骨盆入口是真骨盆的上开口，骨盆出口是真骨盆的下开口。

髌骨是什么？

也被称为膝盖骨，是位于股四头肌肌腱内的一块小型的三角形籽骨。股四头肌是一组能使膝盖伸直的肌肉。髌骨可以保护膝盖并为肌肉提供杠杆作用。跑步者最常见的膝盖损伤之一，即"跑步膝"，本质上是膝盖骨软骨的发炎。由于髌骨不是正常地上下滑动，而是侧向滑动，导致髌骨轨迹异常，从而引发疼痛。

脚的形状如何有效地支撑重量？

支撑重量的最有效结构类型之一是足弓。脚的骨骼排列成两个足弓来支撑身体的重量。纵弓分为内侧和外侧两部分，从脚的前部延伸到后部。横弓横跨脚的前掌部分。

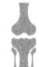
"扁平足"是什么？

形成足弓的脚骨由强壮的韧带和肌腱固定。当这些韧带和肌腱因体重过重、姿势异常或遗传倾向而变弱时，脚内侧纵弓的高度可能会降低或"塌陷"，导致扁平足。

关　　节

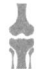
关节是什么？

关节是两块相邻的骨骼之间、软骨之间或者骨骼与软骨之间的连接处。有些关节很有弹性，可以运动，有些关节很强健，可以为内部的组织和器官提供保护，但是不能运动。

关节是如何分类的？

划分关节的种类有两种方法。按照结构划分的方法是仅仅基于关节的解剖学特点。按照功能划分的方法是基于关节允许的运动类型和幅度。关节既按结构分类也按功能分类。

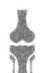 关节从结构上可以分为哪些类型？

从结构上对关节进行分类主要根据两条原则，即是否存在称为滑膜腔的空隙，以及将骨头连接在一起的组织类型。按结构划分的 3 种类别是纤维性、软骨性和滑膜性。

 关节从功能上可以分为哪些类型？

从功能上对关节进行分类主要根据关节允许的运动程度和范围。按照功能，关节可以分为不动关节、微动关节和活动关节。不动关节是不能活动的。微动关节可以轻微地活动。活动关节是可以随意运动的关节。

 怀孕期间耻骨会发生什么变化？

耻骨联合，即两块耻骨之间的软骨关节，在怀孕期间会略微松弛。这使得母亲的髋骨能够移动，以适应不断生长的胎儿。

 人体中最常见的关节类型是什么？

滑膜关节是人体中最常见的关节类型，这使得人体可以做大幅度的运动。髋关节、肩关节、肘关节、踝关节和膝关节都是滑膜关节的例子。

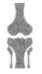 滑膜液是什么？

滑膜液是一种类似蛋白的黏稠液体。它是一种分泌到关节腔内的润滑液。

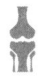 滑膜关节的基本结构是什么？

滑膜关节的基本结构包括滑膜腔、关节软骨、纤维关节囊和韧带。滑膜腔（也称为关节腔）是两块关节骨之间的腔隙。关节软骨覆盖并保护骨端。关节软骨还起到减震器的作用。关节囊包围着关节结构。它由外层（纤维膜）和内层（滑膜）组成。韧带是关节囊的纤维增厚部分，有助于提供稳定性。

 人体内有多少种滑膜关节？

人体内共有 6 种类型的滑膜关节。这些关节是根据其关节面的形状和这些形状所能

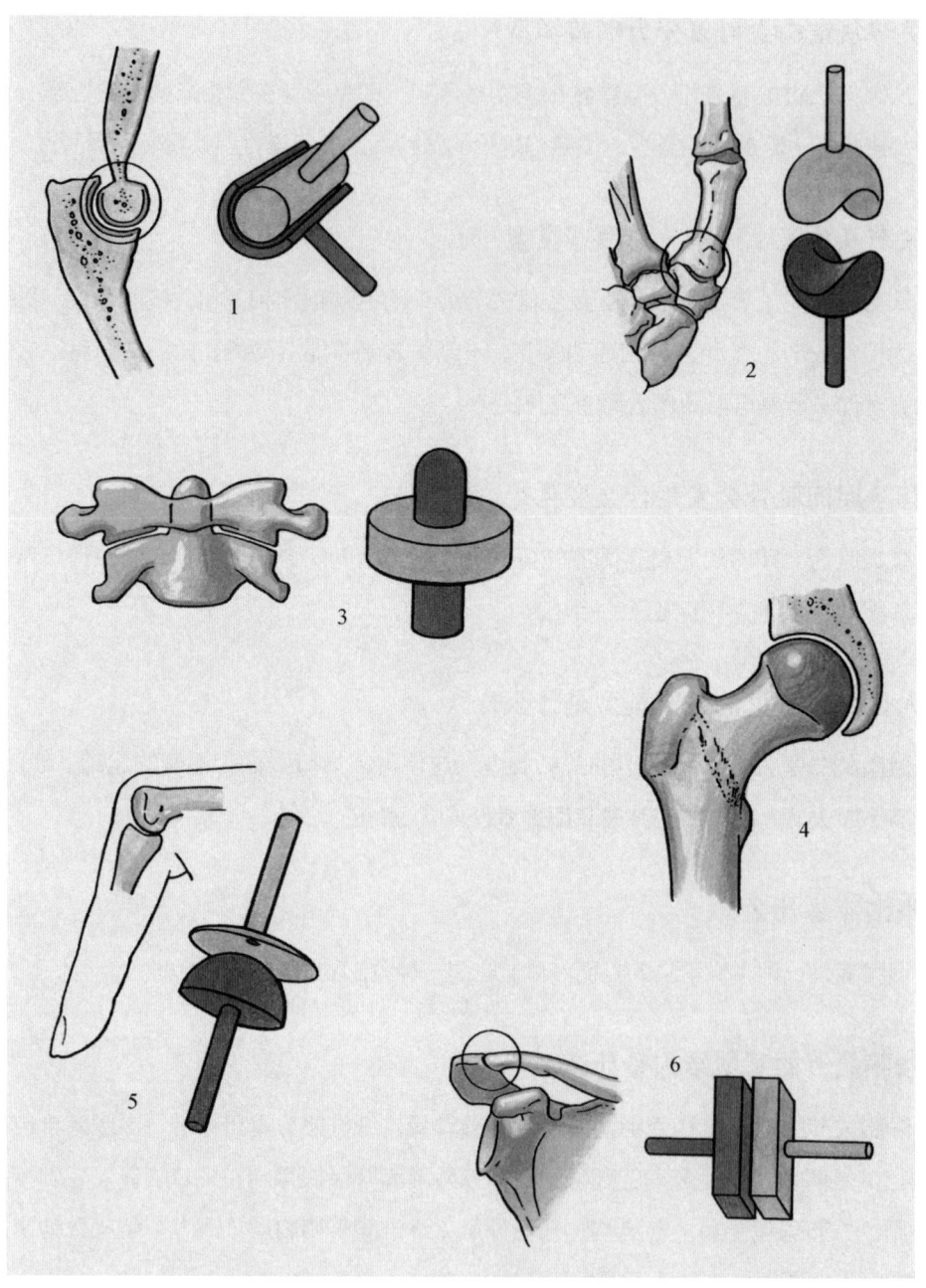

滑膜关节的类型。1= 铰链关节；2= 鞍状关节；3= 车轴关节；4= 球窝关节；5= 杵臼关节；6= 平面关节（图片来源：MOORE K L, AGUR A.Essential clinical anatomy [M]. 2nd Ed. Philadelphia: Lippincott, Williams & Wilkins, 2002.)

产生的关节运动类型进行分类的。滑膜关节的类型包括滑动或平面关节、铰链关节、车轴关节、杵臼关节、鞍状关节和球窝关节。

为什么按压指关节时会发出"啪啪"声，这样做是否有健康风险？

按压指关节时会发出"啪啪"声，关于这个现象有多种解释。一种原因是，当关节收缩时，小的韧带或肌肉可能会绷紧，并越过关节的骨性突起而发出响声。另一种可能是，当关节被拉开时，空气会存在于骨骼之间，形成一个空隙，从而产生响声。1971年，英国科学家发现的第三个原因是，当关节缓慢活动时，滑膜液的压力降低，滑膜液中的微小气泡会破裂，从而产生响声。

研究表明，按压指关节与关节炎之间并无确凿联系。然而，一项研究发现，频繁的按压可能会导致关节囊内软组织受损，进而影响握力。这主要是因为关节周围韧带的快速、反复拉伸可能对软组织造成不良影响。特别地，一些研究人员指出，由于儿童和青少年的手部骨骼尚未完全骨化，他们按压指关节时可能更容易导致关节的轻微变形或增大。尽管如此，大多数研究人员认为，按压指关节通常不会引发严重的关节损伤。

哪个关节最容易脱位？

球窝关节是最容易脱位的。关节脱位，也被称为脱臼，是指两块骨头的末端发生了剧烈的移位，脱离了它们正常的端对端位置。最容易发生关节脱位的是肩关节。因为球窝关节很浅，关节连接很松，这样既增大了关节的移动范围，同时也会增加关节脱位的可能性。

滑膜关节有哪4种可能的运动类别？

滑膜关节的4种基本运动类别是滑动、折叠运动、旋转和特殊运动。这些组别分别根据运动的形式、运动的方向或在运动过程中一个身体部位与另一个身体部位的关系来定义。

滑动运动通常是简单的来回或左右运动。折叠运动包括屈曲、伸展、外展、内收和环转。在这些运动中，两块关节骨之间的角度会增大或减小。在旋转运动中，一块骨头会围绕其自身的纵轴旋转。特殊运动只发生在某些关节。这些运动包括上举、下垂、前伸、后缩、内翻、外翻、背屈、跖屈、旋后和旋前。

关节种类	运动类型	举例
平面关节	滑动	手腕和脚腕关节
铰链关节	屈曲、伸展	肘部、膝盖和踝关节
车轴关节	旋转	寰枢关节（第一颈椎和第二颈椎之间的关节）
杵臼关节	内收、外展	手腕关节
鞍状关节	屈曲、伸展、掌骨外展、内收	腕掌关节（大拇指和腕骨之间的关节）
球窝关节	旋转、外展、内收、环转	肩关节和髋关节

人体内最大和最复杂的关节是什么？

人体中最复杂的关节是膝关节（胫股关节）。它由3个不同的关节组成：内侧股骨和内侧胫骨髁、外侧股骨和胫骨髁，以及髌骨和股骨之间的关节。膝关节能够进行屈曲、伸展，以及一定程度的内旋和外旋。同时，它也是最容易受伤和易受伤害的关节。常见的膝关节损伤包括前交叉韧带（ACL）撕裂和半月板或软骨撕裂。

"双关节"是什么意思？

"双关节"（更准确地称为关节过度活动）并不意味着拥有额外的关节，而是指关节（尤其是四肢或手指的关节）异常灵活。双关节的人关节囊较松弛。

关节炎是什么？

关节炎是一组影响滑膜关节的疾病。关节炎可能由感染、损伤、代谢问题或自身免疫性疾病引起。所有类型的关节炎都涉及关节软骨的损伤。关节炎主要分为两大类：退行性疾病和炎症性疾病。

哪种关节炎最常见？

最常见的关节炎类型是骨关节炎。骨关节炎是一种慢性退行性疾病，大多数是在年长时发病。它通常被称为"磨损性"关节炎，因为它是日常生活活动造成的，它是位于关节连接点保护骨骼的关节软骨退化引起的。骨关节炎通常首先影响较大、承重的关节，如髋关节、膝关节和脊柱的腰椎区域。

 类风湿性关节炎与骨关节炎有何不同？

类风湿性关节炎是一种炎症性疾病，主要以关节滑膜的炎症为特征。该疾病可能在影响关节之前出现一般性的不适症状，如疲劳、低热和贫血。与骨关节炎不同，类风湿性关节炎通常首先影响小关节，如手指、手和脚的关节。在疾病的早期阶段，滑膜内衬会出现肿胀，导致关节疼痛、发热、僵硬、红肿和肿胀。随后是细胞的快速分裂和生长，即血管翳，导致滑膜增厚。在疾病的下一阶段，发炎的细胞会释放能够消化骨骼和软骨的酶，这通常会导致受累关节失去其形状和对齐性，从而导致更多的疼痛和运动丧失。这种状况被称为纤维性强直。在疾病的最后阶段，纤维组织可能会钙化并形成骨头的坚固融合，使关节完全丧失功能（骨性强直）。

 "网球肘"这一医学术语指的是什么？

"网球肘"，这一通俗易懂的医学术语，在医学专业领域被称为"肱骨外上髁炎"。它是前臂及腕部反复进行高强度活动或不当使用，导致的一种关节周围软组织慢性损伤性疾病。具体表现为肘部外侧，即肱骨外上髁区域，出现疼痛、肿胀及炎症反应，严重时可能影响日常活动及生活质量。

多种活动或劳动习惯均可诱发此病，包括但不限于频繁地打网球、挥动高尔夫球杆以及长期搬运重物等，这些活动均会使前臂伸肌群在肘部附着点处受到反复牵拉和刺激，从而引发"网球肘"的发作。因此，预防和治疗的关键在于合理安排运动与劳动量，避免肘部过度劳损。

人工关节是什么？

人工关节是由工程师设计用来替换患病或受伤的关节的装置。大多数人工关节由金属部件和塑料部件组成。例如，人工膝关节有3个组件：股骨组件（由高度抛光且坚固的金属制成）、胫骨组件（由耐用塑料制成，通常放置在金属托盘中）和髌骨组件（由塑料制成）。人工关节可用于替换指关节、髋关节或膝关节。

第 5 章
肌肉系统

简　介

肌肉学是什么？

肌肉学是专门研究肌肉的结构和功能的学科。

肌肉系统的功能是什么？

肌肉系统的主要功能有：

1. 由骨骼肌收缩而引起的机体运动；
2. 由于骨骼肌的收缩来维持姿势；
3. 由于胸廓肌肉的运动而实现呼吸；
4. 作为肌肉收缩的副产品，产生身体热量，这对于维持体温是必要的；
5. 沟通，如说话和写字，这些都涉及骨骼肌；
6. 器官和血管的收缩，特别是平滑肌，可以在消化道中移动固体和液体，并排出其他分泌物，包括尿液；
7. 由心肌收缩引起的心脏跳动，将血液泵入身体的各个部位。

人体内一共有多少块肌肉？

人体中大约有 650 块肌肉，但一些专家认为可能有多达 850 块肌肉。没有确切的数字，因为专家们对哪些是单独的肌肉，哪些是较大肌肉的分支存在分歧。此外，尽管通

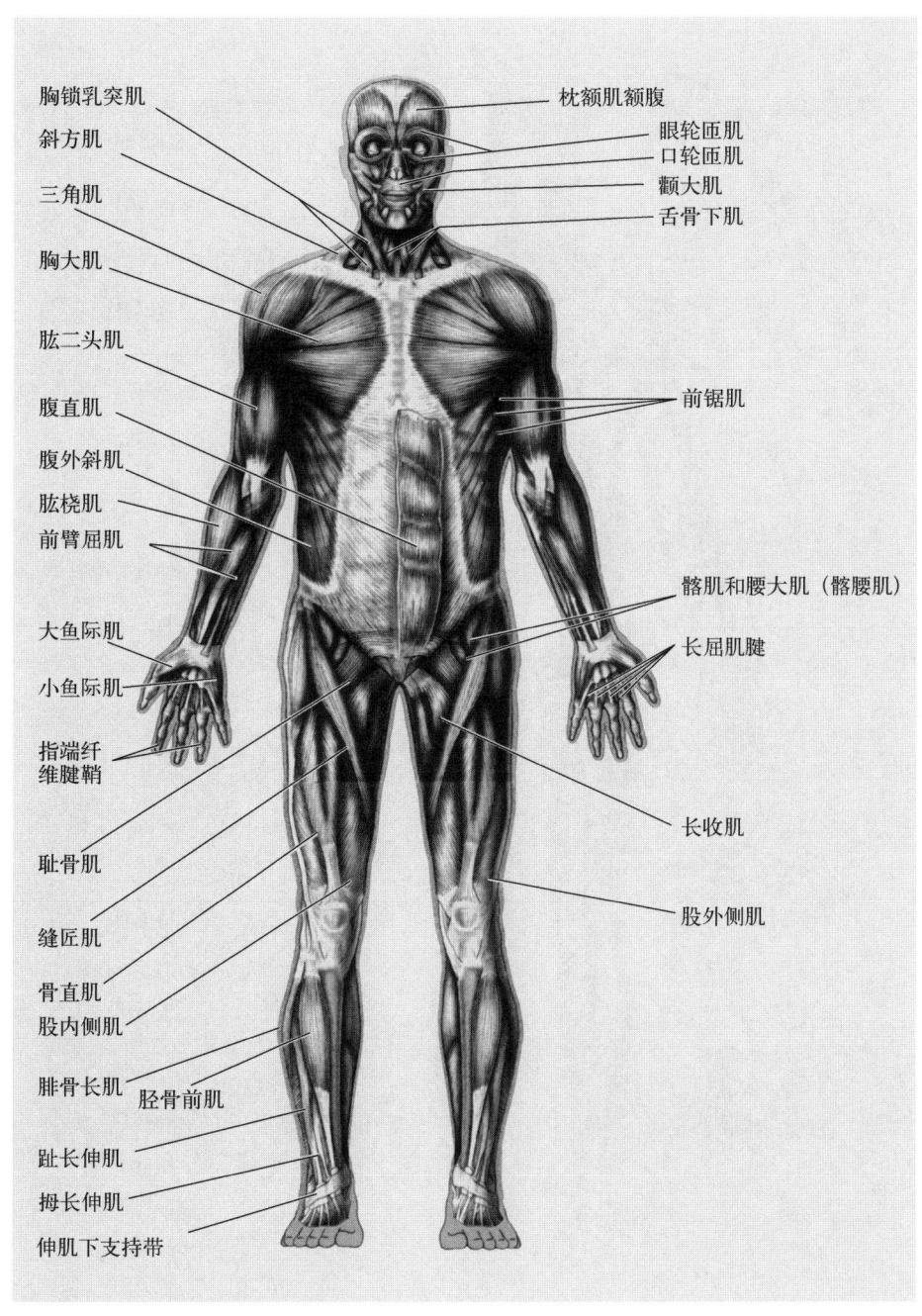

身体前方的肌肉（图片来源：MOORE K L, DALLEY A F II. Clinical oriented anatomy [M]. 4th Ed. Baltimore: Lippincott, Williams & Wilkins, 1999.）

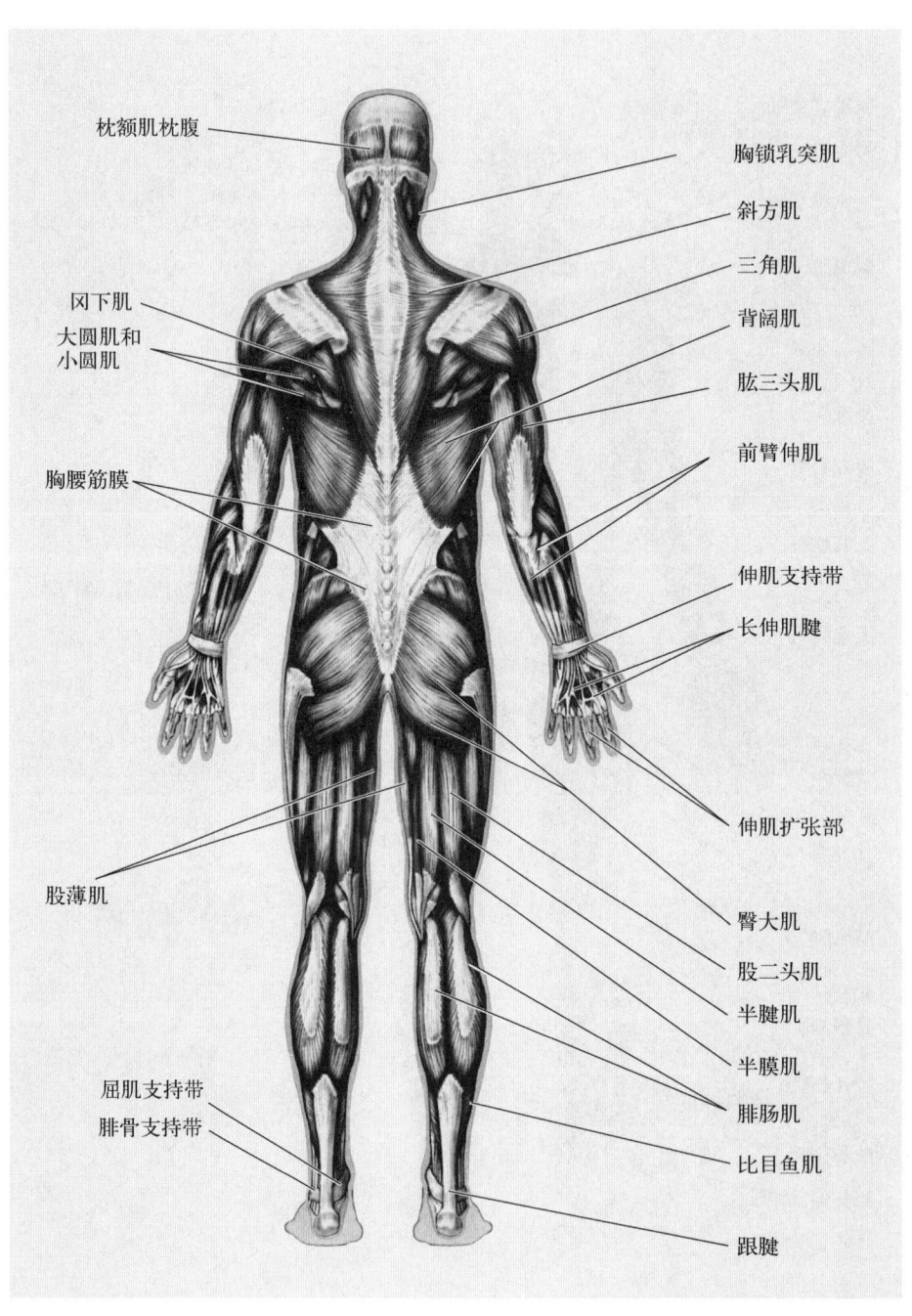

身体后方的肌肉（图片来源：MOORE K L, DALLEY A F II. Clinical oriented anatomy [M]. 4th Ed. Baltimore: Lippincott, Williams & Wilkins, 1999.）

常情况下人体的肌肉大部分是相同的，但每个人之间都有个体差异性。

在外太空的失重情况下，人体的骨骼肌和心肌会受到影响吗？

失重对人体的影响会导致肌肉力量和体积的减小。与骨骼受损相似，骨骼肌也会因不使用而萎缩。在太空中，由于重力几乎不存在，行动和运动所需的力量大大减少。因此，宇航员的骨骼肌会退化。失重对心肌（心脏）的影响与对骨骼肌的影响相似。正如运动员通过锻炼可以加强心肌，使其作为泵的效率更高一样，运动量的减少会降低这种效率。

肌肉细胞在人体内有多重要？

肌肉细胞遍布人体的每一个器官和组织，并参与每种活动。所有肌肉加起来占体重的近50%。在男性中，体重的近40%是骨骼肌，而在女性中，这一比例接近32%。

如果一个男人的体重是170磅（77千克），那么这个人一共有多少肌肉？

一个重170磅（77千克）的男人大约有81磅（37千克）的肌肉，其中68磅（31千克）是骨骼肌，13磅（6千克）是心肌和平滑肌。一个重120磅（54千克）的女性大约有45磅（20千克）的肌肉。

自愿肌肉运动和不自愿肌肉运动有什么区别？

个体有意识地控制的肌肉运动被称为自愿肌肉运动。自愿肌肉运动的一些例子包括个体行走或拿起物体。不自愿肌肉运动则是个体无法有意识地控制的肌肉运动。心脏泵血的动作就是一个不自愿肌肉运动的例子。

力量训练和有氧运动对肌肉的影响有何不同？

力量训练，如举重，涉及通过提供某种形式的阻力来加强特定肌肉的运动，这种阻力使肌肉努力工作。它产生更多的肌原纤维（肌肉细胞内的收缩纤维）并增加单个肌肉细胞的体积（肥大）。力量训练增加肌肉的体积和力量，但不会增加肌肉细胞的数量（增生）。通常，使用的重量越重，肌肉体积的增加就越明显。虽然阻力训练（如力量训练）

强化肌肉，但有氧运动可以增强耐力。有氧运动，如慢跑、骑自行车和游泳，涉及的运动会使身体增加氧气摄入量，以满足肌肉对氧气的更高需求。通过有氧运动，供应肌肉的毛细血管数量增加，此外，线粒体的数量和储存氧气的肌红蛋白量也都会增加。

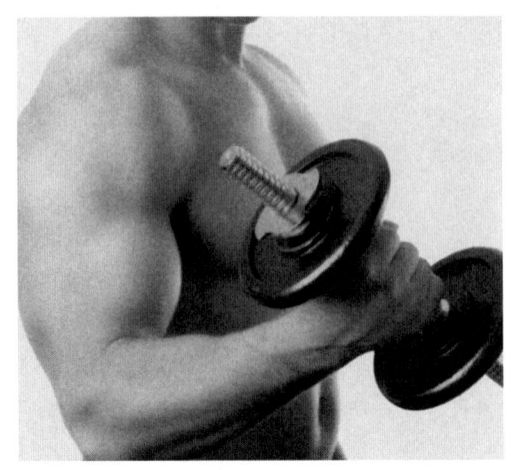

手举杠铃是一种为了增加肌肉体积而进行的力量型训练。（图片来源：iStockphoto.com）

肌肉力量的增加速度有多快？

不同肌肉的力量增长速度不同。一般来说，大肌肉群，如胸部和背部的肌肉，比小肌肉群（包括手臂和肩部的肌肉）增长得更快。大多数人在每周至少对每个肌肉群进行两次训练的情况下，经过十周的训练，他们的力量可以增加 7% 到 40%。

肌酸补充剂能改善肌肉表现吗？

磷酸肌酸（CP）是一种储存在肌肉中的分子，当肌酸与磷酸分离时，它会释放能量。这种能量被用来重新合成小量的 ATP，使得它们能够在高强度工作（如短跑或举重）的最初几秒内，在肌肉内释放大量的能量。肌肉中 CP 的增多可能使这些高强度运动能够持续更长时间或更有效地进行，因此肌酸补充剂在过去几十年中变得流行起来。有研究表明，这种补充疗法短期内对于高强度的运动是有效的，但是对于那些耐力性运动，效果并不是很明显，这是因为 ATP 是依赖于有氧代谢的。这种补充剂对于人体的长期影响尚不清楚。

在不同的人体内，变化最大的是哪块肌肉？

颈部两侧的颈阔肌可能是变化最大的肌肉。在一些人身上，它可以覆盖整个区域，而在另一些人身上，它则像带子一样。在极少数情况下，它甚至完全缺失。

肌 肉 组 织

人体内最大和最小的肌肉分别是什么？

人体中最大的肌肉是臀大肌（臀部肌肉），它使大腿骨远离身体并伸直髋关节。它也是人体中最强壮的肌肉之一。人体中最小的肌肉是中耳内的镫骨肌。它比一根针还细，长度为 0.05 英寸（0.127 厘米）。它激活了将振动从鼓膜传递到内耳的听骨链。

人体中最长的肌肉是什么？

人体中最长的肌肉是缝匠肌，它从腰部一直延伸到膝盖。它的作用是弯曲髋关节和膝关节。

人体内收缩最快的肌肉是什么？

人体中最快收缩的肌肉是眼外肌和与声带相关的喉部肌肉。眼外肌使你能够移动眼球，而喉部肌肉则与发声有关。

眼睛和眉毛周围的肌肉是如何作用在皮肤上的？

枕额肌可以抬起眉毛，而眼轮匝肌则可以闭合眼睑，并在眼睛外侧的眼角皮肤上形成"鱼尾纹"。

每个眼球的运动涉及多少块肌肉？

有 6 块骨骼肌被称为眼外肌，它们可以移动眼球。这些肌肉包括上直肌、下直肌、内直肌和外直肌，以及上斜肌和下斜肌。

微笑和皱眉分别需要多少块肌肉？

微笑需要用到 17 块肌肉，而皱眉则平均需要用到 43 块肌肉。

参与嘴唇运动的肌肉都有哪些，口周的肌肉都有哪些？

口轮匝肌和颊肌（又称"亲吻肌"）可以使嘴唇撅起。颊肌还可以使面颊鼓起来，做吹口哨或者吹小号的动作，所以有时候也被称为"小号手肌"。完成微笑的动作主要需要颧肌的作用；嗤笑需要提上唇肌的作用；而皱眉或者噘嘴大部分依靠的是降口角肌。

> **手指中有多少块肌肉？**
>
> 手指中没有肌肉。尽管这些结构是身体中最常用的部位之一，但它们仅由肌腱组成。控制这些肌腱的肌肉位于手掌和前臂中。

咀嚼食物需要多少块肌肉？

咀嚼食物时需要 4 对肌肉共同作用。它们是身体中最强壮的一些肌肉。

人耳内一共有多少块肌肉？

人耳内共有 6 块肌肉。

皱眉肌的功能是什么？

皱眉肌位于前额，它可以使前额产生皱纹并使眉毛聚在一起。

听诊三角是什么？

听诊三角是背部的一个小区域，其中有三块肌肉（斜方肌、背阔肌和菱形肌）汇聚在一起。这个区域靠近肩胛骨，当一个人身体前倾并将手臂交叉在胸前时，这个区域会变大。当医生将听诊器放在听诊三角上时，可以清晰地听到呼吸器官的声音。

腘绳肌都有哪些？

腘绳肌有 3 块，位于大腿后部。它们可以使小腿屈曲，例如当一个人跪下的时候。它们还可以伸展髋关节，例如当一个人坐在椅子上的时候。腘绳肌损伤可能是跑步者中最常见的肌肉损伤。保持灵活性和加强肌肉力量有助于预防损伤。腘绳肌也容易在伤势康复之后再次受伤。

肌肉是如何命名的？

大多数肌肉的名称都是描述性的。肌肉的名称是根据其位置、起点和止点、肌纤维的方向、大小、形状、产生的动作类型或其他标准（如附近的骨骼）来命名的。

哪些肌肉是根据其在身体中的位置来命名的？

腹直肌是位于腹部区域的一块直肌。另一个例子是掌长肌，这是一块长肌，附着在手掌的结缔组织上。

人体内有哪些肌肉是根据大小来命名的？

早期的解剖学家经常在肌肉的名称中包含一些关于其大小的信息，包括长度。如果一块肌肉很长，它的名字中可能会包含"*longus*"（拉丁语，意为"长的"）这个词。大块的肌肉则会用"*maximus*"（拉丁语，意为"最大的"或"最伟大的"）这个词来命名，如臀大肌。其他与大小相关的术语包括"*brevis*"（拉丁语，意为"短的"）、"*major*"（拉丁语，意为"较大的"）和"*minor*"（拉丁语，意为"较小的"）。

人体内哪些肌肉是根据肌肉的形状来命名的？

早期的解剖学家通常会根据肌肉的形状来命名肌肉。有些肌肉就是以它们的形状命名的，比如三角肌（deltoid，位于肩膀处的肌肉，其名称源于希腊语 *delt*，意思是"三角形"，以及希腊语 *oid*，意思是"像"）和斜方肌（trapezeius，肩膀处的另一块肌肉，其名称源于希腊语 *trapez*，意思是"桌子"）。

人体内哪些肌肉是由肌肉产生的动作来命名的？

很多肌肉的名字还包含了它们引起的运动类型或动作形式的名称。腕部和指部的屈肌就是以屈曲（flexion，源于拉丁语 *flex*，意思是"弯曲"）运动来命名的，屈曲运动是使关节之间的角度减小的运动。大腿部的内收肌使肢体向着中线运动，这种形式的运动被称为内收运动。

人体内哪些肌肉是根据肌肉纤维的方向来命名的？

当观察一块肌肉时，人们经常会看到它内部有线条。这些线条由肌肉纤维组成，这些纤维相对于身体中线的方向经常被用来为不同的肌肉提供部分名称。如果肌肉的纤维与身体的中线平行或沿其方向运行，那么通常会用"rectus"这个词来描述这块肌肉。"rectus"的字面意思是"直的"。一些在名称中包含"rectus"这个词的肌肉例子包括股直肌和腹直肌。

如果肌肉的纤维以与身体中线成一定角度的方式运行，则用"oblique"这个词来描述，这个词也源于拉丁语，其基本含义是"倾斜的"或"斜的"。一些与"oblique"这个词相关的肌肉例子包括腹部区域的内斜肌和外斜肌。

哪些肌肉是根据肌肉的起点和止点在骨骼上的位置来命名的？

肌肉名称的第一部分表示起点，第二部分表示止点。例如，一块肌肉起源于胸骨和锁骨（锁骨），并插入到头骨上一个类似乳房的突起上，这块肌肉被称为胸锁乳突肌（infraspinatus，来自希腊语 *sterno*，意为"胸骨"，*cleido*，意为"锁骨"，以及 *mastoid*，意为"乳房形状"）。

肌肉命名还有其他的方法吗？

肌肉命名还有其他的方法。其中的一个方法是按照肌肉附着的部位，以及它与某块骨头的关系来命名。比如，颞肌覆盖于颞骨上，而额肌覆盖于颅骨的额部。另一种命名方法是根据起源处的肌肉数目来命名。有些肌肉有多个起源部位，所以起源处的肌肉数目就会成为名字的一部分。比如肱二头肌，它的起源处就有两个。最后，还有一种用与肌肉相关的骨骼的名称来命名的方法。有时候肌肉不仅会以它所附着的骨骼来命名，还会以它所附着的骨骼的部位或者身体的部位来命名。描述位置的一些术语和前缀包括：*supra*（在……之上或超过），*infra*（在……之下或低于），*medialis*（中间的），*external*（外部的），以及 *inferior*（在下方的）。肩胛下肌（一块与肱骨相连的手臂肌肉）是这个类别中的一个例子。

肌 肉 的 结 构

肌肉组织的类型是什么？它们各有什么特点？

肌肉组织有 3 种类型，包括骨骼肌、心肌和平滑肌。肌肉组织最主要也是最独特的特点是它可以收缩或缩短，这样就可以进行某些类型的活动。

肌肉组织的特点

特点	骨骼肌	平滑肌	心肌
部位	附着在骨骼上的肌腱上	位于血管壁和消化系统、呼吸系统、泌尿系统的器官壁和生殖管道，以及眼睛的虹膜上	只位于心脏内
功能	控制身体运动，维持身体的姿势	控制血管直径，推动管腔器官内容物运动	泵出血液
细胞学特点			
细胞形态	长形、圆柱状	梭状	束状
横纹	有	无	有
细胞核	多个	一个	一个
特殊特点	高度发达的横向管道系统	缺乏横向导管	高度发达的横向管道系统，闰盘分隔邻近的细胞
控制方式	自愿	非自愿	非自愿
刺激收缩的方式	仅由神经细胞启动	有些收缩是一直都有的，但可通过神经调节	由自律细胞（起搏细胞）控制，通过神经调控
收缩的速度	快（0.05秒）	慢（1～3秒）	中等（0.15秒）
收缩持续性	不可持续	可持续	不可持续
疲劳的可能性	依赖于骨骼肌纤维的类型和工作强度的大小	通常不会疲劳	低疲劳性。收缩之间的放松减少了疲劳的可能性

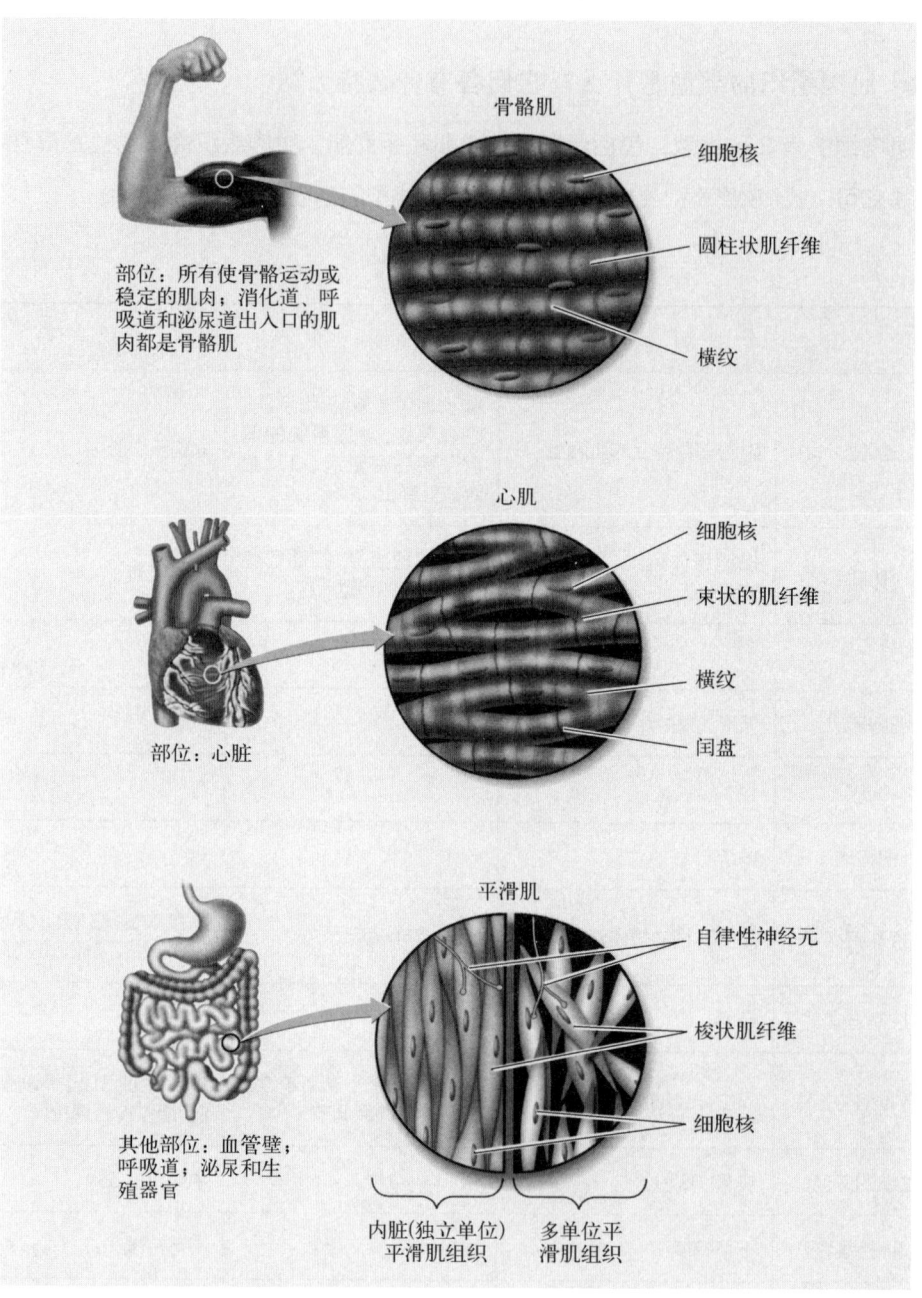

人体中的3种肌肉类型在多个方面存在显著差异。（图片来源：PREMKUMAR K.The massage connection anatomy and physiology [M]. Baltimore: Lippincott, Williams & Wilkins, 2004.）

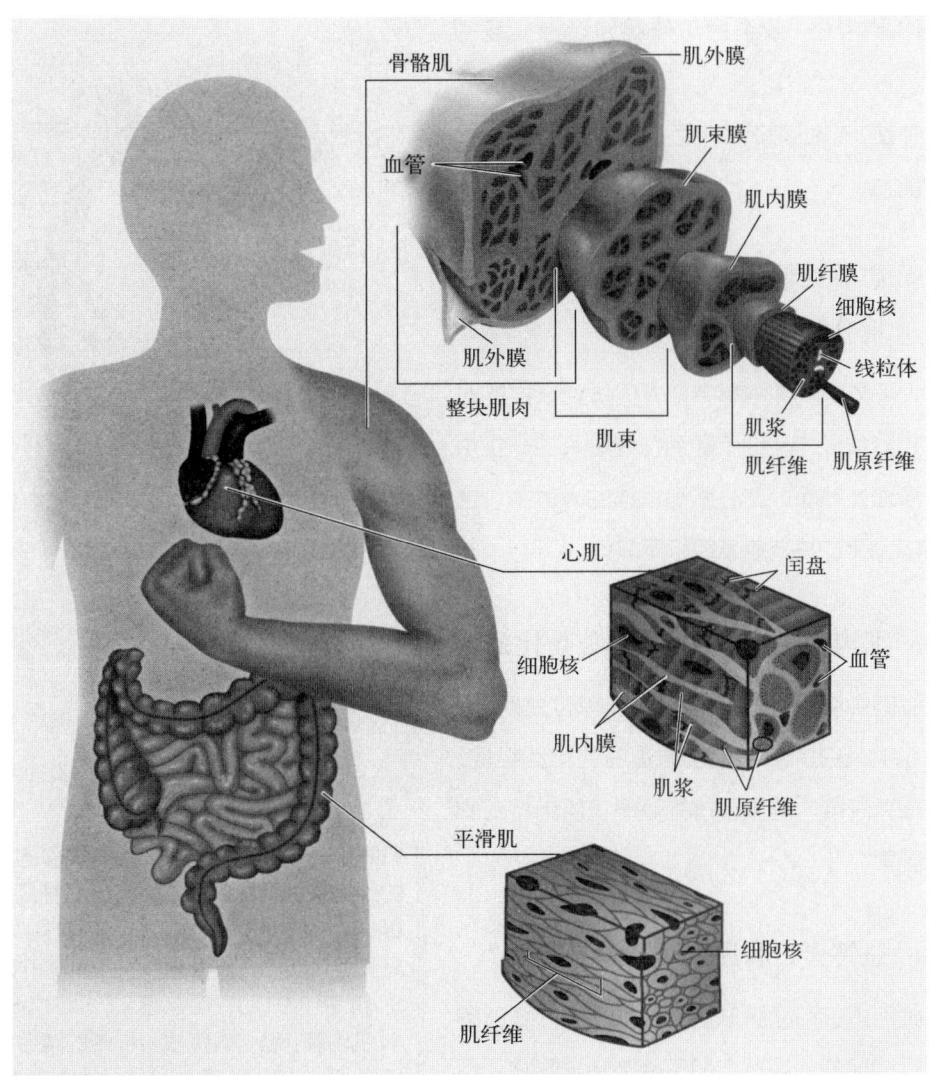

骨骼肌、心肌和平滑肌的独特结构。（图片来源：EROSCHENKO, FIORE D.Atlas of histology with functional correlations [M]. 9th Ed. Baltimore: Lippincott, Williams & Wilkins, 2000.）

骨骼肌的主要特点是什么？

骨骼肌有 4 个主要特点：

可收缩性——可以缩短的能力，可以使肌肉附着的结构进行运动；

兴奋性——受到化学或电信号刺激时可以对其做出反应、收缩的能力；

伸展性——收缩后可伸展到起始长度的能力；

弹性——肌肉被拉伸后可以恢复到原始长度的能力。

心肌细胞在人的一生中可以不断地分裂吗？

大多数心肌细胞都会在人们长到 9 岁的时候停止分裂。这些细胞随后在健康人的一生中负责泵血。然而，在心脏病发作的人体中，这些细胞会死亡并被疤痕组织所取代。

肌肉细胞的基本收缩单位是什么？

肌肉细胞的基本结构和功能单位是肌节，它由肌动蛋白的细丝和肌球蛋白的粗丝组成。肌节在肌纤维内的重复排列赋予了肌肉特有的横纹图案。

肌钙蛋白和原肌球蛋白是什么？

肌钙蛋白和原肌球蛋白是肌动蛋白细丝的两个组成部分。虽然它们不直接参与收缩，但有助于调节收缩过程。

肌营养不良蛋白是什么？

肌肉细胞充满了肌动蛋白和肌球蛋白的细丝。虽然含量较少，但同样重要的是一种名为肌营养不良蛋白的蛋白质。它通过连接细胞内的肌动蛋白和作为细胞膜一部分的糖蛋白（称为肌营养不良蛋白相关糖蛋白，或 DAGs），

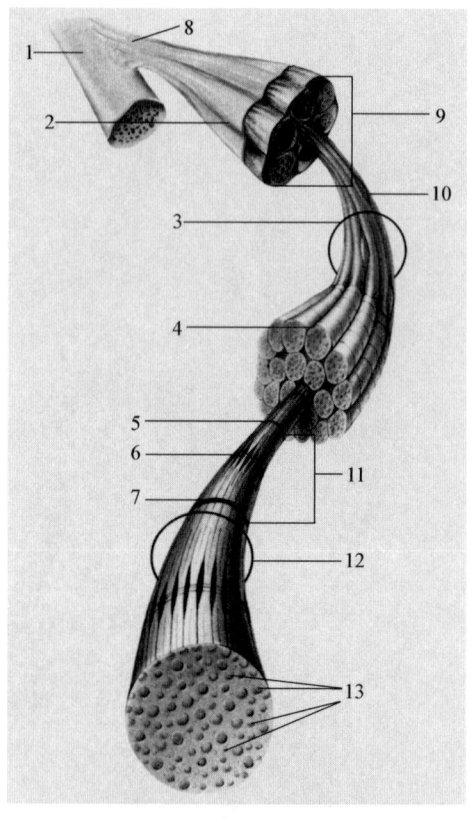

肌纤维。1. 骨膜：覆盖在骨骼表面的粗糙的纤维性结缔组织，内富含感觉神经，对骨折后的愈合有很大的作用；2. 肌外膜：包裹着整个肌肉的纤维组织，是肌腱的延续；3. 肌束：由肌束膜包裹的一组肌纤维；4. 肌内膜：包绕着每根肌纤维的精密的结缔组织；5. Z 线：两个肌节之间的分界线；6. H 带：由一组肌球蛋白纤维构成；7. Z 线；8. 肌腱：一种致密的纤维结缔组织，与骨膜相连接，将肌肉附着在骨骼上；9. 肌腹：肌肉中结实的可收缩的部分；10. 肌束膜：一种纤维组织，从肌外膜向内延伸，包围着肌束。每一束被肌束膜包裹的肌纤维被称为一个肌束；11. 肌节：位于两条 Z 线之间的肌纤维部分；12. 肌纤维：长而圆柱形的多核细胞，具有横纹；13. 肌球蛋白和肌动蛋白：在肌肉收缩过程中起作用的粗丝和细丝。（图片来源：Anatomical Chart Co）

实际上将骨骼肌细胞结合在一起。

肌肉萎缩是怎么造成的？

通常，人们倾向于将肌肉萎缩简单归因于单一因素的失调，而实际上，它是一组复杂的遗传性疾病，显著特征为控制运动的骨骼肌发生进行性削弱与退化。这一疾病谱系广泛，涵盖了多达 30 种不同类型的肌肉萎缩，它们依据遗传模式、发病年龄及独特的临床表现而被细致分类。

科学家们历经多年探索，才逐步揭示了导致最常见肌肉萎缩形式的关键因素，这一过程尤为艰难，因为关键蛋白——肌营养不良蛋白，在骨骼肌总蛋白中的占比极低，仅为 0.002%。遗憾的是，目前针对肌肉萎缩尚无特定的治愈手段。随着疾病的进展，肌肉组织最终会被脂肪和结缔组织所替代，这是一个不可逆的过程。

葛雷克氏症是什么？

葛雷克氏症（Lou Gehrig's disease），也称肌萎缩性侧索硬化症 (ALS)，是一种主要影响中老年人的进行性神经系统疾病。此病症以运动神经元的逐渐退化和丧失功能为特征，导致患者逐渐失去对肌肉的控制能力。从发病起，病程通常持续 3 至 10 年。遗憾的是，目前医学界尚未找到根治此病的方法。

在疾病的早期阶段，患者可能会初步感受到四肢的虚弱无力，并伴有不自主的肌肉震颤现象。随着病情的进展，这些症状会进一步加剧，导致肌肉逐渐萎缩或变得僵硬，直至最终这四种典型症状——无力、震颤、萎缩及僵化全面显现。由于神经系统的持续受损，患者的体能将显著下降，即便思维保持清晰，却可能面临无法吞咽或自主移动等严重功能障碍，极大地影响了生活质量。

哪些肌营养不良症是以 X 连锁隐性遗传病的形式遗传的？

杜氏肌营养不良症（Duchenne muscular dystrophy）和贝氏肌营养不良症（Becker muscular dystrophy）是以 X 连锁隐性遗传病的形式遗传的，这意味着只有男性会遗传到这种疾病。杜氏肌营养不良症是最常见的肌营养不良症形式。其发病年龄在 1 至 5 岁之间，每 3 500 名男性中就有一名患者。肌肉进行性衰弱会迅速加剧，到 12 岁时，患者通常只能依赖轮椅行动。患者通常在 20 岁前因呼吸道感染或心脏衰竭而死亡。贝氏肌营养不良症的发病年龄在5至25岁之间，病情进展缓慢，症状较轻，部分患者可以拥有正常的寿命。

肌球蛋白是什么？

肌红蛋白是肌肉细胞中合成的一种色素，负责储存氧气，并为骨骼肌组织赋予红棕色的外观。

肌肉的起点和止点有什么区别？

骨骼是一个复杂的杠杆系统，骨骼肌通过收缩或放松可以在多个方向上拉动骨骼。大多数肌肉从一块骨头延伸到另一块骨头，并跨越至少一个关节。骨骼肌的一端称为起点（origin），附着在肌肉收缩时相对静止的骨头上。肌肉的另一端称为止点（insertion），附着在肌肉收缩时移动幅度最大的骨头上。当肌肉收缩时，其止点被拉向起点。一般来说，起点更靠近身体的中心线，而止点则更远。

骨骼肌会有超过一个起点或止点吗？

位于手臂上的肱二头肌就是具有两个起点的肌肉。这从其名称"二头肌"中就可以反映出来。这块肌肉起源于肩胛骨，沿着肱骨的前表面延伸，并通过肌腱附着在桡骨上。当肱二头肌收缩时，其止点被拉向起点，前臂在肘关节处弯曲。

哪种杠杆系统工作的速度最快，但有一定的运动缺点？

三级杠杆的工作速度最快，但是有一定的运动缺陷。这种结构是压力—做功—杠杆支点。人体内大多数骨骼肌（如前臂的肱二头肌）就是三级杠杆。肱二头肌可以提起前臂远端及手中拿着的物品。肘关节起支点的作用。

肌腱是什么？

肌腱是一束附着在骨骼上的白色纤维结缔组织。它们与连接骨骼与骨骼的韧带相似。肌腱炎是肌腱在受伤或重复活动造成的压力下变得疼痛、发炎和肿胀的结果。最常受影响的肌腱是与肩关节、肘关节和髋关节的关节囊相关的肌腱，以及移动手腕、手、大腿和脚的肌腱。休息、冰敷和抗炎药通常能缓解炎症。

网球肘和高尔夫球肘有什么不同？

网球肘和高尔夫球肘都是由于前臂肌肉过度使用造成的损伤。网球肘，也称为外侧上髁炎，影响前臂肌肉，这些肌肉附着在肘关节外侧的骨性隆起上。高尔夫球肘，也称为内侧上髁炎，影响前臂肌肉，这些肌肉附着在肘关节的内侧。

跟腱有什么不同之处？

腓肠肌位于小腿后部，是小腿的一部分。腓肠肌的远端与跟腱相连，跟腱延伸至脚跟。跟腱是人体最粗、最强的肌腱，但由于剧烈的体育活动，包括涉及快速移动和方向改变的活动，它可能会部分或完全撕裂。

"跟腱"一词的起源是什么？

"跟腱"（achilles tendon）这个名字来源于希腊神话中的一位英雄阿喀琉斯（Achilles）。当阿喀琉斯还是个婴儿的时候，他被浸入魔水之中，使得与魔水接触的皮肤变得刀枪不入。然而，他的母亲忘了将他的脚后跟也浸入水中，这使得脚后跟成了他的弱点。阿喀琉斯在特洛伊战争中脚后跟中箭身亡。现在，"阿喀琉斯之踵"常用来形容某人或某事的致命弱点。

平滑肌的主要类型有哪些？

平滑肌主要有两种类型：多单元平滑肌和内脏平滑肌。多单元平滑肌存在于血管壁和眼睛虹膜中。这些纤维是分开的，而不是组织成片状，并且它们仅在神经冲动或选定激素的刺激下才会收缩。内脏平滑肌更为常见，由紧密接触的纺锤形细胞片组成。它们存在于胃、肠、子宫和膀胱等器官的壁中。内脏肌肉的纤维可以相互刺激，也可以有规律或重复地收缩。

平滑肌细胞有哪些特点？

平滑肌细胞末端随着细胞的延长而逐渐变细，末端内含肌动蛋白和肌球蛋白的肌原纤维，这些纤维伸展达到整个细胞的长度。但是肌动蛋白和肌球蛋白的纤维在骨骼肌内的排列就不同，所以平滑肌内无横纹。

🔹 间隙连接是什么？

间隙连接是由蛋白质构成的连接通道，允许两个相邻细胞之间的离子或水分子移动。它们通常存在于心肌和平滑肌细胞中。

🔹 协同肌和拮抗肌的区别是什么？

协同肌是指协同工作以产生相同运动的肌肉群。而相互对抗的肌肉则被称为拮抗肌。拮抗肌必须对抗原动肌（agonist muscle）的作用，以便能够发生运动。例如，当上臂前面的肱二头肌收缩并缩短（作为原动肌）时，肱三头肌必须放松并伸长（作为拮抗肌），这样手臂才能弯曲。

🔹 人类是否有类似于鸡肉的深色和浅色肌肉？

鸡肉有白色胸肌和深色腿肉，而人类的情况也大致相同，拥有深色腿肌和浅色臂肌。这些颜色差异是由于四肢的使用和需求不同所导致的。深色肌肉专门用于耐力运动，其颜色来自丰富的血液供应和高含量的肌红蛋白。然而，深色肌肉的耐力是以牺牲速度为代价的。你的腿可以支撑你一整天，但它们无法像魔术师的手那样快速移动。浅色肌肉则专门用于非常快速的收缩和运动，比如疯狂地拍手或挥动网球拍。但浅色肌肉很容易疲劳，因为它的血液供应较少。

肌 肉 的 功 能

🔹 是谁最先发现肌肉运动机制？

休·赫胥黎（Hugh Huxley）和安德鲁·赫胥黎（Andrew Huxley）（两位科学家之间并无亲属关系）进行了肌肉收缩理论的研究。休·赫胥黎起初是一名核物理学家，他在第二次世界大战末期加入了生物学领域的研究。他使用X射线折射和电镜研究肌肉收缩。安德鲁·赫胥黎是一名肌肉生物化学家，他获得了与休·赫胥黎相似的数据，表明人们认为存在于肌肉中的收缩蛋白实际上并不具有收缩性，而是相互滑动以使肌肉缩短。

这个理论被称为肌丝滑动理论。

肌肉细胞是如何工作的？

肌肉细胞——无论是胳膊或腿部的骨骼肌、消化道或其他器官内的平滑肌，还是心脏内的心肌——都是通过收缩来工作的。骨骼肌细胞是由数千个可收缩单位构成的，被称为肌节。肌动蛋白（一种很纤细的纤维）和肌球蛋白（一种粗的纤维）是肌节的主要组成成分。这些单位通过移动结构使彼此更靠近来工作。骨骼肌内的肌节通过彼此之间的空隙来拉动身体的各个部分（比如行走或者挥动手臂）。

进一步形象地来看肌节是如何工作的：

1. 两只手掌心相对，十指交错（代表肌动蛋白和肌球蛋白），指尖相对。
2. 一起推手指，使大拇指与另一个拇指的距离减小（肌节的长度减小）；使得手指可以在不弯曲的情况下相互滑动。
3. 当手指一起运动时，拇指上的任何附着物都会被拉伸（肌丝滑动理论）。

骨骼肌收缩和放松的步骤是什么？

有4个关键步骤：

1. 骨骼肌必须被神经激活，神经释放神经传导递质；
2. 神经激活会增加肌动蛋白和肌球蛋白（收缩蛋白）附近的钙浓度；
3. 钙离子的存在使得肌肉开始收缩；
4. 当肌肉细胞不再被神经刺激时，收缩停止。

肌肉痉挛是如何造成的？

正常情况下，工作中的肌肉收缩、拉紧从而产生一种拉力，之后当运动结束时或当另一块肌肉在相反的方向产生拉力时，肌肉会被拉伸。但是有时候肌肉收缩的力度过大，并且持续保持收缩，无法再次拉伸，这就是肌肉痉挛。肌肉收缩或者伸长是对神经传导的电信号的反应。电解质如钠离子、钙离子和镁离子，位于肌肉细胞周围或者穿透肌肉细胞，在这些信号的传递中起到了关键的作用。这些电解质的失衡，或者某些激素、体液和化学物质的失衡，或者神经系统自身功能障碍都会扰乱电信号的流动，造成肌肉的抽筋。疲劳的肌肉或者受冷了的肌肉更容易发生痉挛。

肌肉痉挛是什么?

肌肉痉挛是一种突然、强烈且痛苦的不自主收缩。当肌肉痉挛时,会感觉紧绷,就像打了个结一样。肌肉痉挛在过度工作或受伤的肌肉中更为常见。休息和时间可以解决大多数肌肉痉挛。"小腿抽筋"是腿部肌肉痉挛的俗称。

书写痉挛是什么?

书写痉挛实际上是一种局部肌肉痉挛,被称为局灶性肌张力障碍。它是由于握笔时间过长,尤其是握得太紧造成的,并且仅在手写时发生。定期放松手部、锻炼手部肌肉、拿笔更松一些,或者书写一段时间给予适当休息就可以解决书写痉挛问题。

运动单位是指什么?

运动单位是指由单个运动神经元控制的所有肌肉细胞(大约1 500条骨骼肌纤维)。

神经肌肉接头是什么?

每根骨骼肌纤维都与一个来自神经细胞的轴突相连,这个神经细胞称为运动神经元。运动神经元与肌纤维之间的连接称为神经肌肉接头。

乙酰胆碱是如何与肌细胞相互作用的?

乙酰胆碱(ACh)是一种神经递质,由神经细胞释放,对另一种可兴奋细胞(如另一种神经细胞或肌细胞)产生兴奋或抑制作用。在骨骼肌的情况下,乙酰胆碱会兴奋或激活肌细胞。

肉毒杆菌毒素的作用是什么?

肉毒杆菌可以产生一种肉毒杆菌毒素,这种毒素可防止运动神经元轴突在神经肌肉接头处释放乙酰胆碱,导致肉毒中毒,这是一种非常严重的食物中毒。这种情况最可能的原因是食用了家庭加工食品,这些食品未经过充分的加热处理,从而未能有效杀死其中的细菌或使毒素失活。这种细菌的芽孢非常耐热,可以承受在212 ℉(100 ℃)下煮

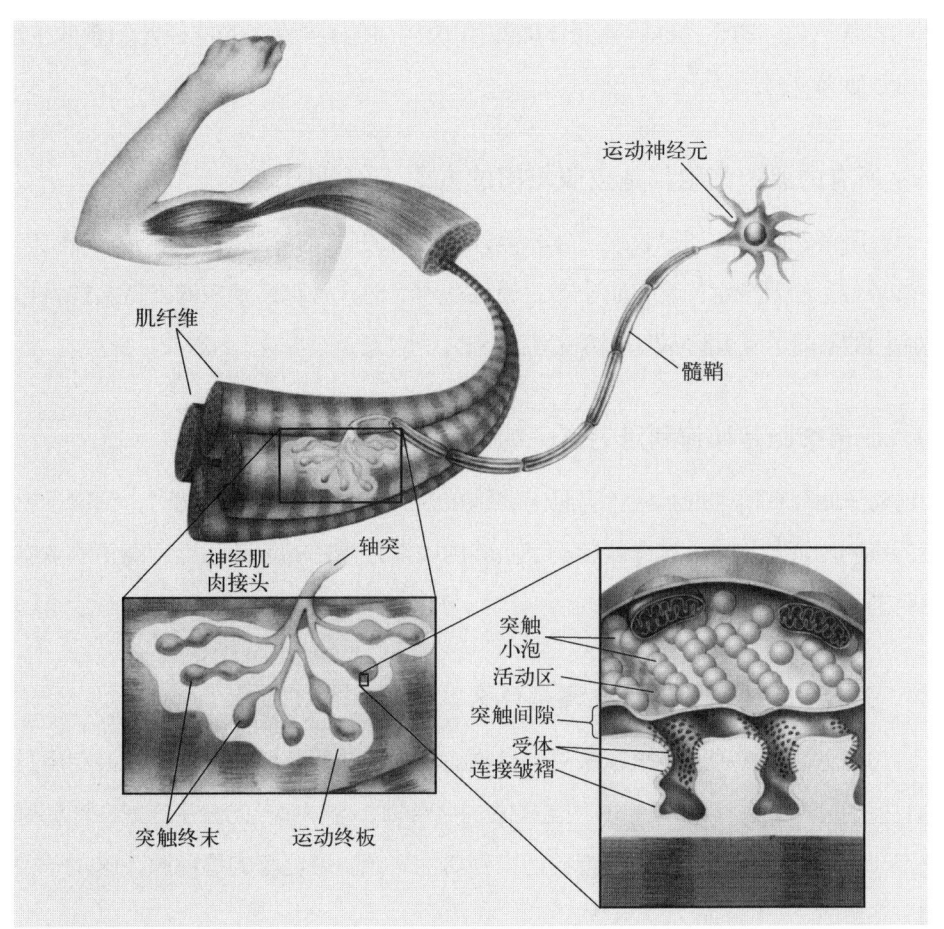

神经肌肉接头是神经与肌肉的连接处。（图片来源：BEAR M F, CONNORS B W, PARADISO M A. Neurosdence: exploring the brain [M]. 2nd Ed. Philadelphia: Lippincott, Williams & Wilkins, 2001.）

沸数小时和在248 ℉（120 ℃）下煮沸十分钟。肉毒杆菌毒素会阻断肌纤维的刺激，导致肌肉瘫痪，包括负责呼吸的肌肉。如果不及时进行医疗治疗，肉毒中毒的死亡率非常高。

重症肌无力是什么？

重症肌无力，通常最初表现在面部，是一种不伴有肌肉萎缩的肌肉力量减弱的疾病。这是一种慢性的、进行性的自身免疫性疾病，是神经肌肉接头处的乙酰胆碱受体受到损害造成的。在很多患有重症肌无力的患者体内都可以检测到与乙酰胆碱受体结合并损害受体的异常抗体。由于乙酰胆碱受体的数目减少，肌纤维受到的神经元刺激效应削弱，从而导致肌肉变弱。

所有的肌肉细胞都是按照相同的方式工作的吗？

尽管所有的肌肉都通过收缩工作，但并非所有的肌肉类型都有肌小节——肌肉收缩的基本单位。心肌细胞内含有肌小节，但是在收缩时，心肌细胞内的支持结构就与骨骼肌细胞内的不同。平滑肌内根本就没有肌小节。

肌肉细胞是如何利用钙离子的？

钙离子储存在肌肉细胞内。当肌肉细胞接收到一个信号产生收缩时，钙离子就会从储存的细胞内释放出来，这样就启动了肌肉内收缩性蛋白的运动。当钙离子的浓度降低时，肌肉收缩就会停止。

肌肉细胞使用的能量来源是什么？

肌肉细胞使用多种能量来源来驱动其收缩。为了快速获取能量，细胞会利用其储存的ATP和肌酸磷酸，后者是另一种含磷酸的化合物。这些储存的分子通常在活动开始后的前二十秒内被耗尽。然后，细胞会切换到其他来源。最显著的是糖原，这是一种由葡萄糖分子串成长支链的碳水化合物。

尸僵是什么？

尸体最初是柔软的。死亡后数小时，骨骼肌会发生部分收缩，使关节僵直。这种情况称为尸僵，可能持续72小时或更长时间。当神经元向存活的肌纤维发出收缩信号时，它们会与位于肌肉纤维表面的神经递质共同完成这项工作。信号使纤维打开钙离子通道，正是钙离子导致肌肉收缩。然后，肌肉通过两种方式转移钙离子：一部分储存在线粒体中，其余部分被泵出。当身体死亡时，储存的钙会渗出，钙泵不再起作用。过量的钙会使肌纤维的肌动蛋白和肌球蛋白细丝保持连接，从而使整个身体变得僵硬，直到肌肉开始腐烂。

肌肉收缩和放松的能量来源是什么？

肌肉收缩和放松需要大量的能量。与大多数细胞一样，肌肉细胞使用 ATP 作为能量来源。在钙离子的存在下，肌球蛋白作为酶发挥作用，将 ATP 分解为 ADP（腺苷二磷酸）和无机磷酸，并释放能量以完成工作。肌肉细胞储存的 ATP 仅仅够维持 10 秒的活动。一旦这些 ATP 被耗尽，细胞必须从其他能量来源（包括肌酸磷酸、糖原、葡萄糖和脂肪酸）中产生更多的 ATP。

肌肉细胞内的全或无反应是什么？

根据全或无反应，肌肉细胞完全受其运动神经元的控制。肌肉细胞永远不会自行收缩。骨骼肌不会部分收缩。如果它收缩，就会完全收缩。

打寒战与肌肉系统有什么关系？

打寒战是身体保持温暖的自然方式，在极端寒冷的情况下甚至可以救命。打寒战通过迫使骨骼肌快速收缩和放松来产生热量。当肌肉在收缩过程中代谢 ATP 时，产生的能量是一种副产物。在此过程中，肌肉细胞大约 80% 的能量会转化为身体的热量。一项研究表明，在某些体温过低的情况下，来自外部来源的温暖（如毯子和热水袋）实际上可能是有害的，因为这会关闭颤抖反射。

> **为什么跑步运动员跑完10英里并以冲刺结束后会气喘吁吁？**
>
> 在 10 英里（16 千米）长跑期间，有氧代谢是为肌肉收缩提供 ATP 的主要方式。无氧代谢为最后的冲刺提供短暂的（15 到 20 秒）能量。在比赛结束后，有氧代谢会在一段时间内升高，以补偿氧气的消耗，造成跑步后气喘吁吁的现象。

肌肉疲劳是什么？

肌肉疲劳是肌肉长时间运动量过大造成的。因为血液供应中断（因此氧供应也会中断）或者运动神经元轴突处缺乏乙酰胆碱，肌肉有可能失去收缩的能力。但是，肌肉疲劳最主要是与无氧呼吸产生的乳酸堆积有关。在剧烈运动期间，循环系统无法迅速向肌纤维供应足够的氧气。在缺氧的情况下，肌肉细胞开始产生乳酸，乳酸在肌肉中堆积。乳酸堆积会降低 pH 值，导致肌纤维不再对刺激做出反应。

肌肉拉伤是肌肉疲劳导致的吗？

运动后大约 24 小时出现的肌肉酸痛是肌肉纤维微创伤的结果。肌肉拉伤，通常被称为肌肉撕裂，是由于肌肉过度拉伸导致部分纤维撕裂。肌肉拉伤通常伴随着内出血、肿胀和疼痛。

氧气代偿是什么？

在休息或适度运动期间，肌肉能够获得足够的氧气来进行有氧呼吸。在剧烈运动期间，氧气不足可能会导致乳酸堆积。氧气代偿是指将堆积的乳酸转化为葡萄糖并恢复 ATP 和磷酸肌酸供应所需的氧气量。

当一个人停止锻炼时，肌肉会定期转化为脂肪吗？

当一个人停止定期锻炼时，肌肉开始萎缩，脂肪细胞可能会开始膨胀。这个过程看起来像是肌肉转化为脂肪，但实际上肌肉细胞的数量保持不变。

平滑肌的收缩和骨骼肌的收缩一样吗？

平滑肌的收缩和骨骼肌的收缩既有相同之处，也有不同之处。这两种类型的肌肉都会产生由肌动蛋白和肌凝蛋白引起的反应，都是由细胞膜冲动和细胞内钙离子的增多而引起的，都是利用 ATP 为能量来源。平滑肌和骨骼肌收缩的一个不同之处在于，平滑肌收缩和松弛的速度比骨骼肌慢。平滑肌可以利用一定量的 ATP 维持较长时间的有力收缩。此外，平滑肌纤维可以在不改变紧绷度的情况下改变长度（当胃被食物充满时），而骨骼肌则不会发生这种情况。

纤维化是什么？

纤维化是一个过程，在此过程中，骨骼肌中纤维结缔组织的数量不断增加。这会使肌肉变得不那么灵活，而胶原纤维会限制运动和血液循环。

衰老对肌肉系统有何影响？

随着年龄的增长，所有肌肉组织的大小和力量都会普遍下降。一般来说，骨骼肌纤维的直径会变小，反映出肌原纤维数量的减少，以及 ATP、糖原储备和肌红蛋白的减少。此外，骨骼肌还会变小、弹性降低。随着身体对运动的耐受性下降，从肌肉损伤中恢复的能力也会下降。与衰老相关的肌肉力量下降在很大程度上是由活动减少所致。在老年人中进行力量训练有助于减缓肌肉系统的功能丧失。

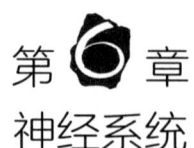

第6章
神经系统

简　介

 神经系统的功能是什么？

神经系统是身体维持内稳态的主要调节系统之一。其功能包括：1. 监测机体的内部和外部环境；2. 整合感官信息；3. 指导或协调其他器官系统对感官输入的反应。

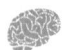 **神经系统分为哪两个子系统？**

神经系统分为中枢神经系统和外周神经系统。中枢神经系统由大脑和脊髓组成，而外周神经系统则包括身体中除大脑和脊髓之外的所有神经组织。中枢神经系统与身体其他部分的通信是通过外周神经系统进行的。外周神经系统的特殊细胞允许两个系统之间进行通信。

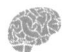 **在人的一生中，神经系统内的细胞会被代替吗？**

神经元的再生能力非常有限。一般来说，它们既不能自我复制也不能自我修复。如果细胞体完整且雪旺细胞功能正常，则外周神经系统中的轴突和树突可能会进行修复。然而，在中枢神经系统中，即使细胞体完整且未受损，受损或断裂的轴突也通常不会被修复。科学家们最近发现，成年人体内仍残留有少数小浓度的神经元干细胞，这些细胞可以产生有限数量的新神经元。

神经系统中大约有多少神经细胞？

神经系统中大约有 200 亿个神经细胞，这些细胞被称为神经元。

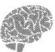 **周围神经系统内有哪两种类型的细胞？**

外周神经系统由传入神经元（感觉神经元）和传出神经元（运动神经元）组成。传入神经元将感觉信息从外周神经系统传递到中枢神经系统。它们的细胞体位于神经节，并将一个过程发送到中枢神经系统。传出神经元将信息从中枢神经系统带到效应器（肌肉和组织）。它们的细胞体位于中枢神经系统，并将轴突发送到外周。

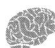 **周围神经系统分为哪些部分？**

周围神经系统可以分为躯体神经系统和自主神经系统。躯体神经系统又包括传入神经系统和传出神经系统，用来接收和传递来自皮肤、随意肌（横纹肌）、肌腱、关节、眼睛、鼻子和耳朵的感觉信息。自主神经系统，或称为内脏神经系统，控制平滑肌和腺体的运动。

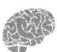 **自主神经系统分为哪些部分？**

自主神经系统分为 3 个部分：1. 交感神经系统；2. 副交感神经系统；3. 肠神经系统。副交感神经系统和交感神经系统通常具有相反的作用。例如，交感神经系统控制"战斗或逃跑"反应。在压力下增加心率，而副交感神经系统则会减慢心率。肠神经系统由胃肠道中的神经细胞组成。

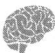 **肌萎缩侧索硬化症是什么？**

肌萎缩侧索硬化症（ALS），以 1939 年被诊断出患有该病的纽约洋基队棒球运动员命名，是一种致命的神经性疾病，会攻击负责控制随意肌的神经细胞（运动神经元）。运动神经元作为控制单元，以及神经系统与身体随意肌之间的重要通信链。来自大脑（上运动神经元）的运动神经元的信息被传递到脊髓中的运动神经元（下运动神经元），然后再从那里传递到特定的肌肉。在 ALS 患者中，上运动神经元和下运动神经元都会退化或死亡，并停止向肌肉发送信息。最终，所有受随意控制的肌肉都会受到影响，患者会失去手臂、腿部和其他身体功能的力量和运动能力。最终，甚至呼吸能力也会受到影响。但该病不会影

响人的思维、个性、智力或记忆力。

神 经 元 功 能

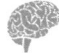 **神经元如何向其他神经元传递信息？**

大多数神经元通过释放一种被称为神经递质的化学物质来与其他神经元或肌肉进行通信。这些神经递质会影响其他神经元上的受体。在一些特殊的地方，神经元通过称为"间隙连接"的小孔直接与其他神经元进行通信。

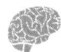 **离子通道是什么？**

离子（比如钾离子和钠离子）通过膜通道穿过细胞膜。离子穿过细胞膜扩散，从而平衡各处的离子浓度和电量。带有正电荷的离子向着带有负电荷的区域运动，而带有负电荷的离子向着带有正电荷的区域运动。

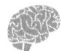 **泄漏通道与电压门控通道有何不同？**

泄漏通道（也称为被动通道）始终处于开放状态，允许钠离子（Na+）和钾离子（K+）穿过细胞膜，从而维持细胞膜静息电位为−70毫伏。电压门控离子通道根据膜电位的特定变化而打开和关闭。它们可能受化学、电压或机械调控。大多数门控通道在静息电位时关闭。

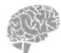 **静息膜电位是什么？**

所有细胞（包括神经元）都有静息膜电位。细胞内离子环境与细胞外离子环境不同。这种差异是由嵌入细胞膜中的特殊离子泵维持的。由于离子带有电荷（阳离子带正电，阴离子带负电），因此细胞内外离子含量的差异在细胞内部和外部之间建立了电势差。可兴奋细胞（例如神经元、心肌细胞和横纹肌细胞）的细胞膜上还有其他离子通道，这些通道可以被不同的条件激活（或门控）。

对于神经元来说，当细胞处于静息状态时，离子泵产生的这种电势差被称为静息膜电位。平均神经元的静息膜电位相对于细胞外部约为−70毫伏。这意味着质膜内侧的电荷比质膜外侧的电荷少0.07伏特。

动作电位是指什么？

动作电位是一系列快速发生的事件，这些事件局部降低并反转膜电位，然后最终将其恢复到静息状态。动作电位的两个阶段是去极化阶段和复极化阶段。在去极化阶段，神经元内部带的正电要比神经元外部多，可以达到30毫伏。在复极化阶段，膜极化恢复到其静息状态，即-70毫伏。动作电位的去极化和复极化阶段大约持续1毫秒。

20世纪40年代，细胞膜中特殊离子通道的开放产生动作电位的现象首次由艾伦·劳埃德·霍奇金（Alan Lloyd Hodgkin）和安德鲁·菲尔丁·赫胥黎（Andrew Fielding Huxley）发现。他们与约翰·埃克尔斯爵士（Sir John Eccles）因发现动作电位的离子机制，以及神经细胞膜的兴奋和抑制而共同获得了1963年的诺贝尔生理学或医学奖。

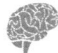 突触是什么？

突触是细胞间通讯的位点。每个突触都与两个细胞相关：突触前神经元和突触后神经元。突触前神经元是发送信息的细胞，而突触后神经元是接收信息的细胞。

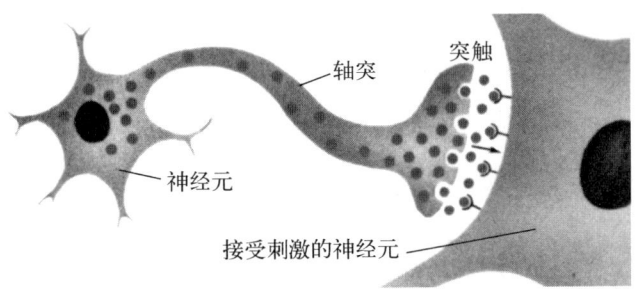

神经细胞通过轴突发送神经冲动，穿过突触，到达接收神经细胞来进行通信。（图片来源：RUBIN E, FARBER J L. Pathology [M]. 3rd Ed. Philadelphia: Lippincott, Williams &Wilkins, 1999.）

 神经冲动是何时产生的？

神经细胞从其他神经元（有时从自身）接收很多突触的刺激。每当这些轴突中的一个产生动作电位时，突触前终末就会释放神经递质，这些神经递质可以打开突触后神经元（接收终末的神经元）上的"化学门控"离子通道。离子通道的开放会在神经元的静息电位上产生局部、分级的变化。如果它使细胞去极化（减少神经元内部与外部之间的电位差），则这种微小变化称为兴奋性突触后电位（EPSP）。如果它使细胞超极化（细胞内电位比细胞外电位的负极性更大），则称为抑制性突触后电位（IPSP）。所有的 EPSP 和 IPSP 都会叠加起来改变膜电位。当膜电位达到临界阈值时，会产生神经冲动。这个阈值大约是 –55 毫伏。如果神经元没有达到这个临界阈值，则不会触发动作电位。

第一个被发现的神经递质是什么？

化学神经传递的概念通常归功于托马斯·伦顿·埃利奥特（Thomas Renton Elliott）。早在 1904 年，埃利奥特就发表了一个理论，强调肾上腺素和交感神经刺激之间的相似性。然而，直到 1921 年，奥托·洛伊（Otto Loewi）才通过实验证明副交感神经末梢的传递物质是乙酰胆碱，并且与肾上腺素密切相关的物质在交感神经末梢中起着相应的作用。洛伊与亨利·哈勒特·戴尔爵士（Sir Henry Hallett Dale）因在神经冲动化学传递方面的发现而共同获得了 1936 年的诺贝尔生理学或医学奖。

神经冲动传导的速度有多快？

神经冲动的传播速度平均为每秒 160 英尺（每秒 50 米）。最慢的神经冲动在小的无髓鞘（未绝缘）纤维中的传播速度为每秒 2.5 英尺（每秒 0.7 米）。在大的有髓鞘（绝缘）纤维中，神经冲动的传播速度可以达到每秒 395 英尺（每秒 120 米）或更快。

所有的动作电位大小都一样吗？

对于某个神经细胞来说，其每个动作电位的大小都是相同的。因此，动作电位被称为"全或无"反应。

主要的神经递质有哪些？

科学家已经在神经系统中发现了至少 50 种神经递质，并且这个数字还在不断增加。神经递质分为 4 组：1. 乙酰胆碱；2. 氨基酸；3. 单胺；4. 神经肽。

乙酰胆碱可能是最著名的神经递质之一，它是运动神经元和随意肌肉收缩之间最重要的神经递质。乙酰胆碱通过作用于不同类型的乙酰胆碱受体产生不同的效应，对心肌有抑制作用，对平滑肌有兴奋作用。

氨基酸神经递质包括谷氨酸和天冬氨酸。这些神经递质是中枢神经系统中最强大的兴奋性神经递质之一。它们存在于大脑中。

单胺包括两个重要组别：儿茶酚胺和吲哚胺。儿茶酚胺包括去甲肾上腺素和多巴胺。5-羟色胺（血清素）被认为与睡眠、情绪、食欲和疼痛有关，是一种吲哚胺。

神经肽包括生长抑素、内啡肽和脑啡肽。生长抑素是一种生长激素抑制激素。内啡肽和脑啡肽抑制突触活动，从而产生疼痛。

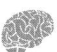 **兴奋性神经递质与抑制性神经递质的区别是什么？**

神经递质可以被分为兴奋性神经递质和抑制性神经递质，这是根据它们在突触后神经元细胞膜上的效应来分类的。如果受体的激活可以引起细胞膜去极化并且可以促进动作电位的产生，那么神经递质就被称为兴奋性神经递质。如果受体的作用是引起超极化并且抑制动作电位的产生，那么这种神经递质就被称为抑制性神经递质。

 影响突触部位乙酰胆碱效应的药物和毒素有哪些？

以下图表解释了各种药物和毒素及其对乙酰胆碱活性的影响：

药物或毒素	机　　制	影　　响	举　　例
肉毒杆菌毒素	抑制并阻断乙酰胆碱的释放	使随意肌瘫痪	用于某些治疗，比如小剂量的肉毒杆菌毒素可以消除皱纹
筒箭毒碱	抑制乙酰胆碱与突触后受体部位相结合	使随意肌瘫痪	也被称为箭毒；某些南美洲的部落用此药物使猎物肌肉瘫痪
阿托品	阻止乙酰胆碱与毒蕈碱型突触后受体位点的结合	减缓心率，降低平滑肌的活性，减少唾液分泌；扩张瞳孔；高剂量会导致骨骼肌无力	眼科医生用来扩张瞳孔的一种治疗性手段；也可以用来对抗抗胆碱酯酶毒素的毒性效果
尼古丁	与烟碱型乙酰胆碱受体位点结合，并刺激突触后膜	小剂量可以促进随意肌运动，大剂量会造成瘫痪	香烟中的活性成分
黑寡妇蜘蛛毒液	释放乙酰胆碱	产生强烈的肌肉痉挛和抽搐	
毒扁豆碱	防止乙酰胆碱被胆碱酯酶灭活	骨骼肌持续的收缩，对心肌、平滑肌和腺体也有作用	在军事上可用作神经毒气；在农业上可用作杀虫剂；通过抑制乙酰胆碱酯酶来治疗重症肌无力；治疗筒箭毒碱过量

局部麻醉药如何阻断疼痛感？

局部麻醉药，如诺沃卡因和利多卡因，可降低细胞膜对钠离子的通透性。神经冲动无法通过细胞膜，从而阻止了感觉神经元的刺激。疼痛信号无法到达中枢神经系统。

癫痫是什么？

癫痫是一种大脑疾病，大脑中的神经元群有时会发出异常信号。在癫痫发作期间，神经元可能会以每秒 500 次的速度放电，远高于每秒约 80 次的正常速率。当神经元正常的活性受到扰乱时，奇怪的感觉、感情和行为、惊厥、肌肉痉挛甚至意识丧失都有可能发生。

癫痫的原因是什么？

癫痫可能是由大脑神经回路异常、神经递质失衡或这些因素的综合作用引起的。研究人员认为，部分癫痫患者大脑中的兴奋性神经递质水平异常高，会增加神经元的活性，而其他患者大脑中的抑制性神经递质水平异常低，抑制大脑内神经元的活性。这两种情况都可能导致神经元活性过度，从而引发癫痫。

癫痫发作有哪些不同类型？

癫痫发作有 30 多种类型，主要分为局灶性发作和全面性发作。局灶性发作，也称为部分性发作，仅发生在大脑的一个部分。通常是按照大脑的发病部位来描述的（如额叶局灶性发作）。局灶性发作的两个例子是简单局灶性发作和复杂局灶性发作。在简单局灶性发作中，患者将保持意识清醒，但是会突然有异常的感觉，如无法解释的喜悦、愤怒、悲伤或恶心。患者还可能听到、闻到、尝到、看到或感觉到不真实的事物。在复杂局灶性发作中，患者会出现意识改变或丧失。复杂局灶性发作的患者可能会表现出奇怪、重复的行为，如眨眼、抽搐、口部运动，甚至绕圈行走。这些重复的动作被称为自动症。一些局灶性发作的患者可能会看到光幻视（先兆）。这些发作通常只持续几秒钟。

全面性发作是由大脑两侧神经元活动异常引起的。这些发作可能导致意识丧失、跌倒或严重肌肉痉挛。全面性发作有很多种。其中两种较为人所知的全面性发作是失神发作和强直-阵挛发作。在失神发作中，以前被称为"小发作"，患者可能看起来像是在凝视远方，并且/或者肌肉出现抽动或痉挛。强直-阵挛发作，以前被称为"大发作"，会引起一系列症状，包括身体僵硬、手臂或腿部反复抽搐，以及意识丧失。

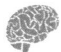 **在帕金森病中，哪种神经递质被完全耗尽？**

帕金森病是由于大脑中某些调控运动的神经元内含有的神经递质多巴胺缺失引起的。帕金森病的典型特点是动作僵直、运动迟缓、动作不稳定，以及面部自发性表情减少。

目前还没有治愈帕金森病的方法，但是特殊的药物可以通过增加大脑内多巴胺的量来缓解症状。患者通常服用左旋多巴和卡比多巴。卡比多巴可以延迟左旋多巴转化为多巴胺的过程，这样左旋多巴就可以进入大脑。神经细胞可以利用左旋多巴来合成多巴胺，补充大脑中日益减少的多巴胺供应。

河豚最重要的致命毒素是什么？

太平洋河豚鱼含有河豚毒素（tetrodotoxin，简称TTX），这种毒素存在于某些种类的河豚鱼的肝脏、性腺和血液中。河豚毒素会阻断电压门控的钠离子通道，从而阻止动作电位的产生并阻止神经细胞活动。在日本，尽管河豚鱼因其独特风味而被视为珍馐美馔，但其烹饪过程却极为考究与严谨。唯有通过严格培训并获得特别许可的专业厨师，方有资格处理这种美味的同时暗藏危机的食材。他们必须秉持极高的专注与细致，精心剔除河豚体内所有可能携带毒素的器官，以确保食客的安全。尽管在享用过程中，轻微的感官刺激与轻微的醉意被视为增添风味的一部分，但每年仍不乏因处理不当而导致的悲剧发生，提醒着人们对待河豚鱼时需保持谨慎态度。

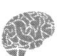 **帕金森病是何时被首次公布的？**

帕金森病是由英国医生詹姆斯·帕金森（James Parkinson）在1817年发表的《有关震颤麻痹》（An Essay on the Shaking Palsy）一文中首次正式提出的。

中枢神经系统

 中枢神经系统的特点是什么？

中枢神经系统（大脑和脊髓）由骨性覆盖物保护。大脑被颅骨包围，而脊髓则由脊柱保护。

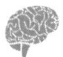 **哪层膜覆盖并保护着大脑和脊髓？**

脑膜覆盖并保护大脑和脊髓。脑膜有3层：1. 硬脑膜；2. 蛛网膜；3. 软脑膜。硬脑膜是覆盖中枢神经系统的最外层。蛛网膜是由胶原和弹性纤维构成的网状结构。脑膜的最内层是软脑膜。软脑膜牢固地附着在脊髓和大脑的神经组织上。脑脊液填充在软脑膜和蛛网膜之间的空间。大多数为中枢神经系统提供血液的血管都位于软脑膜中。

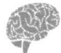 **脑膜炎是什么？**

脑膜炎是脑膜的一种感染或炎症。脑膜炎通常由细菌或病毒感染引起，尽管某些真菌感染和肿瘤也可能导致脑膜炎。脑膜炎的常见症状和体征包括突发高热、剧烈头痛和颈部僵硬。在更严重的情况下，神经症状可能包括恶心和呕吐、困惑和迷失方向、嗜睡、对强光敏感和食欲不振。早期使用抗生素治疗细菌性脑膜炎对于降低死于该疾病的风险很重要。

 脑膜炎可以预防吗？

b型流感嗜血杆菌和肺炎链球菌结合疫苗的引入和广泛使用已显著降低了由这些细菌引起的脑膜炎的发病率。2005年，疾病控制中心建议青少年和大学新生常规接种新型脑膜炎球菌疫苗，该疫苗可预防由脑膜炎奈瑟菌引起的4种类型的脑膜炎球菌病。

谁发现了链霉素？

出生于俄国的微生物学家塞尔曼·A. 瓦克斯曼（Selman A. Waksman）创造了"抗生素"一词，随后于1943年又发现了链霉素。1944年，这一发现得到了默克（Merck）与卡泊尼（Cabot）公司的认可与支持，两家公司携手将这一革命性的抗生素推向市场，用于治疗结核病及结核性脑膜炎，极大地改善了患者的预后。

后来，人们发现链霉素对人体有一定的毒性，所以它最终被其他抗生素取代。但是它的发现改变了现代医学的进程。链霉素除了用来治疗结核，还可以用来治疗细菌性脑膜炎、心内膜炎、肺及尿道感染、麻风病、伤寒症、肝功性痢疾、霍乱、黑死病等。链霉素治愈过无数生命，它的成功研制使科学家们在微生物界中发现了多种新的抗生素与药物。

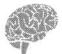 灰质是什么？

灰质由神经元和未髓鞘化的树突和轴突组成。在脊髓中，灰质围绕在非常小且狭窄的中央管周围，形状像字母"H"。在尸检标本中，它呈现出灰白色的外观。

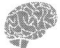 白质是什么？

白质由髓鞘化的神经组织组成。由于髓鞘是白色的，因此该组织呈现出白色的外观。

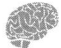 脱髓鞘疾病是什么？

脱髓鞘疾病涉及外周神经系统或中枢神经系统神经元髓鞘的损伤。多发性硬化症（MS）是一种慢性的、可能使人衰弱的疾病，它影响中枢神经系统的髓鞘。人们认为这种疾病是一种自身免疫性疾病。在多发性硬化症中，身体会产生抗体和白细胞来攻击大脑和脊髓中神经周围的髓鞘蛋白，这会导致髓鞘的炎症和损伤。脱髓鞘是指白质中髓鞘的丧失，髓鞘是一种绝缘神经末梢的物质。髓鞘有助于神经以最大速度接收和解释来自大脑的信息。当神经末梢失去这种物质时，它们无法正常工作，导致出现瘢痕或"硬化"斑块，这可能导致多个硬化区域。这种损伤会减慢或阻断肌肉协调、视觉感觉，以及其他依赖神经信号的功能。

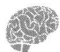 在格林-巴利综合征中髓鞘会受到怎样的损伤？

在被称为格林-巴利综合征的自身免疫性疾病中，身体的免疫系统会攻击外周神经系统的部分。免疫系统开始破坏许多外周神经轴突周围的髓鞘，甚至破坏轴突本身。轴突周围髓鞘的丧失会减慢神经信号的传输。在如格林-巴利综合征等疾病中，外周神经的髓鞘受损或退化，导致神经无法有效传输信号。因此，肌肉开始失去对大脑指令的响应能力，这些指令必须通过神经网络传递。大脑也从身体的其他部位接收到较少的感官信号，导致无法感知质地、热度、疼痛和其他感觉。或者，大脑可能会接收到不适当的信号，导致刺痛感、"皮肤爬虫感"或疼痛感。由于手臂和腿部的信号传输距离最长，因此这些末端最容易受到干扰。

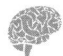 **格林-巴利综合征的症状有哪些？**

格林-巴利综合征首先表现出来的症状包括腿部不同程度的无力和抽搐。在很多病例中，无力和感觉异常还会累及上肢和整个上部躯体。在更严重的病例中，患者由于肌肉不能正常工作，全身几乎瘫痪。在这些病例中，疾病几乎危及到了生命，因为它会影响到呼吸，有时还会影响到血压或者心率。这样的患者通常需要呼吸机辅助呼吸，还需要严密监测患者的多项指征，如是否有异常的心脏搏动、感染、凝血，以及高血压和低血压等问题。但是，大多数患者，即使是最严重的格林-巴利综合征患者，都可以痊愈，尽管有些患者愈后会留有一定的无力症状。

 中枢神经系统内有多少脑脊液？

整个中枢神经系统包含 3～5 盎司（80～150 毫升）的脑脊液，这是一种清澈无色的液体。脉络丛每天产生近 17 盎司（500 毫升）的脑脊液，每八小时（每天 3 次）就可以有效地更新一次。通常，脑脊液流经脑室，流出到大脑底部的脑池（作为储存库的封闭空间），冲洗大脑和脊髓的表面，然后被吸收到血液中。

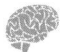 **脑脊液的功能是什么？**

脑脊液有 3 个重要的维持生命的功能：1. 保持脑组织漂浮，起到缓冲或"减震器"的作用；2. 作为向大脑输送营养物质和清除废物的载体；3. 在颅骨和脊柱之间流动，以补偿颅内血容量（大脑内血液量）的变化。

 脑脊液的循环受到影响后会怎么样？

梗阻性脑积水，通常称为"脑积水"，是由脑脊液的产生、循环和再吸收失衡引起的。由于脑脊液是不断生成的，一旦平衡被打破，大脑内的脑脊液量将继续增加。增加的液体量会导致大脑的压缩和变形。如果不进行治疗，颅内压会升高，这通常会导致大脑功能恶化。在婴儿中，治疗通常包括安装分流器，以避免阻塞部位或排出多余的脑脊液。

脑脊液是如何减轻大脑重量的？

由于大脑在脑脊液中具有浮力并处于漂浮状态，其原本约3磅（1.4千克）的重量被显著减轻，降低到其未受支撑时重量的约14%，也就是不足2盎司（50克）。这样的浮力特性有助于保护大脑免受重力的直接压迫。

大　　脑

大脑有多大？

大脑的平均重量约3磅（1.4千克）。大脑平均体积约是71立方英寸（1 200立方厘米）。总体来说，男性的大脑要比女性的大脑大10%左右，这与人体的体型有关。大脑含有大约1 000亿个神经元和1万亿个神经胶质细胞。

大脑的大小与智力有关吗？

科学研究表明，大脑的大小与个体的整体智力水平之间没有直接的线性关系。这意味着，拥有较小或较大大脑的人同样可以展现出高水平的认知能力。智力是一个复杂且多维的概念，受到遗传、环境、教育等多种因素的共同影响。

从出生到长大成人，大脑的体积如何变化？

从出生到成年，大脑经历了显著的成长过程。大脑细胞的体积会逐渐增大，髓鞘化程度也会提高，这有助于提升神经信号的传递效率。虽然神经元（负责处理信息的细胞）的数量在婴儿期后基本保持稳定，但神经胶质细胞（支持神经元功能的细胞）的数量会增加。

随着儿童的成长，大脑重量也会逐渐增加。到成年时，大脑的重量大约是出生时的3倍。然而，在成年后，大脑并非一直保持不变。在20岁至60岁之间，大脑可能会经历轻微的逐年萎缩，每年损失的重量约为1至3克，这是由于神经元自然死亡且无法完全再生所导致的。而到了60岁以后，这种萎缩速度可能会加快，每年的萎缩量可能增加到3至4克。

但值得注意的是，大脑的这种自然萎缩并不等同于智力或认知功能的下降。大脑具有高度的可塑性和适应性，可以通过神经网络的重新连接和功能区的代偿来维持认知功能。

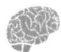 **大脑主要分为哪些部分？**

大脑可以分为4个部分：1. 脑干，包括延髓、脑桥和中脑；2. 小脑；3. 大脑；4. 间脑。间脑又可以继续分为丘脑、下丘脑、上丘脑和腹侧丘脑（也叫丘脑底部）。

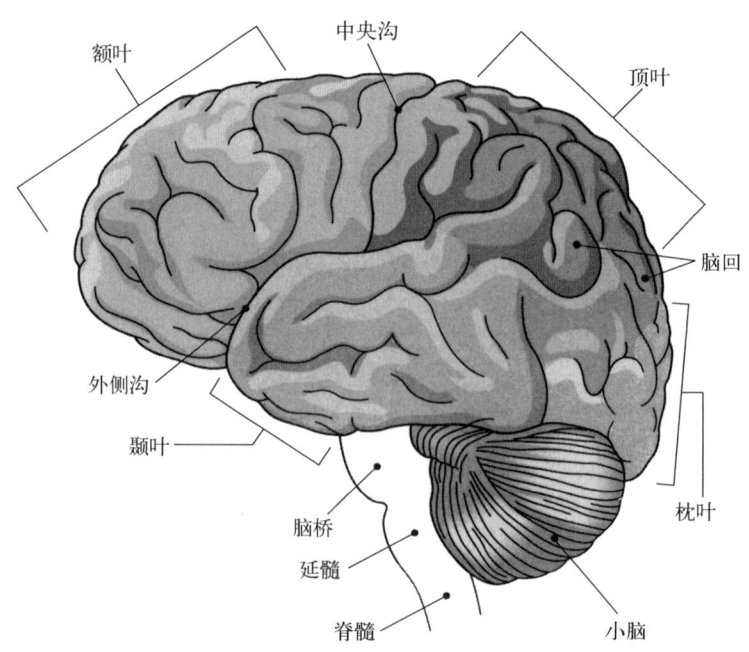

大脑由4部分构成：脑干（包括延髓、脑桥和中脑）、小脑、间脑（包括丘脑、下丘脑等）及大脑，大脑包括很多叶、脑沟和脑回。（图片来源：COHEN B J. Medical terminology [M]. 4th Ed. Philadelphia: Lippincott, Williams & Wilkins, 2003.）

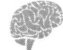 **大脑主要部分的功能是什么？**

大脑的每个区域都有一定的功能，如下面这个表格所示。

大脑的区域	功　能
脑　干	
延髓	在脊髓和大脑之间，以及大脑和大脑皮层之间传递信息；是心脏、呼吸和消化活动的控制和调节中心
脑桥	在髓质和大脑其他部分之间传递信息；调控着某些呼吸功能
中脑	参与视觉形成的过程，包括视觉反射、眼的运动、晶状体调焦和瞳孔扩大
小脑	参与运动协调、平衡和维持姿势的调控；导入运动系统需要的感觉信息
大脑	负责有意识的思维过程和智力功能、记忆、感官感知和情感的中心
中　脑	
丘脑	感官信息的传递和处理中心
下丘脑	调节身体温度、水分平衡、睡眠周期、食欲、情感和激素分泌

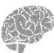 **连接脊髓和大脑的结构是什么？**

延髓连接着脊髓和大脑。延髓调节自主神经的功能，如心率、血压和消化功能，以及自动功能，如呼吸节律。它将感觉信息传至丘脑和脑干的其他部分。

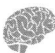 **大脑内最大的部分是什么？**

大脑最大的部分是大脑皮层。大脑皮层的外表面覆盖着一系列凸起的脊，称为脑回，以及凹槽或浅凹陷，称为脑沟。最深的脑沟称为脑裂。大脑皮层分为左右两个半球。胼胝体在其下中部将这两个半球连接起来。每个半球又分为4个部分，称为脑叶，这些脑叶以覆盖它们的头骨骨头命名。脑叶被识别为额叶、顶叶、颞叶和枕叶。

 大脑左半球和右半球各有什么功能？

大脑的左侧控制身体的右侧，以及口语和书面语言、逻辑、推理，以及科学和数学能力。相比之下，大脑的右侧控制身体的左侧，并与想象力、空间感知、面部识别，以及艺术和音乐能力相关联。

谁提出大脑的左半球和右半球具有不同的功能？

在关于大脑功能的研究中，长期以来科学家们已经了解到大脑的每一侧（左半球和右半球）都控制着身体对侧的活动。然而，直到20世纪50年代，罗杰·斯佩里（Roger Sperry）才进行了开创性的研究，以确定大脑左半球和右半球的不同功能。他的实验促成了"裂脑"（split-brain）理论。斯佩里因其工作于1981年获得了诺贝尔生理学或医学奖。

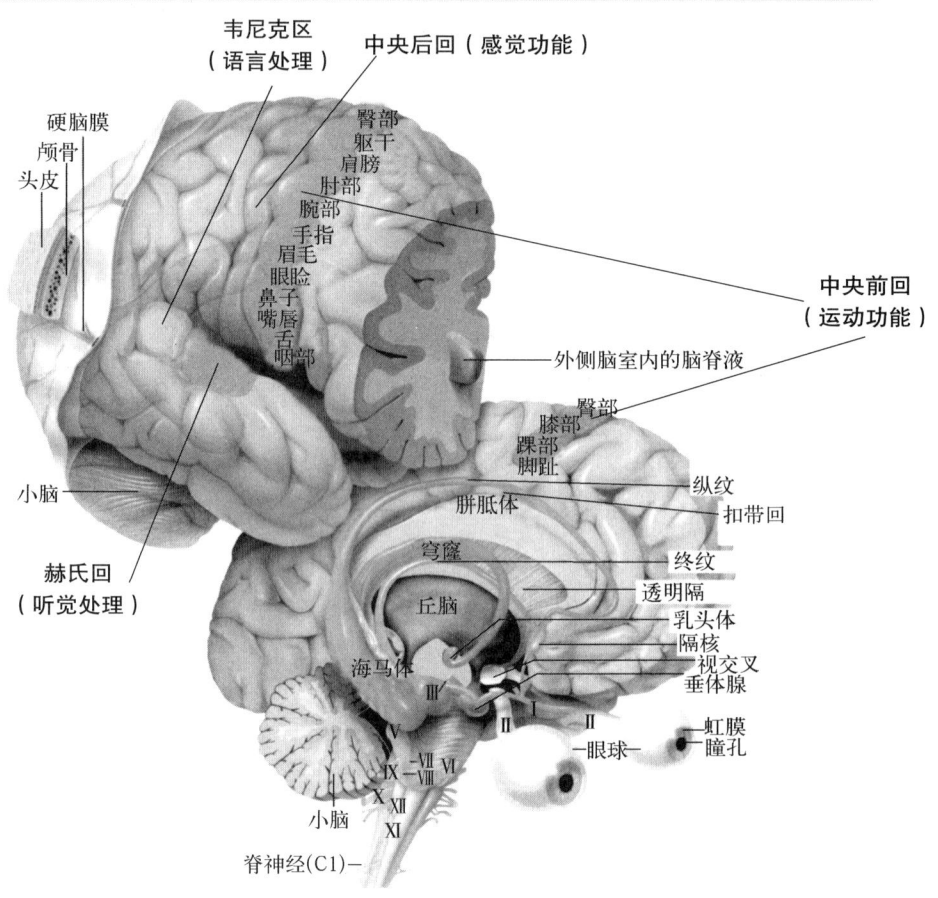

大脑的详细图解，包括：Ⅰ）嗅神经——嗅觉；Ⅱ）视神经——视觉；Ⅲ）动眼神经——眼球运动；Ⅳ）滑车神经——眼球运动（未图示）；Ⅴ）三叉神经——面部（感觉）；Ⅵ）外展神经——眼球运动；Ⅶ）面神经——面部（运动）、味觉；Ⅷ）前庭蜗神经（听觉和平衡）；Ⅸ）舌咽神经——吞咽、味觉、感觉；Ⅹ）迷走神经——胃肠道、吞咽、心率、蠕动；Ⅺ）副神经——肩肌；Ⅻ）舌下神经——舌头。（图片来源：Anatomical Chart Co）

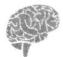 为什么血脑屏障很重要？

血脑屏障是由一种特殊的胶质细胞（称为星形胶质细胞）与血管接触形成的。它对维持大脑内环境的稳定至关重要。一般来说，只有脂溶性分子，如二氧化碳、氧气、类固醇和醇类，才能轻松穿过血脑屏障。水溶性分子，如钠、钾和氯离子，只能在特定载体分子的帮助下穿过血脑屏障。有些物质则完全不能穿过这道屏障。

 脑震荡是什么？

脑震荡是一种由头部受到撞击或震动引起的大脑损伤，会扰乱大脑的正常功能。脑震荡通常不会危及生命。由于大脑结构非常复杂，脑震荡的症状和体征存在很大差异。有些人会失去意识，而有些人则不会。有些症状会立即出现，而有些症状则会在几天甚至几周后才会出现。症状包括：不可缓解的头痛或者颈部疼痛；精神上受到影响，记忆力、集中注意力或者做决定的能力都减弱；思维、讲话、行动或者阅读速度变慢；容易迷路或者容易感到困惑；总是感觉到劳累，没有力气或者没有精神；情绪敏感（容易毫无原因地感到悲伤或者发怒）；睡眠习惯发生改变（嗜睡或者失眠）；头晕目眩、眩晕或者失去平衡；想吐（恶心）；对光线、声音或干扰的敏感性增加；视力模糊或者眼睛容易疲劳；嗅觉或味觉丧失；耳鸣。

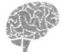 中风的两大类型是什么？

中风主要分为两大类型：缺血性和出血性。缺血性中风是由于向大脑输送血液的血管发生阻塞所致，这一类型占据了所有中风病例的80%。而出血性中风则是指大脑内部或周围发生的出血现象，其占比约为所有中风病例的20%。

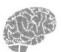 中风的症状有哪些？

中风的症状出现得十分突然，包括肢体麻木或者无力，尤其是一侧身体麻木无力；意识混乱，或言语不清，或理解困难；一只或两只眼睛视力模糊；行走困难、头晕或失去平衡或协调；或不明原因的严重头痛。通常会有多种症状同时出现，并且这些症状都出现得十分突然。

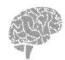 **小中风与通常的中风有什么区别？**

小中风，也称为短暂性脑缺血发作（TIA），开始时像中风一样，但随后自行缓解，不会留下明显的症状或缺陷。TIA 的平均持续时间为几分钟。对于几乎所有的 TIA，症状都会在 1 小时内消失。经历过 TIA 的人应该将其视为警告，因为在患有短暂性缺血性休克的 5 万人中大约有 1/3 在之后会发生急性中风。由于所有中风症状都会突然出现，且无法确定是 TIA 还是完全中风，因此应立即寻求医疗救治。

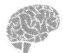 **最常见的两种痴呆症是什么？**

"痴呆症"一词描述的是由大脑功能改变引起的一组症状。老年人中最常见的两种痴呆症是阿尔茨海默病和多发性梗死性痴呆（有时也被称为血管性痴呆）。对于两种类型的痴呆症，目前还没有治愈的方法。在阿尔茨海默病中，大脑某些部位的神经细胞变化导致大量细胞死亡。一些研究人员认为遗传因素在阿尔茨海默病的发病过程中扮演了重要角色。阿尔茨海默病的症状从轻微的健忘到严重的思维、判断和日常生活自理能力的损害不等。

在多发性梗死性痴呆中，大脑供血的一系列小中风或变化可能导致脑组织死亡。小中风发作的部位决定了问题的严重性和出现的症状。突然出现的症状可能是这种痴呆症的征兆。多发性梗死性痴呆患者可能在长时间内表现出改善或稳定的迹象，但如果再次发生中风，则会迅速出现新的症状。许多多发性梗死性痴呆患者都有高血压。

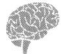 **阿尔茨海默病的 7 个警示性症状是什么？**

阿尔茨海默病的 7 个警示性症状包括：

1. 反复问相同的问题；

2. 一遍又一遍地逐字重复同样的故事；

3. 忘记如何做饭、如何修理东西、如何玩牌，以及忘记其他曾经很容易、很有规律做的事情；

4. 不能算清账；

5. 在熟悉的环境中会迷路，或者放错家里的东西；

6. 忘记洗澡或反复穿同一套衣服，同时坚持说自己已经洗过澡或衣服还很干净；

7. 依赖于其他人，如自己的爱人来做决定。

即使某人出现以上几种甚至大部分症状，也并不意味着他们一定患有阿尔茨海默病，这一点是非常重要的。这只意味着他需要接受专业的全面检查，这些医学专业人士包括神经学家或者心理学家，或者接受由研究记忆问题的专家组成的记忆紊乱诊所的检查。

即使某人出现以上几种甚至大部分症状，也并不意味着他们一定患有阿尔茨海默病，这一点是非常重要的。这只意味着他们应当由接受过记忆障碍评估培训的医疗专家，如神经科医生或精神病医生，或是由全面通晓记忆问题的专业团队所组成的综合记忆障碍诊所进行详尽检查。

脊　　髓

脊髓位于哪里？

脊髓位于脊柱内。脊髓从颅骨的枕骨下方一直延伸到第一或者第二腰椎处。在成人中，脊髓的长度为16～18英寸（42～45厘米），直径为0.5英寸（1.27厘米）。脊髓是连接大脑和身体其他部分的纽带。它是脊髓反射的整合部位。

"马尾"是什么？

"马尾"（cauda equina，源于拉丁语 cauda，意思是"尾巴"，以及 equus，意思是"马"）是起源于椎管下腰椎区域的脊髓神经群。由于脊髓仅延伸至第一或第二腰椎，因此，所有起始于这两个腰椎以下的神经根，都呈现出类似马尾巴般的细长、纤细的形态，宛如一缕缕细腻的丝线。

为什么医生在第四腰椎（L_4）进行腰椎穿刺？

腰椎穿刺，也称为脊髓穿刺，是从椎管腰段蛛网膜下腔抽取少量脑脊液的过程。鉴于脊髓止于第一或第二腰椎的界限，医疗专业人员在执行操作时，能够安全地在第四腰椎的蛛网膜下腔精准插入针头，此过程几乎不会对脊髓造成任何损伤。随后，所抽取的脑脊液将接受详尽的检测与分析流程，旨在精确鉴别是否存在感染迹象。此外，脑脊液抽取还作为一种治疗手段，旨在减轻因脑或脊髓遭受损伤、罹患疾病而引发的肿胀压力，为患者带来至关重要的舒缓与康复支持。

 脊髓内的白质是如何分布的？

脊髓内的白质被分为 3 部分。每个部分内含有的神经束的轴突都有相同的功能和结构特点。

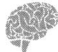 **脊髓神经束是什么？**

脊髓神经束是轴突的集合，这些轴突在直径、髓鞘和传导速度方面相对一致。神经束内的所有轴突都以相同方向传递相同类型的信息。

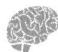 **上行传导束和下行传导束有什么区别？**

上行传导束是由感觉神经纤维构成的，这些纤维将信息向上传递到脊髓的大脑。下行传导束是由运动神经纤维构成的，这些纤维将信息从大脑传递到脊髓。

 反射是什么？

反射是对刺激的一种可预测的、无意识的反应。反射是在 18 世纪的时候被命名的，因为反射看上去是脊髓对刺激产生反应的一种表现，就像是光在镜子上反射一样。反射能使身体对变化着的内部和外部环境很快作出反应，来维持内环境的稳态。涉及骨骼肌的反射被称为躯体反射。涉及平滑肌、心肌或腺体反应的反射被称为内脏反射或自主反射。

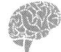 **脊髓反射弧的组成部分和过程是什么？**

脊髓反射弧是由脊髓中的神经元单独完成的，而不需要大脑的参与。反射弧通常起始于感觉神经元，终止于运动神经元。最简单的反射弧是单突触反射弧，涉及两个神经元和一个突触。在单突触反射弧中，感觉神经元和运动神经元直接形成突触。尽管大多数反射弧更为复杂，但单突触反射弧展示了反射弧的基本组成部分。

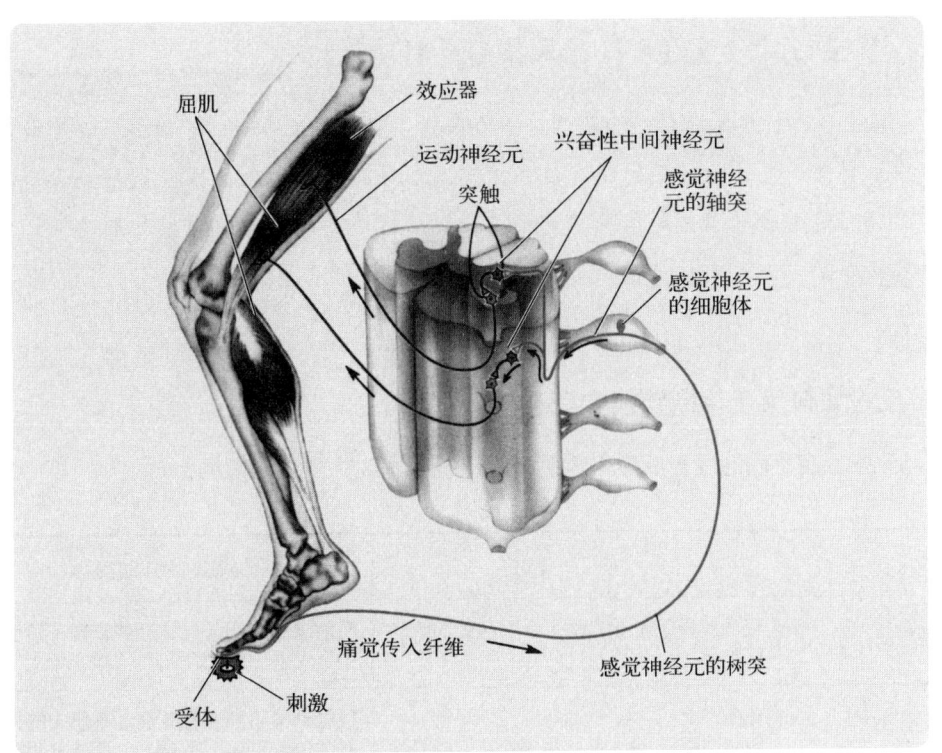

当身体对外部刺激作出反应而不涉及大脑时,这被称为脊髓反射弧。(图片来源:PREMKUMAR K. The massage connection anatomy and physiology [M]. Baltimore: Lippincott, Williams & Wilkins, 2004.)

膝跳反射的步骤是什么?

膝跳反射是按照以下 5 个步骤进行的:

1. 在膝韧带上敲击一下(膝韧带是附着在膝盖骨上的),会被肌肉内的受体(肌梭)感知;

2. 肌梭产生了一系列神经冲动,神经冲动将沿着感觉(传入)神经纤维传递,经过位于背根神经节内的细胞体,终止于运动神经元;

3. 神经末梢在运动神经元上释放神经递质,从而在运动神经元的树突和胞体上产生兴奋性突触后电位;

4. 运动神经元产生动作电位,导致肌肉内的神经末梢释放乙酰胆碱;

5. 肌肉在接收到乙酰胆碱后,会经历去极化过程,并随之发生收缩。

医生用什么仪器来检测人体的反射功能？

医生在进行人体反射功能检测时，会采用一种专业工具——叩诊槌，亦称敲诊槌或反射槌，它是一款设计精巧的医疗辅助器械，配备柔软的橡胶敲击头。这一装置特别用于轻轻叩击身体的特定关节或腱部区域，以激发并观察相应的神经反射现象。

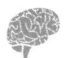 **反射如何用于诊断疾病和障碍？**

与正常反应不同的反射反应可能是神经系统疾病或并发症的指征。

反射	描述	疾病或损伤的指征
腹壁反射	轻轻抚摸下腹部的两侧会引起腹部肌肉的收缩	反射缺失表明外周神经或脊髓下段反射中心受损；也可能表明多发性硬化症
跖（跟腱）反射	轻敲跟腱时，会引起比目鱼肌和腓肠肌的收缩，导致足部的跖反射	反射缺失可能表明支配后腿肌肉的神经或腰骶部神经元受损；也可能表明患有慢性糖尿病、酒精中毒、梅毒或蛛网膜下腔出血
巴宾斯基反射	轻抚足底外侧部分会引起脚趾蜷曲（足底反射）	反射表明锥体束运动系统的上运动神经元受损
肱二头肌反射	轻敲肘关节的二头肌肌腱时，会引起肱二头肌和肱肌的收缩，从而导致肘关节屈曲	反射缺失可能表明 C_5 或 C_6 椎骨水平受损
布鲁金斯基征	用力使颈部屈曲，会导致腿部和大腿的屈曲	反射表明脑膜受到刺激
霍夫曼征	轻弹中指会引起所有手指和拇指的屈曲	反射表明脊髓上运动神经元受损
柯氏征	当患者仰卧且膝盖伸直时，髋关节的屈曲会导致膝盖的屈曲	反射表明脑膜受到刺激或存在椎间盘突出
膝反射（膝跳反射）	敲击膝韧带可以引起股四头肌收缩，导致腿部向上弹跳	反射缺失可能表明 L_2、L_3、L_4 椎骨水平受损；也可能表明患有慢性糖尿病或梅毒
龙贝格征	闭眼站立时无法保持平衡	该体征表明脊髓后索受损
肱三头肌反射	轻敲肘关节处的三头肌肌腱会引起三头肌的收缩，从而导致肘关节伸展	反射缺失说明 C_6、C_7、C_8 脊柱水平的损伤

脊髓损伤是如何分类的？

脊髓损伤会导致一段时间的感觉和运动瘫痪，称为脊髓休克。损伤的严重程度将决定瘫痪持续的时间，以及是否会造成永久性损伤。

脊髓震荡不会导致脊髓出现可见的损伤。由此引起的脊髓休克是暂时的，可能仅持续几个小时。

脊髓挫伤涉及脊髓白质的损伤（挫伤）。恢复更为缓慢，并可能造成永久性损伤。

脊髓撕裂伤是由椎骨碎片或其他异物穿透脊髓引起的，通常需要更长的恢复时间，而且不能完全恢复。

脊髓压迫发生在椎管受到挤压或扭曲时。缓解压力通常可以缓解症状。

脊髓横断是脊髓的完全断裂。外科手术无法修复断裂的脊髓。

脊髓的损伤部位是如何反映出损伤性质的？

在第五颈椎或更高位置的脊髓损伤会使上肢和下肢的感觉和运动能力丧失，而且损伤部位以下的躯体功能都会受损。这种高位脊髓损伤后的瘫痪被称为四肢瘫痪。发生在脊髓胸段的损伤仅影响下肢的运动控制。这种瘫痪仅影响下肢，被称为截瘫。

周围神经系统：躯体神经系统

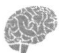 **周围神经系统由哪些部分组成？**

颅神经和脊神经构成了躯体周围神经系统。这些神经将大脑和脊髓与外周结构（如皮肤表面和骨骼肌）连接起来。

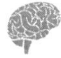 **体内周围神经的总长度是多少？**

体内周围神经的总长度约为9.3万英里（15万千米）。

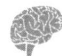 **人体内有多少对脑神经？**

人体内有 12 对脑神经。脑神经通过罗马数字和名称来指定。罗马数字表明脑神经由大脑传出的顺序。脑神经的名称表明其解剖特征或功能。

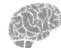 **脑神经都有哪些，它们的功能是什么？**

脑神经及其功能

脑神经的名称	功　能
Ⅰ 嗅神经	嗅觉
Ⅱ 视神经	视觉
Ⅲ 动眼神经	眼球和眼睑的运动；瞳孔收缩；调节晶状体焦距
Ⅳ 滑车神经	眼球运动（向下、向外运动）
Ⅴ 三叉神经	面部的感觉，包括头皮、前额、面颊、上唇、上腭、舌及下颌的感觉；咀嚼
Ⅵ 外展神经	眼球外侧运动
Ⅶ 面神经	面部表情、味觉、眼泪和唾液的分泌
Ⅷ 前庭蜗神经	听觉和平衡感
Ⅸ 舌咽神经	舌头的味觉及其他感觉；吞咽和唾液的分泌
Ⅹ 迷走神经	吞咽、咳嗽、发声；监测血液中的血压、氧气和二氧化碳水平
Ⅺ 副神经（也叫脊副神经）	发声；控制上腭骨骼肌、咽喉部骨骼肌；头和肩膀的运动
Ⅻ 舌下神经	说话和吞咽时舌头的运动

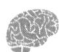 **最大的脑神经是什么？**

三叉神经是最大的脑神经，尽管它不是最长的神经。

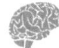 **哪对脑神经损伤造成了三叉神经痛？**

三叉神经痛是由第五对脑神经，即 Ⅴ 三叉神经受到压迫或退化引起的。患有此病的人会在面部一侧、下巴或脸颊处突然感到剧烈刺痛。这种疼痛可能持续几秒钟，并可能在数小时、数天、数周甚至数月内反复出现。这些发作可能像开始时一样迅速消退，几

个月甚至几年内都不会再出现疼痛。

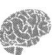 **贝尔麻痹是由哪对脑神经受损引起的？**

贝尔麻痹是一种暂时性面部瘫痪，是第七对脑神经，即 VII 面神经受损或创伤所致。该神经可能肿胀、发炎或被压迫，导致大脑向面部肌肉传递的信号中断。贝尔麻痹患者的面部一侧或两侧出现抽搐、无力或瘫痪；眼睑和嘴角下垂；流口水；眼睛或口腔干燥；味觉受损；以及一只眼睛流泪过多。尽管症状会突然出现，但患者通常会在两周内开始恢复，并在三到六个月内恢复正常功能。

 人体内一共有多少对脊神经？

人体内一共有 31 对脊神经。脊神经根据其离开椎骨的位置进行分组。包括 8 对颈神经（C_1—C_8）、12 对胸神经（T_1—T_{12}）、5 对腰神经（L_1—L_5）、5 对骶神经（S_1—S_5）和 1 对尾神经（Co_1）。

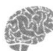 **脊神经是如何附着在脊髓上的？**

脊神经在脊椎管内分为两束：背根和腹根。背根是位于后部的束，内含有感觉神经元的轴突，它们将信息传入脊髓。腹根是位于前部的束，内含有运动神经元的轴突，将指令传递至肌肉或者腺体。因此，每个脊神经是感觉神经元和运动神经元的复合体。

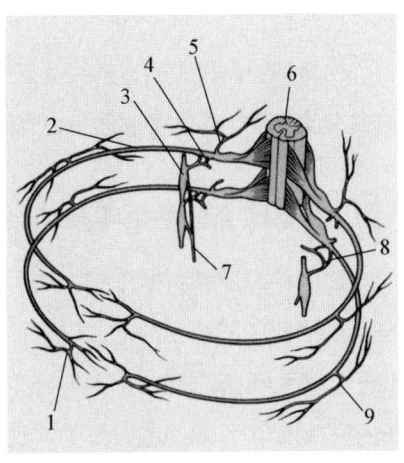

脊神经的解剖结构：1. 前部表皮束；2. 腹支；3. 交感神经节；4. 白质分支；5. 背支；6. 脊髓；7. 交感神经；8. 灰质分支；9. 外侧表皮束。（图片来源：Stedman's Medial Dictionary[M]. 27th Ed. Baltimore: Lippincott, Williams & Wilkins, 2000.）

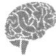 **体内最长的脊神经是什么？**

最长的脊神经是胫神经，平均有 20 英寸（50 厘米）长。

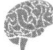 **神经丛是什么？**

神经丛（plexus，源于拉丁语 *plectere*，意思是"编织"）是脊神经交汇成的网状结构。身体每

侧都有 4 个主要的神经丛：1. 颈神经丛支配着颈部的肌肉、颈部的皮肤、头的后方和膈肌；2. 臂神经丛支配着肩膀和上肢；3. 腰神经丛支配着腹壁的皮肤和肌肉；4. 骶神经丛支配着臀部和下肢。神经进一步会分成很多更小的分支。

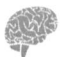 **皮节是什么？**

皮节（dermatomes，源于希腊语 derma，意思是"皮肤"，以及 tomos，意思是"切割"）是指由单条脊神经支配的皮肤表面区域。

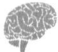 **哪种感染可能影响单个皮节的皮肤？**

带状疱疹（或称为带状疱疹）是在单个皮节感觉神经对应的皮肤区域出现的一种疼痛性皮疹。导致这种疾病的病毒与导致水痘的病毒相同。如果某人在儿童时期患过水痘，病毒可能会在脊神经根的神经中潜伏数十年。如果病毒被重新激活，就会表现为带状疱疹。

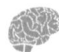 **坐骨神经痛的原因是什么？**

坐骨神经痛是由坐骨神经受压引起的，包括椎间盘突出，以及长时间将钱包置于后口袋并久坐不动。虽然疼痛通常在几周后就会消退，但非处方止痛药可能有助于缓解疼痛。

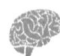 **腕管综合征是由哪条神经的损伤引起的？**

正中神经控制着拇指和其他手指（尽管不包括小指）掌侧的感觉，同时还控制着某些手部小肌肉的神经冲动，这些神经冲动可以使得拇指和其他手指运动。腕管综合征发生于前臂和手掌之间的正中神经受压或者手腕受压的时候。腕管是手腕底部一条狭窄而坚硬的韧带和骨骼通道，其中容纳着正中神经和肌腱。有时，由于肌腱发炎肿胀或其他肿胀导致通道变窄，从而使正中神经受到压迫。腕管综合征的特点是手部和手腕疼痛、无力或麻木，这种感觉通常会向上延伸到手臂。

根据国家神经疾病和中风研究所的数据，腕管综合征的初步治疗包括让受影响的手和手腕至少休息两周。可以使用非甾体抗炎药来缓解疼痛。冰敷和皮质类固醇可能有助于减轻肿胀和对神经的压力。如果症状持续存在，则可能需要进行手术来切开手腕周围的韧带组织，以减轻对正中神经的压力。

> **当脚部麻木时,为什么会感觉到像针扎一样?**
>
> 局部的压力,比如长时间跷着腿或坐在腿上,可能会暂时压迫神经,使脚部的感觉和运动功能短暂丧失。当局部压力消失时,神经末梢重新被激活,就会产生一种像针扎一样的感觉。

周围神经系统:自主神经系统

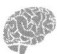 **自主神经系统调节什么?**

自主神经系统调节"无意识"活动,这些活动不受意识层面的控制。具体而言,自主神经系统支配着体内平滑肌、心肌和腺体的活动。

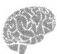 **自主神经系统是如何构成的?**

自主神经系统由两部分构成:交感神经系统和副交感神经系统。交感神经系统又称为"战斗或逃跑"系统,因为它通常会刺激组织的代谢、提高机体的警觉性,并总体上使身体做好准备以应对紧急情况。副交感系统也被称为"休息和放松"系统,因为它节省能量并促进静止活动,如消化。一般来说,交感神经系统和副交感神经系统都支配着靶细胞的活动。

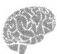 **自主神经系统的神经通路与躯体神经系统的神经通路有何不同?**

在躯体神经系统中,运动神经元的髓鞘化轴突直接从中枢神经系统延伸到效应器(如骨骼肌)。而在自主神经系统中,神经通路总是由两个神经元组成。第一个神经元是节前神经元,其

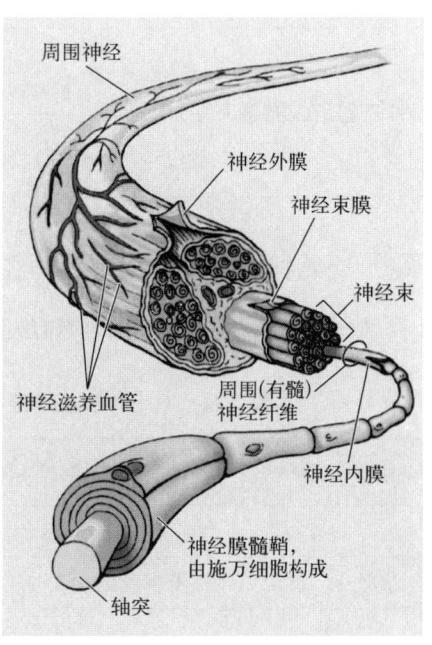

周围神经的结构。(图片来源:Stedman's Medial Dictionary [M]. 27th Ed. Baltimore: Lippincott, Williams & Wilkins, 2000.)

细胞体位于中枢神经系统。它的髓鞘化轴突从中枢神经系统延伸到自主神经节或连接处，在那里与第二个神经元形成突触连接。第二个神经元是节后神经元，位于外周神经系统。

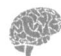 **躯体神经系统与自主神经系统有什么区别？**

以下表格解释了躯体神经系统与自主神经系统之间的主要差异。

躯体神经系统与自主神经系统的区别

	躯体神经系统	自主神经系统
效应器	骨骼肌	心肌、平滑肌和腺体
调控的类型	随意调控	非随意调控
神经通路	一个运动神经元从中枢神经系统延伸出来，直接与骨骼肌纤维形成突触	一个运动神经元（节前神经元）从中枢神经系统延伸出来，在神经节内与另一个运动神经元形成突触；第二个运动神经元（节后神经元）与内脏效应器形成突触
神经递质	乙酰胆碱	乙酰胆碱或者去甲肾上腺素
神经递质在效应器上的作用	总是起到兴奋性作用（引起骨骼肌收缩）	有时是兴奋性作用（导致平滑肌收缩、心率增加、心脏收缩力增强或腺体分泌增加）；有时是抑制性作用（导致平滑肌松弛、心率降低或腺体分泌减少）

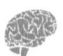 **交感神经系统与副交感神经系统对于器官的作用有什么不同？**

很多器官同时受到自主神经系统的交感神经系统和副交感神经系统的支配。

交感神经与副交感神经支配的比较

效应器	交感神经支配的效应	副交感神经支配的效应
心肌		
心脏	增加心率、收缩力和血压	降低心率、收缩力和血压
平滑肌		
眼睛	瞳孔扩张；远视聚焦	瞳孔收缩；近视聚焦
胃和肠道	减缓蠕动；收缩括约肌	增加蠕动；舒张括约肌
肺	舒张；气道直径增加	收缩；气道直径减小

续 表

效应器	交感神经支配的效应	副交感神经支配的效应
发囊的立毛肌	收缩使得毛发直立（"鸡皮疙瘩"）	未知效应
膀胱	膀胱松弛；括约肌收缩	肌肉壁收缩；内部括约肌松弛以排尿
生殖器官	男性射精	阴茎勃起（男性）或者阴蒂勃起（女性）
腺体		
汗腺	增加分泌	无（没有神经支配）
泪腺（流泪）	无（没有神经支配）	刺激分泌
唾液腺	减少消化液分泌	增加消化液分泌
肾上腺	肾上腺髓质分泌肾上腺素和去甲肾上腺素	无（没有神经支配）

学习和记忆

 大脑的哪个部位参与高级指令功能？

高级指令功能，如学习和记忆，涉及大脑皮层区域之间，以及皮层与其他大脑区域之间的复杂相互作用。信息整合既有随意性的也有非随意性的。因为高级指令功能并不是大脑在出生时就已经固定不变、像电路布线那样预设好的功能。相反，这些功能是通过大脑内部不同区域之间的复杂相互作用和连接逐渐发展和形成的。

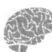 **大脑皮层有哪些区域及其功能？**

大脑皮层分为 3 个功能区：1. 感觉区；2. 运动区；3. 联合区。感觉区接收并解释感觉冲动。运动区控制肌肉运动。联合区则参与记忆、情绪、推理、意志、判断、性格特征和智力等综合性功能。

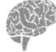 **大脑内哪些区域调控着某些特殊功能？**

研究者发现，大脑内的某些区域调控着机体的某些特殊功能。在 1909 年，德国医生和研究者科比尼安·布罗德曼（Korbinian Brodmann），发表了《大脑皮层细胞

结构原理的比较定位理论》(Vergleichende Lokalisationslehre der Grosshirnrinde in ihren Prinzipien dargestellt auf Grund des Zellenbaues)。这篇文章详述了大脑皮质内功能的定位图。布罗德曼的图谱至今仍被用来描绘负责特定功能的大脑皮层区域。

一些重要的布罗德曼功能区

区 域	功 能
1、2、3	初级体感皮层（触觉、关节和肌肉位置、疼痛、温度）
4	初级运动皮层（控制特定的肌肉或肌肉群）
5、7	体感联合皮层（整合和解释躯体感觉；也储存过去的感官经验记忆）
6	前运动皮层（处理复杂和顺序性的习得运动活动）
8	额叶眼区（眼球运动）
9、10、11	三级运动皮层
17、18、19、20、21	视觉皮层（传递形状和颜色的视觉信息；解释和评估视觉经验）
22	听觉联合皮层（将声音解释为言语、音乐或噪音）
28	初级嗅觉皮层（接收嗅觉冲动）
39、40（也包括22）	韦尼克区（言语）
41、42	初级听觉皮层（接收声音特性的听觉冲动，如音高和节奏）
43	初级味觉皮层（接收味觉冲动）
44、45	布罗卡区（言语）

谁发现了大脑中负责言语和语言的区域？

皮埃尔·保罗·布罗卡（Pierre Paul Broca）在1861年确定了大脑中负责言语产生的区域。他观察到一个病人除了发出无意义的"tan、tan"声外，不能说话。在该病人去世后，布罗卡检查了他的大脑，并确定该病人大脑半球的前额叶缺失了一部分。布罗卡继续检查其他不能说话且智力正常（即没有智力障碍）的个体的大脑，发现他们都缺少大脑的同一区域。

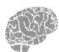 布罗卡区和韦尼克区的区别是什么？

布罗卡区和韦尼克区都与言语有关。布罗卡区与言语的产生有关，它控制大脑中的词汇流向嘴巴。而韦尼克区则与言语的理解和解释有关。

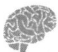 失语症是什么原因造成的？

失语症是由于大脑的某些部分受到损害而造成的语言功能障碍，这些部分是负责语言信息的。中风是造成失语症最常见的原因，尽管失语症也可能由脑肿瘤、感染、头部损伤或损伤大脑的痴呆症引起。失语症患者难以说话——无论是产生单词还是完整的句子结构——或难以理解言语，或两者兼有。

根据失语症的严重程度（以及永久性脑损伤的程度），一些患者几乎不需要或完全不需要康复治疗就能恢复说话能力。然而，在大多数情况下，需要进行言语治疗才能恢复语言能力。

 阅读障碍是什么，出现阅读障碍的原因是什么？

阅读障碍包括各种语言困难。总体上说，患有阅读障碍的人不能清楚地理解字母、单词及各种符号的含义。该病会影响人的智力发展。患阅读障碍的儿童会颠倒单词或字母的书写顺序，犯一些奇怪的拼写错误，难以分辨颜色，或是根本不能听写。此外，患者还可能伴随视觉感知的异常或情绪调节的紊乱。

近年来，科学研究揭示了神经功能紊乱是阅读障碍的另一重要诱因。值得注意的是，阅读障碍在性别分布上呈现出显著的差异，其中男性患者占比高达约90%。

回溯历史，"阅读障碍"这一概念最早的使用可追溯至1887年，由德国斯图加特的学者鲁道夫·柏林（Rudolph Berlin）首次命名并引入学术界。而关于此类学习障碍的最早记录，则可远溯至公元前30年，当时的历史文献中便已有关于因头部创伤（如被石头击中）而导致读写能力丧失的个案记载，由瓦列里乌斯·马克西姆斯（Valerius Maximus）与普利尼（Pliny）等古代学者所提及。

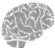 智力可以衡量吗？

最早用于衡量智力的测试是由法国生理学家阿尔弗雷德·比奈（Alfred Binet）和西

奥多·西蒙（Theodore Simon）于1905年发明的。该测试的目的是衡量诸如判断、理解和推理等技能，以便将儿童分配到学校适当的班级中。斯坦福大学心理学家刘易斯·特曼（Lewis Terman）于1916年将该测试引入美国，并将其重命名为斯坦福-比奈测试。自那以后，还开发了其他智力测试，如韦氏成人智力量表和韦氏儿童智力量表。这些测试得出的分数被称为智商（IQ）。

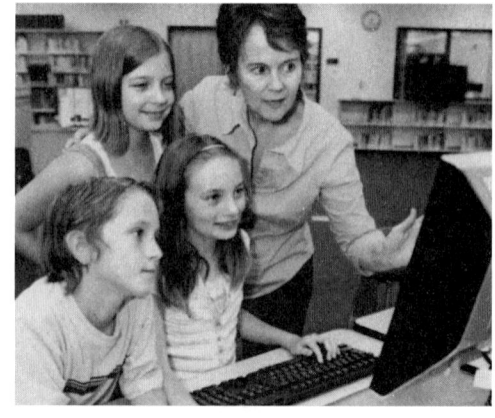

对于如何衡量智力和关于影响学习能力的是遗传因素还是环境因素的争论仍在进行。（图片来源：iStockphoto.com）

智力是什么？

智力没有明确、标准的定义。心理学家认为，智力是个体对环境的适应能力，这是理解智力是什么，以及它有什么作用的基础。大多数研究人员认为，智力是一个人理解环境、理性地评估环境并作出适当反应的能力。

IQ 是如何计算的？

智商（IQ）或智力商数，最初是通过将一个人的心理年龄与其实际年龄之比乘以100来计算的。按照这种方法，一个10岁的孩子在测试中表现出相当于12岁孩子的水平（心理年龄为12岁），则他的 IQ 为 12/10×100=120。根据最新的研究成果，关于 IQ 的计算与理解已经发生了显著变化。"心理年龄"作为直接计算 IQ 基础的概念确实已受到广泛质疑，并被更为科学和精细的统计方法所取代。当前，IQ 的评估主要依赖于标准化测试中的得分分布，通过统计手段确定某一 IQ 值在整体人群中的相对位置。

具体而言，IQ 100 被普遍认可为表示平均智力水平的基准点，这意味着在一个标准化测试的样本中，大约有一半的参与者得分会低于100，而另一半则高于此数。这种设定确保了 IQ 分数的相对性和标准化，便于跨群体比较。

对于 IQ 70 或以下的分数，现代研究倾向于谨慎解读，不再单纯将其视为智力迟缓的绝对标志，而是可能表明个体在认知功能上存在某种程度的挑战或需要额外的支持。

同样，IQ 130 或以上的高分也不再简单地等同于超乎常人的天赋，而是表明个体在智力活动上可能展现出较高的效率和潜力，但仍需考虑其他非认知因素的综合影响。

综上所述，IQ 的计算与理解已逐渐转变为一种更加全面、多维度的评估方式，旨在更准确地反映个体的认知能力和潜在发展。

记忆是什么？

记忆是指回忆信息和经历的能力。记忆和学习是相关的，因为要记住某件事，首先必须学习它。记忆可以是事实或技能。传统上，记忆"痕迹"被描述为在学习过程中形成的具体事物。当神经元记录并存储信息时，这些痕迹会被印刻在大脑上。然而，记忆在大脑中是如何形成和表示的，目前尚不完全清楚。

短期记忆与长期记忆的区别是什么？

短期记忆，也称为初级记忆，是指可以立即回忆起来的一小部分信息。这些被回忆的信息没有永久的重要性，比如只使用一次的名字或电话号码。长期记忆是一个过程，通过这个过程，出于某种原因被认为重要的信息会被记住更长的时间。短期记忆可能会转化为长期记忆。

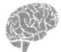

哪些大脑区域与记忆有关？

多个大脑区域与记忆有关，包括额叶、顶叶、枕叶和颞叶的联合皮层、海马体和间脑。海马体受损会导致无法将短期记忆转化为长期记忆。记忆丧失可能是由创伤或损伤、疾病、不良生活方式（如酗酒和吸毒），以及衰老等因素导致的。

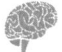

失忆症是什么？

失忆症是指由于疾病或创伤导致的记忆丧失。记忆丧失的程度和类型取决于大脑受损的区域。患有逆行性失忆症的人会失去对过去事件的记忆。这在头部受伤时很常见。通常，一个人将无法回忆起事故或跌倒之前的事件和时刻。

患有顺行性失忆症的人无法存储新的记忆，但他们之前的记忆是完整的，并且可以回忆起来。他们很难形成新的长期记忆。因此，对于这些人来说，每次经历都是新的，即使他们之前已经经历过，比如遇见一个人或读一本书。

一个人的记忆能力可以得到改善吗?

提高记忆力可以有不同的手段和方法。研究表明,保持活跃并不断学习新信息的人的记忆力下降较少。其他方法包括减轻压力、保持积极态度、使用视觉和语言的记忆符和其他记忆辅助方法。记忆辅助方法的一个例子是视觉图像记忆法。

睡眠和梦

意识是什么?

有意识的个体会对其周围环境保持警觉和关注,而无意识的个体则对其周围环境毫无察觉。然而,意识状态从正常意识到有意识但无反应的状态不等,而无意识状态则从睡眠状态到昏迷状态不等。

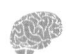
格拉斯哥昏迷评分量表是如何将意识状态进行分类的?

格拉斯哥昏迷评分量表(GCS)是最常用的评估头部损伤或其他神经系统疾病严重程度的评分系统。它对3个部分的反应进行评分,包括眼、言语和运动反应,之后得出总分。下面的这个表格列出了评分的具体方法:

格拉斯哥昏迷评分量表

评价部位	反应	得分
睁眼反应	自发睁眼、眨眼	4
	对言语刺激、命令、讲话有反应	3
	仅对疼痛有反应(不包括面部)	2
	无反应	1
言语反应	定向准确且能够交谈	5
	言语混乱,但是可以回答问题	4
	言语不恰当	3
	言语无法理解	2

续 表

评价部位	反 应	得 分
	无反应	1
运动反应	可以按照指令行使运动	6
	疼痛刺激定位准确	5
	疼痛刺激时退缩	4
	疼痛刺激时产生屈肌反应（去皮质强直）	3
	疼痛刺激时产生伸肌反应（去大脑强直）	2
	无反应	1

格拉斯哥昏迷评分总分（GCS）表示昏迷的程度：

GCS 3～8 分：昏迷，没有睁眼运动，没有执行命令的能力，无法言语；

GCS 8 分及以下：严重颅脑损伤；

GCS 9～12 分：中度颅脑损伤；

GCS 13～15 分：轻度颅脑损伤。

"脑死亡"一词是什么时候被提出的？

法国神经学家莫拉雷（P. Mollaret）和古隆（M. Goulon）在1958年首次将一种深度昏迷（字面意思是超越昏迷的状态）的临床状态描述为"脑死亡"。

睡眠有哪些阶段？

通过脑电图（EEG）收集的睡眠期间的大脑活动数据显示，睡眠至少分为四个阶段。在第一阶段，心率和呼吸频率略有下降，眼球缓慢地从一侧滚向另一侧，个体会有一种漂浮的感觉。第一阶段睡眠通常不被归类为"真正"的睡眠。这一阶段通常只持续五分钟。在第一阶段睡眠中被唤醒的人通常会坚持说他们并没有在睡觉，而只是在"闭目养神"。

第二阶段睡眠的特点是出现短暂的波形爆发，称为"睡眠纺锤波"，以及"K 复合波"，即在睡眠纺锤波前后出现的高电压爆发。此时，眼睛通常保持静止，心率和呼吸频率仅略有下降。睡眠并不深。

第三阶段睡眠是中间睡眠阶段，特点是呼吸平稳、缓慢，脉搏缓慢，体温和血压下降。只有很大的噪音才能唤醒处于第三阶段睡眠的人。

第四阶段睡眠，即深度睡眠，是睡眠最深的阶段。它通常在入睡后大约一小时才开始。脑电波变得更慢，心率和呼吸频率下降到清醒状态下的20%到30%。在第四阶段睡眠中，即使受到噪音等外部刺激，睡眠者也不会醒来，尽管脑电图会显示大脑已经感知到这些刺激。第四阶段睡眠持续近一个小时，之后睡眠者会逐渐回到第三阶段睡眠，然后是第二阶段和第一阶段，之后周期重新开始。

为什么人们要睡觉？

目前，科学家们还不清楚为什么人们要睡觉，但是有研究表明，睡眠对于人类的生存有着重大的意义。睡眠对神经系统正常的工作十分必要。如果晚上睡眠过少的话会让人感到意志消沉，第二天不能集中精力，长期睡眠不足会导致记忆力和身体机能下降。如果持续睡眠不足，人就会出现幻觉和情绪波动。

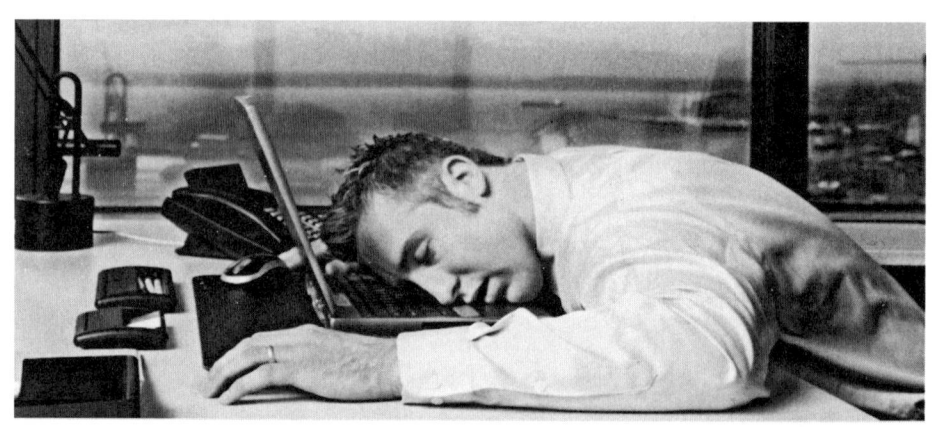

缺乏充足的睡眠会影响一个人白天的活动能力。（图片来源：iStockphoto.com）

人每天晚上会做多少梦？

平均每个人每晚会做三到四个梦，每个梦持续十分钟或更长时间。

REM 睡眠是什么？

REM 睡眠是指快速眼动睡眠。它的特点是呼吸和心率比非快速眼动（NREM）睡眠更快。唯一没有 REM 睡眠的人是那些生来就失明的人。REM 睡眠通常会有 4～5 个周期，时间从五分钟到一小时不等。随着睡眠的继续，REM 睡眠的时间会逐渐延长。

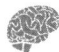 睡眠周期是什么？

通常，每晚会有几个睡眠周期。每个周期都以一段 REM 睡眠开始。在夜晚早些时候，会有第三和第四阶段的睡眠期，但这些阶段会随着早晨的到来而减少，此时 REM 睡眠期会更长，而深度睡眠则更少。

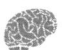 睡眠周期中何时会做梦？

几乎所有的梦都发生在 REM 睡眠期间。科学家尚不完全了解做梦的重要性，但有一种理论认为，大脑要么是在整理白天获得的信息并丢弃不需要的数据，要么是在创造场景来处理引起情绪困扰的情况。无论其功能如何，大多数被剥夺睡眠或梦境的人都会迷失方向、无法集中注意力，甚至可能出现幻觉。

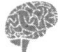 为什么很难记住梦？

看起来梦的内容存储在短期记忆中，并且除非以某种方式表达出来，否则无法转移到长期记忆中。睡眠研究表明，当那些认为自己从不做梦的人在夜间做梦时被唤醒时，他们通常能够回忆起梦境的内容。

一个人需要睡多长时间？

随着一个人的年龄增长，花在睡眠上的时间也有所改变。下面的表格显示了不同年龄的人通常在夜间需要的睡眠时间。当一个人 20 岁的时候，他就已经花了生命中大约 8 年的时间来睡觉。一个 60 岁的人，已经花了大约 20 年的时间用于睡觉。

年　龄	睡眠时间(小时)
1～15 天	16～22
6～23 个月	13
3～9 岁	11
10～13 岁	10

续 表

年　龄	睡眠时间（小时）
14～18岁	9
19～30岁	8
31～45岁	7.5
46～50岁	6
50岁以上	5.5

一个人能多久不睡觉？

完全不睡觉会比饥饿更快地导致死亡。一个人可以几周不吃东西，但只能坚持十天左右不睡觉。几天不睡觉的人会出现极端的心理不适，随后会出现幻觉和精神错乱行为。

睡眠疾病都有哪些？

最常见的睡眠障碍是失眠。失眠是指持续难以入睡、保持睡眠或睡眠不安。从医学上讲，失眠是其他睡眠障碍的症状。因此，治疗失眠依赖于治疗基础的失眠原因，这些原因有可能是压力、抑郁或者饮用了过多的咖啡因或者酒精。

嗜睡症是指在夜间睡眠充足的情况下，白天仍极度嗜睡。嗜睡症曾一度被误认为是由抑郁、懒惰、无聊或其他消极性格特征引起的。嗜睡症的特点是在不适当的时候入睡。这种睡眠可能只持续几分钟，而且通常在肌肉无力期之后发生。情绪事件可能触发嗜睡症发作。一些嗜睡症患者会经历一种睡眠瘫痪的状态。他们醒来时会发现自己的身体除了呼吸和眼球运动外都处于瘫痪状态。换句话说，大脑是清醒的，但身体仍在睡眠中。

睡眠呼吸暂停是一种呼吸障碍，患者会因为呼吸中断而短暂醒来，甚至可能在短时间内停止呼吸。阻塞性睡眠呼吸暂停（OSA）是最常见的睡眠呼吸暂停形式。它发生在呼吸时空气无法流入或流出患者的鼻子或嘴巴时。

梦游通常发生在睡眠周期的哪个阶段？

梦游一般发生在深度睡眠期间，但也可能出现在 NREM 睡眠期。它最常见于儿童，尽管美国国家睡眠基金会估计，有 1% 到 15% 的人口可能是梦游者。梦游者通常仍处于睡眠状态，不记得自己离开过床。与普遍流传的说法相反，梦游者应该被唤醒，尽管他们醒来时可能会感到困惑。

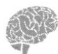 生物钟是什么？

生物钟是体内规律的、自然的节奏。尽管我们的生活以一天24小时进行，但研究人员发现，正常的生物钟更接近于25小时一个周期。许多生理过程，包括睡眠/觉醒周期、体温、胃液分泌和肾功能，都遵循一定的模式。例如，体温在傍晚时分达到高峰，而在凌晨2:00至5:00之间降至最低。血压、心跳和呼吸都遵循有节奏的周期。夜间尿液的产生量减少，以便人们能够不间断地休息。当睡眠/觉醒周期被打乱时，就会发生生物钟紊乱。这通常会影响轮班工作者，他们的生物钟因相互冲突的睡眠和工作时间表而受到干扰。"时差反应"是生物钟紊乱的另一种形式。

第7章 感觉系统

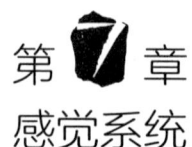

简　介

主要的感官有哪些？

早在古希腊哲学家亚里士多德的时代，人们就认识到五种感官，包括嗅觉、味觉、视觉、听觉和触觉。后来，科学家将这些感官分为两大类。一类是特殊感官，由高度局部化的感觉器官产生，包括嗅觉、味觉、视觉、听觉和平衡感。另一类是普通感官，广泛地分布在全身，包括触觉、压力感、痛觉、温度感和振动感等。

感觉受体是什么？

感觉受体是位于皮肤和其他组织内的可以探测到内部和外部环境变化的结构。这些受体包括特化的神经末梢或者与神经元细胞密切接触的特化细胞，它们将刺激（声音、颜色、气味等）的能量转换为神经系统内的电信号。感觉受体与其他细胞一起，构成了主要的感觉器官，包括眼睛、耳朵、鼻子和味蕾。

已经确定的感觉受体一共有多少种？

已经确定的感觉受体一共有 5 种类型，每种类型都对应着一种不同的刺激类型。

化学受体——对化学复合物（如气体分子）产生反应；

光学受体——对光产生反应；

温度受体——对温度的变化产生反应；

机械受体——对压力或者运动的变化产生反应；

痛觉受体——对引起痛觉的刺激产生反应。

男性和女性的感官感知是否相同？

研究表明，女性对嗅觉、味觉、触觉、听觉和视觉的敏感度高于男性，并且这些感官更易受到荷尔蒙因素的影响。在女性的月经周期中测量感官敏锐度时发现，当雌激素水平最高时，即排卵期间，她们的感官最为敏锐。

联觉在人群中发生的概率有多高？

联觉（synesthesia），是指本来是一种通道的刺激能引起该通道的感觉，但现在这种刺激却同时引起了另一种通道的感觉的现象。例如，有人看到红色会觉得温暖，或者听到某个音符会"看到"对应的颜色。联觉在人群中的发生率相对较低。有研究显示，大约每2 000人中就有1人具有联觉能力。它似乎是遗传性的，并且在女性中更为常见。

与一般感官受体相关的身体结构有哪些？

与一般感官（包括触觉、压力感、痛觉、温度感和振动感）相关的受体通常与皮肤相关联。然而，还有其他受体与更深层的结构相关联，如肌腱、韧带、关节、肌肉和内脏器官。

舌头是一个敏感的器官吗？

舌头对触觉、温度和疼痛的敏感度高于身体的其他任何部位。

痛觉受体的另一个名称是什么？

痛觉受体也被称为伤害感受器。它们特别常见于皮肤的浅表部分、关节囊内、骨骼的骨膜内及血管壁周围。

哪种感官与情绪最为紧密相关？

嗅觉是与情绪联系最紧密的感官。因为从嗅觉受体传递到大脑的某些神经必须通过边缘系统，每次接收到气味时都会刺激边缘系统及其情绪和性欲中心。

 身体如何检测温度的变化？

温度感觉是由被称为冷感受器和热感受器的特殊游离神经末梢检测到的。冷感受器对温度下降作出反应，而热感受器对温度升高作出反应。冷感受器对 50 ℉（10 ℃）至 68 ℉（20 ℃）之间的温度最为敏感。低于 50 ℉（10 ℃）的温度会刺激疼痛感受器，产生冷冻感。热感受器对 77 ℉（25 ℃）以上的温度最为敏感，并在 113 ℉（45 ℃）以上的温度下变得不敏感。接近和高于 113 ℉（45 ℃）的温度会刺激疼痛感受器，产生烧灼感。热感受器和冷感受器反应都十分迅速。在连续刺激约一分钟后，温暖或寒冷的感觉开始消退。

幻肢痛是什么？

幻肢痛，顾名思义，是一种奇特的现象，即在身体已不存在的部分（如截肢后的肢体）感受到的疼痛。这一术语源于美国内战时期，当时一位截肢的老兵向医生描述他仍能感受到"抽筋"的腿肌肉，并请求按摩，由此引起了医生的注意。

关于幻肢痛的一种主流解释是，尽管肢体已失去，但残肢内残留的神经可能仍在活跃地产生神经冲动。这些冲动被传递到大脑后，被错误地解读为来自已缺失肢体的信号，从而引发了疼痛或不适的感觉。

另一派理论则提出，幻肢感可能源于大脑为适应缺失肢体带来的感觉空白而进行的重组。大脑为了填补这一空白，可能会以一种特殊的方式"重构"或"重映"原有的肢体感觉，从而产生了幻肢感。

嗅　　觉

 嗅觉是如何工作的？

嗅觉是一种高度复杂的感官体验，它与鼻腔上部的嗅觉受体细胞紧密相连。这些嗅觉受体，也被称为化学感受器，能够检测到空气中以气体形式存在的化学物质。当这些化学物质（即气味分子）进入鼻腔时，它们必须首先溶解在围绕嗅觉受体细胞纤毛的黏膜分泌物中，才能被受体识别。值得注意的是，嗅觉受体神经元是神经系统中唯一直接暴露于外部环境的部分，这使得它们能够迅速响应环境变化。

一旦气味分子与嗅觉受体结合，这一相互作用将触发一系列生物化学反应，最终导致神经冲动的产生。这些神经冲动沿着嗅觉神经纤维迅速传递到大脑的嗅球区域，并进一步处理以识别特定的气味。嗅球作为嗅觉信息处理的中心，能够整合来自不同嗅觉受体的信号，并将其转化为大脑可以理解的形式。

大脑是如何识别不同气味的？

最新的研究表明，嗅觉的复杂性远远超出了我们之前的理解。人类拥有大量的嗅觉受体基因，这些基因编码的受体能够识别成千上万种不同的气味分子。每种受体对特定形状和大小的分子具有选择性，这种选择性使得我们能够区分并识别出如此广泛的气味种类。

一种被广泛接受的假设是，气味分子的形状与嗅觉受体细胞膜上的受体位点形状相

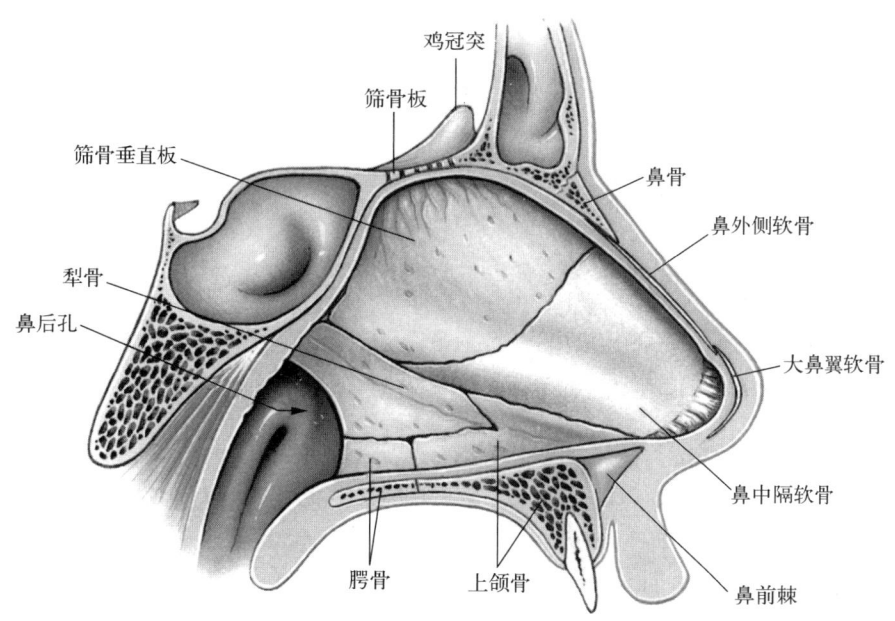

▎鼻子的结构。（图片来源：Anatomical Chart Co）

匹配，从而触发神经信号。然而，这种相互作用的具体机制仍然是一个活跃的研究领域。科学家们正在使用先进的分子生物学、计算生物学和神经科学技术来深入探索这一过程，并揭示其背后的分子和神经回路。

此外，嗅觉与情绪、记忆和社交行为之间的紧密联系也受到了越来越多的关注。研究表明，特定的气味可以触发强烈的情感反应和生动的记忆，这可能与嗅觉信息在大脑中的特殊处理方式，以及与其他脑区的广泛连接有关。

年龄是如何影响嗅觉的？

随着年龄的增长，嗅觉会受到显著影响。由于嗅觉受体神经元直接暴露于外部环境中，它们容易受到损伤。人们通常会经历嗅觉能力随年龄逐渐减弱的现象。据估计，个体每年大约会失去约百分之一的嗅觉受体。这种损失可能是由多种因素引起的，包括环境毒素、疾病、炎症和自然的老化过程。嗅觉的减弱可能会影响一个人的生活质量，使他们在享受食物、识别环境气味，以及避免潜在危险（如火灾或气体泄漏）方面面临困难。

嗅觉细胞可以被替换吗？

是的，受损的嗅觉细胞可以被替换。在嗅觉上皮层中，存在一类小的基底细胞，这些细胞具有分裂和分化为嗅觉受体细胞的能力。这些细胞类似于神经干细胞，能够在需要时再生并替换受损的嗅觉受体细胞。这种再生机制有助于维持嗅觉系统的功能，尽管在老化过程中，这种再生能力可能会逐渐减弱。

当眼药水滴入眼睛里时，为什么可以闻到药物的味道？

当眼药水被放置在眼睛中时，这些药物可以通过鼻泪管进入鼻腔。鼻泪管是一条连接眼睛和鼻腔的管道，用于引流泪液和眼部分泌物。当眼药水进入鼻腔后，其气味可以被嗅觉受体检测到。此外，由于我们的味觉感知在很大程度上依赖于嗅觉（尤其是当食物或液体进入口腔前），当药物在鼻腔中被嗅到时，我们的大脑可能会将其解释为一种"味道"。这就是为什么在眼中放置眼药水后，我们有时会感到药物有一种特殊的味道或气味。

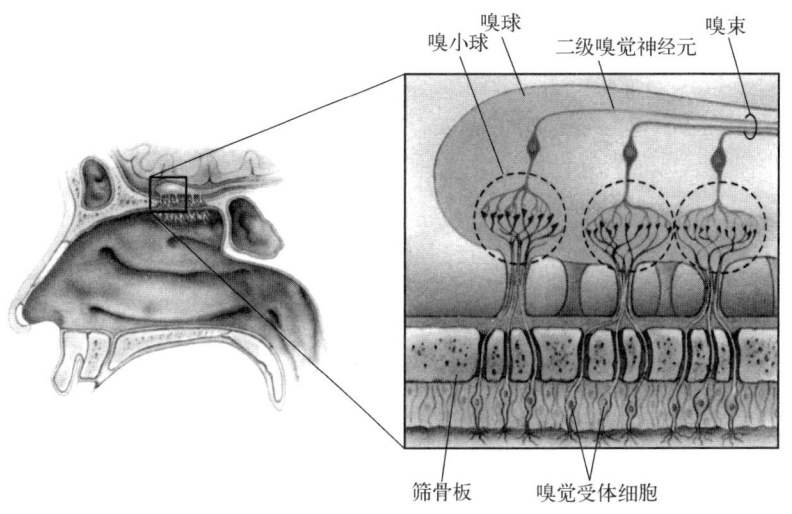

鼻子中的嗅觉神经是人们能够感知气味的关键所在。（图片来源：BEAR M F, CONNORS B W, PARADISO M A. Neurosdence: exploring the brain [M]. 2nd Ed. Philadelphia: Lippincott, Williams & Wilkins, 2001.）

 人类和侦探犬哪个嗅觉更灵敏一些？

人类使用约 1 200 万个嗅觉受体细胞来感知世界的气味，而侦探犬则有 40 亿个这样的细胞，因此它们的嗅觉要敏锐得多。例如，即便是微弱到几乎难以察觉的汗液痕迹，透过鞋底留在足迹中，对侦探犬而言也足以成为追踪的强有力线索。相比之下，这种气味对人类来说几乎可以忽略不计。

 嗅觉丧失是什么？

嗅觉丧失是指嗅觉部分或完全丧失，可能是暂时的，也可能是永久性的。它可能由多种因素引起，包括呼吸道感染导致的鼻腔黏膜炎症、过量吸烟或使用某些药物（如可卡因）等。在年轻人中，嗅觉丧失最常见的原因是病毒感染，而在老年人中，导致嗅觉丧失最常见到的原因是头部损伤。

 哪种疾病可以通过嗅觉来检测？

许多疾病都会散发出各自特有的气味。一些医生能够通过闻病人的气味来检测各种疾病。

疾　病	气　味
砷中毒	大蒜味
某些癌症	腐臭味
昏迷和糖尿病	汗味（丙酮）
昏迷和肾脏功能损伤	氨气味
昏迷和肠梗阻	粪便味
白喉	令人作呕的甜味
湿疹和脓疱疮	发霉味
麻疹	刚拔下来的羽毛味
瘟疫	苹果味
假单胞菌感染	发霉的酒窖味
坏血病	腐烂味
天花	腐烂味
伤寒	新烤的面包味
黄热病	屠户屋里的气味

味　觉

 味觉的特殊器官是什么？

　　味觉的主要感知器官是味蕾，它们密集地分布于舌头的表面，并与微小而突起的乳头结构紧密相连，这些乳头周围环绕着复杂的褶皱。每个味蕾都是一个紧凑的集群，由大约 100 个味觉细胞（这些细胞负责探测各种味觉）和等量的支持细胞（用于分隔和保护味觉细胞）共同组成。此外，在口腔顶部和喉咙的某些区域，也能发现味蕾的踪迹。据科学研究，一个成年人大约拥有 10 000 个味蕾，这些味蕾共同协作，为我们带来丰富多样的味觉体验。

味蕾的寿命平均是多久？

每个味蕾的寿命是 7～10 天。

 味蕾是如何工作的？

每个味蕾由作为受体的味觉细胞组成。味觉细胞和相邻的上皮细胞共同构成一个球形结构，其上有从味觉细胞突出的小突起，称为味觉纤毛。味觉纤毛是每个受体细胞的敏感部分。一个神经纤维网络包围并连接着所有的味觉细胞。当受体细胞受到刺激时，会在附近的神经纤维上触发一个冲动，然后这个冲动通过脑神经传递到大脑进行信息整合。

 人类能识别多少种基本味觉？

一般认为，人类只有 4 种基本味觉：甜、酸、咸和苦。其他经常被提及的味觉还有碱性、金属味和鲜味（umami），其中，鲜味能够敏锐地捕捉到味精（MSG）这一风味增强剂所带来的独特韵味。不同的味觉是通过组合这 4 种基本味觉来体验的。有些人声称，当嗅觉和味觉协同工作时，一个人可以体验到 10 000 种不同的组合。

 鲜味是什么？

鲜味，是日本人发现的一种独特味道，主要由氨基酸谷氨酸引发。它赋予牛排"肉香"、陈年奶酪"鲜味"，也是味精（谷氨酸钠）风味的来源。鲜味受体位于咽部，让我们在品尝时能感知到这种美妙的味道。

 舌头的某些区域是否与特定的味觉感觉相关联？

所有的味蕾都能检测到 4 种基本味觉中的每一种。然而，每个味蕾通常对一种类型的味觉刺激最为敏感。每个味蕾反应最强烈的刺激类型与其在舌头上的位置有关。甜味受体集中在舌尖，酸味受体在舌头两侧更为常见。盐味受体大多数位于舌尖和舌头的前端。苦味受体在舌头后部的数量最多。

> **为什么人在吃辛辣食物时要出汗？**
>
> 人在摄入辛辣食物时，其主要活性成分辣椒素会直接作用于口腔和舌头的神经末梢，引发一种独特的刺激感。这种刺激不仅局限于味觉感受，更会导致身体误认为体温正在上升，因为辣椒素具有模拟高温的生理效应。大脑接收到这一"错误"的体温上升信号后，会迅速启动一系列复杂的生理调节机制，以应对假想的体温过高状态。这些机制中，最为显著的就是促进汗腺分泌，特别是面部的汗腺，导致面部及身体其他区域出现流汗现象，以此作为散热降温的一种方式。

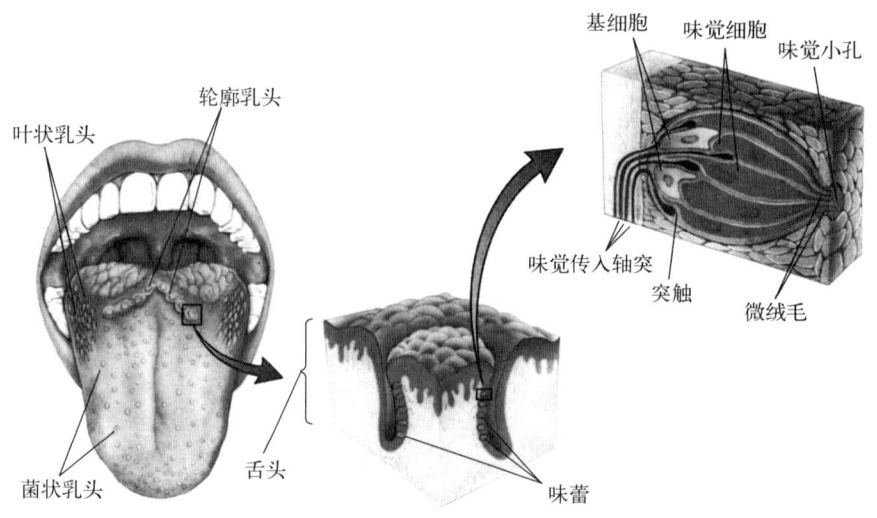

舌头上覆盖有味蕾，它们向大脑发送神经信号。（图片来源：BEAR M F, CONNORS B W, PARADISO M A. Neurosdence: exploring the brain [M]. 2nd Ed. Philadelphia: Lippincott, Williams & Wilkins, 2001.）

味觉会像嗅觉一样随着年龄的增长而减弱吗？

味觉会随着年龄的增长而减弱，但不如嗅觉那么显著。大约从50岁开始，味蕾的数量开始减少，因此味觉和风味的感知能力也会下降。据一项研究称，到60岁时，大多数人已经失去了一半的味蕾。这也许是老年人食物调味较重的原因。随着年龄的增长，老年人往往更容易完全丧失对苦味或咸味的感知能力。

在盲测中，如果无法闻到气味，能否区分洋葱和苹果？

嗅觉和味觉这两种特殊感官在结构和功能上都紧密相关。实验证据表明，味觉部分依赖于嗅觉。当嗅觉被阻断时，大多数受试者无法在盲测中区分洋葱和苹果。这也解释了为什么感冒时吃东西都没有味道，因为嗅觉受体细胞被厚厚的黏液覆盖，阻断了嗅觉。

听　觉

 耳朵的两种功能是什么？

耳朵有两种功能：听声音和维持平衡。

 耳朵的主要部分有哪些？

耳朵的主要部分包括外耳、中耳和内耳。

 外耳由哪些部分组成？

外耳是耳朵的可见部分，由外耳廓和向内延伸约1英寸（2.5厘米）的耳道（听管）组成。耳道结束于鼓膜（耳膜）。

 鼓膜有多厚？

鼓膜大约有0.004 35英寸（0.11毫米）厚。

 中耳由哪些结构组成？

中耳包括鼓膜（耳膜）、鼓室（颞骨内的充满空气的空间）和3个小骨头，被称为听小骨。鼓室通过咽鼓管（连接鼻腔后部和口腔后部的区域）与鼻咽相连。

 中耳中的3块骨头是什么？

中耳中的3块骨头，也被称为听小骨，分别是锤骨、砧骨和镫骨。它们通过微小的韧带附着在鼓室的壁上，并被黏膜覆盖。一种特殊的肌肉——镫骨肌附着在镫骨上，可以减弱其振动。这些骨头连接鼓膜和内耳，传递振动。

咽鼓管及其功能是什么？

咽鼓管（或称欧氏管）连接中耳与喉咙，通过喉咙和口腔调节鼓室与外界的空气压力。它在维持鼓膜两侧压力平衡方面至关重要，这对正常听力是必要的。在海拔快速变化时，如从高海拔下降到低海拔，外界压力增加可能使鼓膜内陷，影响听力。此时，咽鼓管允许空气进入中耳，平衡压力，使鼓膜恢复原位，恢复听力，常伴随噼啪声。反之，从低海拔升至高海拔时，咽鼓管也会相应调节空气流动，确保听力不受影响。

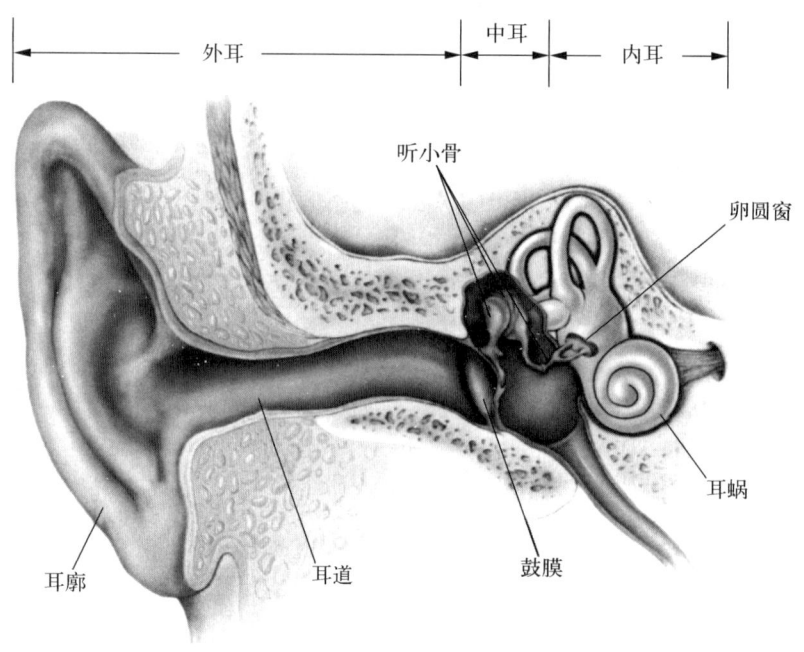

耳朵的解剖学结构。（图片来源：BEAR M F, CONNORS B W, PARADISO M A. Neurosdence: exploring the brain [M]. 2nd Ed. Philadelphia: Lippincott, Williams & Wilkins, 2001.）

声音是什么？衡量声音的单位是什么？

声音是空气或其他物质的振动。声音的强度是指声波的能量，声音的大小与声音到达耳朵的信息整合有关。声音的强度和大小都是以分贝（dB）来衡量的，分贝是一个对数单位。零分贝被定义为人类听觉的阈值下限，即勉强可以察觉的声音强度。而每当声音强度增加10分贝，实际上意味着其能量水平已提升至上一个10分贝级别的十倍之多。因此，10分贝的声音强度，相较于听觉阈值，已然增强了十倍；而20分贝，则更是实现了百倍的增长，呈现出显著的声音增强效果。

迷路是什么？

迷路是内耳中一个由腔室和管道组成的复杂系统。每只耳朵实际上有两个迷路：骨迷路和膜迷路。骨迷路的3个区域是前庭、耳蜗和半规管。在前庭内有两个膜囊，即球囊和椭圆囊，它们包含对线性加速度（如重力、车辆加速度和头部位置的变化）作出反应的受体。

感知声音的基本阶段是什么？

声波是空气中的震动进入到耳道形成的。声波撞击鼓膜，使其振动。在振动的鼓膜后面，中耳里有3块小骨头，它们随着鼓膜的振动而移动。这些骨头将振动传递到耳蜗，之后通过耳蜗导管传至听觉神经。神经冲动传递到大脑，大脑将其转化为人们可以理解的声音。

柯蒂氏器是什么？

柯蒂氏器（Corti）位于耳蜗管中，是一个听觉器官。它包含约2万个听觉受体细胞，以及许多支持细胞。这些受体细胞被称为毛细胞。柯蒂氏器位于基底膜上，基底膜是耳蜗管底部的一种柔软、纤维状的结构。当压力波通过耳蜗管时，它会使基底膜振动。基底膜在耳蜗的底部狭窄而坚硬（类似于演奏高音的竖琴或钢琴弦），对高频声波产生共振。在耳蜗的顶端附近，基底膜宽而柔软（类似于演奏低音的竖琴或钢琴弦），对低频压力波产生共振。这种振动导致柯蒂氏器振动，进而被毛细胞感知。声音的音量不同，振动的毛细胞数量也不同：在轻柔的声音下，只有少数毛细胞振动；而在响亮的声音下，许多毛细胞都会振动。

 什么词用来描述人类无法听到的过低声音？

声波是在空气或水中传播的连续高低压力变化的波动，其显著特征体现在频率与强度上。频率，作为声波的基本属性之一，以赫兹（Hz）为度量单位，具体表示每秒钟内声波振动的完整周期数（cps）。人类的听觉系统能够捕捉到的频率范围相对有限，大致界定在 20 Hz 至 20 000 Hz 之间。

当声波的频率低于这一阈值——即 20 Hz 以下时，这些声波便超出了人类耳朵的感知能力，被归类为次声波。值得注意的是，尽管次声波的频率极低，但它们仍然可以在更低的频率范围内被精密仪器探测到，低至几百分之一甚至千分之一赫兹。

在人类听觉的频率敏感度图谱中，1 500 Hz 至 4 000 Hz 这一区间被公认为是最为敏感的"黄金频段"。在这一范围内，我们的耳朵展现出了惊人的分辨力，能够捕捉到频率差异仅有几赫兹的细微变化，从而为我们提供了丰富多彩且细腻的听觉体验。

 一些常见的声音水平及其对听力的影响是什么？

以下是一些常见的声音水平及其对听力的影响列表：

声 音	分贝范围	对听力的影响
可听到的最低声音	0	无
树叶沙沙作响	20	无
安静的图书馆或者办公室	30～40	无
正常谈话；冰箱运转的声音；远处街道的声音	50～60	无
繁忙的交通；吸尘器；喧闹的餐厅	70	无
繁忙的城市交通；地铁；超市；电动割草机	80～90	如果持续8小时以上，会对听力产生伤害
链锯声	100	如果持续2小时，会对听力造成伤害
摇滚音乐会	110～120	有产生永久性听力损伤的危险
枪击声	140	会立即造成听力损伤
喷气式飞机	150	会立即造成听力损伤
火箭发射	160	百分之百会造成听力损伤

耳聋的两种类型是什么？

耳聋有两种类型：传导性耳聋和感音神经性耳聋（或感知性耳聋）。在传导性耳聋中，声波通过中耳的传输受到损害。在感音神经性耳聋中，从耳蜗到大脑听觉皮层的神经冲动传输受到了损害。

 ### 听力损失和耳聋的一些原因是什么？

耳聋可能由外耳、中耳或内耳的传音机制，或内耳的收音机制的功能障碍引起。功能障碍的原因包括疾病、有毒物质暴露、损伤（包括暴露于高分贝噪音，如通过耳机放大音乐），或遗传性疾病。

 ### 老年性耳聋是什么？

老年性耳聋，又称年龄相关性感音神经性听力损失，其首发症状常表现为对高频声音的听力下降，这一现象可能在个体年仅 20 岁时便悄然显现。随着年岁的增长，尤其是步入 60 岁大关后，人们的听力状况展现出显著的个体差异。部分人群自 50 岁起便面临显著的听力衰退，而另一些人则能幸运地保持听力至 90 高龄而无明显障碍。

在性别差异方面，总体而言，男性似乎更易遭受且更严重地经历听力损失。这一现象背后的一种可能解释是，男性从事的职业往往伴随着长时间的高分贝噪音暴露，这无疑对听力构成了潜在威胁。

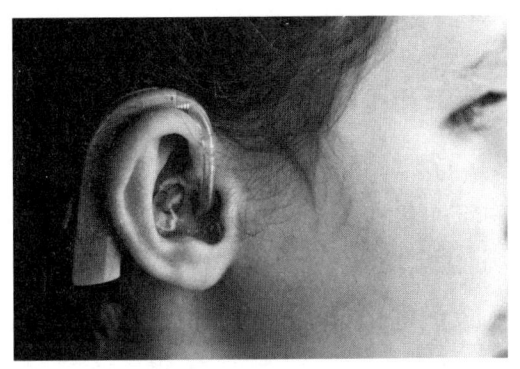

大多数人都觉得听力损伤与年龄有关，实际上年轻人的听力也会受到影响。（图片来源：iStockphoto.com）

 ### 助听器是什么时候发明的？

早在 1588 年，意大利学者吉奥瓦尼·巴蒂斯塔·波塔（Giovanni Battista Porta）在其著作《自然魔法》中便创造性地构想并描述了助听器的设计蓝图，这一助听器以木质材料制成，形态模仿了听觉敏锐的动物耳朵。至 18 世纪初，传声筒与助听筒相继被成功研制出来，这些发明为后来的助听器发展奠定了重要基础。

值得一提的是，早在1550年，数学家及哲学家吉罗拉莫·卡尔达诺（Gerolamo Cardano）就提出了利用骨传导原理将外部声波振动直接传入耳骨的装置构想，这一理念在随后的几个世纪里逐渐得到完善与发展，特别是在19世纪初迎来了新的技术飞跃。

进入19世纪末，助听器技术迎来了革命性的突破。1898年，迪克特格拉弗公司（Dictagraph Company）凭借其创新技术，成功研发出美国历史上第一台电池供电的助听器，这一成就标志着助听器正式迈入了电气化时代。

随后，在20世纪初，米勒·瑞兹·休切森（Miller Reese Hutchison）更是为他的首台电子助听器申请了专利。这一发明不仅提升了助听器的性能，还极大地推动了助听器行业的发展。

步入20世纪后，随着微型芯片技术的融入与应用，助听器在体积上实现了大幅缩减，变得更加轻便、易于佩戴，同时在声音处理能力与用户体验方面也实现了质的飞跃。这一系列的创新与进步，使得助听器成为现代听力障碍者不可或缺的生活辅助工具。

耳鸣是什么？

耳鸣是指在没有外部声源的情况下，在耳朵或头部听到或感觉到有声音存在。在几乎所有情况下，耳鸣都是一种主观性噪音，即只有耳鸣患者自己才能听到。它通常被称为"耳鸣"或"耳朵嗡嗡响"。持续的耳鸣通常表明存在听力损失。耳鸣的确切原因尚不清楚，但有几个可能的来源，所有这些都已知会引发或加重耳鸣症状。它们包括噪音性听力损失、耳道内的耳垢积聚、对耳朵有毒的药物、耳朵或鼻窦感染、下颌关节脱位，以及头部和颈部创伤。

平衡器官位于哪个部位？

平衡器官位于内耳深处，特别是耳石器官，它们坐落在膜迷路的前庭内。这些器官由覆盖着薄膜的毛细胞片构成，薄膜内嵌有耳石（即微小的碳酸钙晶体）。耳石器官具有非凡的感知能力，能够检测到头部在任何方向上的线性加速度变化，比如头部相对于重力的位置变动，或是在汽车、游乐设施中感受到的加速度。

内耳还包含水平、后和前半规管，这些结构负责感知头部的角运动（即旋转加速度）。每个半规管都配备了一个包含毛细胞的专门感觉区域，每个区域都各自对头部在不同方向上的旋转运动高度敏感。比如，水平半规管内的受体特别擅长捕捉头部向左或向右的旋转，这对于我们保持身体平衡至关重要。

梅尼埃病是什么？

梅尼埃病（Meniere's disease）以普罗斯佩·梅尼埃（Prosper Meniere）的名字命名，他于1861年首次描述了这种疾病。它是一种以反复发作的眩晕（天旋地转的感觉）、听力损失和耳鸣为特征的疾病。据认为，梅尼埃病是由内耳中正常存在的液体失衡引起的。内耳液体的增加或者液体吸收量的减少都会导致液体失衡，但为什么会发生这种情况尚不清楚。它最常发生在中年人群，男性比女性更常见。

晕动病是什么？

晕动病（也称为晕车、晕船、晕火车或晕机）发生在身体受到不同方向的运动加速度影响，或在与实际外界地平线失去视觉接触的情况下。大脑从运动传感器（如眼睛或中耳的半规管）接收到关于身体位置的相互矛盾的信息。症状包括头晕、疲劳和恶心，这些症状可能会发展到呕吐。预防晕动病的最佳方法是寻找船内移动较少的地方，在飞机上向前方看或看向窗外。有多种处方药和非处方药可用于预防或减轻晕动病的症状。

耵聍是什么？

耵聍是由外耳道中的耵聍腺产生的一种油性、脂肪性物质。这种化合物通常被称为耳垢，它与耳道中的毛发一起，有助于防止异物接触到脆弱的鼓膜。灰尘、污垢、细菌、真菌和其他对身体有害的外来物质都会附着在耳垢上，不会进入耳朵。耳垢还含有一种特殊的酶——溶菌酶，它能够分解细菌的细胞壁。

应该去除耳垢吗？

在大多数情况下，耳道具有自我清洁功能，无需去除耳垢。然而，由于不恰当的清洁耳朵的尝试，耳垢可能会受到影响。在这种情况下，应由医疗专业人员去除受影响的耳垢。

视　　觉

 眼睛是由哪几部分构成的？它们的功能是什么？

下表列出了眼睛的构成成分及其功能：

结构	功能
巩膜	维持眼睛的形状；保护眼球；眼球肌附着的部位
角膜	折射射入的光；将光汇聚到视网膜上
瞳孔	光由此进入
虹膜	调节进入光的量
晶状体	折射并汇聚光线
房水	辅助维持眼睛的形状；维持眼内压；滋养和缓冲角膜和晶状体
睫状体	固定晶状体；改变晶状体的形状
玻璃体	维持眼内压；将光传导至视网膜；将视网膜紧紧地固定在脉络膜上
视网膜	吸收光线；储存维生素A；形成神经冲动并传输到大脑
视神经	将冲动传输至大脑
脉络膜	吸收散射光线；滋养视网膜

眼睛的附属结构包括眉毛、眼睑、睫毛、结膜和泪腺。这些结构具有多种功能，包括保护眼睛前部的结构，阻止异物进入，以及保持眼球湿润。

 眼睛会像其他器官一样生长吗？

与大多数其他器官不同，眼睛从婴儿期到成年期并不会生长太多。出生时眼球的平均直径约为 0.68 英寸（17 毫米），成年时约为 0.84 英寸（21 毫米）。但是，由于一生中会不断产生新的晶状体纤维，因此晶状体的厚度会随年龄而变化。出生时，晶状体的厚度在 0.14 英寸（3.5 毫米）到 0.16 英寸（4 毫米）之间，到 95 岁时可能达到 0.19 英寸（4.75 毫米）到 0.20 英寸（5 毫米）之间。

眼睛的颜色是由什么决定的？

眼睛颜色的变化范围从浅蓝色到深棕色，这是遗传因素决定的。眼睛的颜色主要由虹膜中黑色素的含量和分布决定。如果黑色素仅存在于覆盖虹膜后表面的上皮细胞中，则虹膜呈现蓝色。当黑色素存在于上皮细胞内，同时虹膜体内的组织比普通情况下的要厚，眼睛的颜色就是灰色的。如果黑色素既存在于虹膜体内，又存在于上皮层内，虹膜就是棕色的。

为什么所有新生儿的眼睛都是蓝色的？

虹膜的颜色决定了人眼的颜色。在新生儿阶段，色素集中在虹膜的褶皱中。当婴儿长到几个月大时，黑色素会移到虹膜表面，使婴儿的眼睛颜色不再发生改变。

 为什么个体会拥有不同颜色的眼睛？

异色症是一种病症，其中一个虹膜的颜色与另一个虹膜不同。这种在人类中相对罕见的病症通常是遗传因素造成的，但也可能由疾病或伤害引起。在某些情况下，一个虹膜的一部分颜色与虹膜的其他部分不同，这种情况被称为部分异色症或扇形异色症。

 眼睛的哪个部分被称为"眼白"？

巩膜，或称坚韧的外层，是"眼白"。

为什么在一些照片中人有"红眼"？

在某些使用闪光灯拍摄的照片中，人物常常会出现"红眼"现象，这是光线与眼球生理结构相互作用的一个特定效果。具体来说，"红眼"是由眼巩膜（即我们常说的眼白）与视网膜之间丰富的血管网络反射闪光灯光线所造成的。当拍摄环境光线不足，被摄者直视相机镜头时，瞳孔会自然放大以让更多的光线进入眼睛，这同时也使得位于瞳孔后方、眼巩膜与视网膜之间的血管更加暴露于闪光灯的光线之下。

为了减轻或消除"红眼"现象，摄影师可以采取一些有效的措施。最直接的方法是调整闪光灯的位置，将其从相机的镜头旁移开，以减少光线直接通过瞳孔反射回镜头的机会。如果条件不允许改变闪光灯位置，另一个常用的方法是在拍摄前打开房间内的其他照明设备，增加环境光线，这有助于缩小瞳孔，从而减少血管区域的暴露面积，进而降低"红眼"的发生概率。

我们睡觉时眼角积的"沙子"（眼屎）是什么？

这个"沙子"是风干的黏液。眼附近的腺体分泌黏液，帮助眼睛保持湿润，保护它不受外来微粒的侵害。睡觉时，闭合的眼睑保持眼睛的湿润，黏液会聚集在眼角并风干。人醒后，风干的黏液感觉就像沙子在眼睛里一样。

眼睛上移动的漂浮物是什么？

漂浮物是半透明的斑点，在视野内漂浮。其中一些是来源于渗出视网膜的红细胞。血细胞膨胀成球形，有些形成串状，漂浮在视网膜周围的区域。另一些漂浮物是由玻璃体（位于视网膜后方的果冻状结构）中的微观结构造成的阴影。如果突然出现一团黑色漂浮物，并伴有亮光闪烁，可能是视网膜脱落。

眼睛的肌肉使用频率有多高？

眼睛的肌肉在 24 小时内可能会移动多达 10 万次。要达到与腿部相同的运动量，需要走 50 英里（80 467.2 米）的路。眼睛的肌肉含有一种特殊形式的快速收缩肌球蛋白，使它们能够迅速移动而不会感到疲劳。

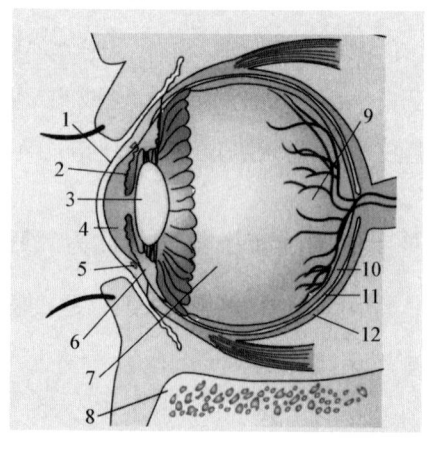

人眼的结构。1= 角膜；2= 虹膜；3= 晶状体；4= 前房；5= 施莱姆氏管；6= 睫状体；7= 后房；8= 骨性眼眶；9= 黄斑；10= 视网膜；11= 葡萄膜；12= 巩膜。（图片来源：PILLITERRI A.Maternal and child nursing [M]. 4th ed. Philadelphia: Lippincott, Williams & Wilkins, 2003.）

视网膜有哪两层结构？

视网膜由两层结构组成，一层是外层色素层，被称为色素上皮层，它附着在脉络膜上；另一层是内层神经组织，被称为感觉（或神经）视网膜。内层神经组织由 3 层不同的神经元组成。第一层也是最接近脉络膜的一层是感觉受体层，即光感受器细胞，被称为视杆细胞和视锥细胞，以及其他各种神经元。接下来是一层双极神经元，即接收由视杆细胞和视锥细胞产生的冲动的神经细胞。第三层或内层由直接连接到视神经的神经节细胞组成。

 为什么糖尿病会导致失明？

糖尿病视网膜病变是 20 至 65 岁成年人失明的主要原因之一。糖尿病中的高血糖水平会削弱视网膜和脉络膜中血管壁的强度，从而增加出血、瘢痕和视网膜脱落的风险。

 眼睛中的视杆细胞和视锥细胞的功能有什么区别？

视杆细胞和视锥细胞是光感受器细胞，它们先将光转换为化学能，然后再转换为电能，通过视神经传输到大脑的视觉中心。视杆细胞专门用于在昏暗光线下视物；它们无法检测颜色，但它们是第一个检测到运动并识别形状的受体。人类眼睛中大约有 1.25 亿个视杆细胞。它们含有一种叫视紫红质的色素。视锥细胞提供敏锐的视觉，在明亮的日光下功能最佳。它们使我们能够看到颜色和精细的细节。视锥细胞分为 3 种不同类型，分别含有视蓝质、视绿质或视红质。这些光色素分别吸收短波（蓝色）、中波（绿色）和长波（红色）的光。每只眼睛中大约有七百万个视锥细胞。

 一个人需要多长时间来适应暗处的光？

视杆细胞对暗处的光线十分敏感，但是对颜色和细致的东西不敏感。它们比视锥细胞对光的敏感性要强数百倍，这使得我们能够在暗处分辨出物体的形状和运动。这种类型的细胞需要大约 15 分钟来适应非常暗的光线。

夜盲症危险或严重吗？

夜盲症是一种视网膜上的视杆细胞因维生素 A 缺乏而严重受损的病症。这会导致夜间无法安全驾驶。如果在视杆细胞发生退行性变之前及时补充维生素 A，就可以缓解这种疾病的症状。

吃胡萝卜能提高人的夜间视力吗？

胡萝卜中含有的维生素A对视网膜中视杆细胞的正常功能至关重要，视杆细胞有助于促进良好的夜间视力。当视网膜内的视杆细胞检测到运动和昏暗的光线时，会释放视紫红质，视紫红质会分解为蛋白视蛋白和色素视黄醛。视黄醛来源于维生素A，而胡萝卜确实含有大量维生素A。

人类有哪些不同类型的视锥细胞？

颜色感知取决于视锥细胞。人类有3种类型的视锥细胞：蓝色、绿色和红色。每种视锥细胞内都含有略有不同的光色素。虽然色素分子的视网膜部分与视紫红质相同，但每种光感受器中的视蛋白略有不同。每种类型的视锥细胞在一定范围的波长内可以对光作出反应，但是它是以色素对波长吸收能力最强的部分来命名的。以红色为例，尽管3种视锥细胞均能对红光作出响应，但唯有那些对红光最为敏感的视锥细胞，才被视为红色光的专属"探测器"。大脑通过比较这3种视锥细胞的反应强度，不仅能够识别出纯色的光谱，更能辨识出无数种介于两者之间的过渡色彩。总会有一个主要的视锥细胞将电信号编译的颜色信息以神经冲动的形式传递至大脑，但其他两种颜色的视锥细胞也会受到一定程度的刺激，即使它只是一个微弱的火花。这些不同且无限的组合使我们能够看到数百万种颜色。

视锥细胞色素有几种？

3种不同的视锥色素是视红质、视绿质和视蓝质。视红质对红光波长的敏感度最高；视绿质对绿光波长的敏感度最高；视蓝质对蓝光波长的敏感度最高。

3种类型的颜色视锥细胞在数量上是否相等？

在视力正常的人中，视锥细胞群由16%的蓝色视锥细胞、10%的绿色视锥细胞和74%的红色视锥细胞组成。尽管它们的敏感度有所重叠，但每种类型对视觉光谱的特定部分最为敏感。

色盲是如何引起的？

色盲是指无法感知一种或多种颜色的能力；这可能涉及颜色感知的完全丧失或部分

丧失。大部分的色盲都发生在男性，因为这是一种 X 连锁的遗传性疾病。色盲实际上是多种颜色识别异常的综合体。最常见的色盲是红绿色盲，美国约有 8% 的男性患有红绿色盲。红色盲是不能识别红色，绿色盲是不能区别绿色。最罕见的一种色盲是不能识别蓝色。

光受体的反应速度有多快？

光摄入眼睛后，大脑可以在 0.002 秒内识别物体。

20/20 视力是什么意思？

许多人认为 20/20 视力意味着完美的视力，但实际上它意味着眼睛可以在 20 英尺（6 米）处看得清楚，这是正常人类眼睛的平均水平。有些人视力甚至更好，比如 20/15 视力。具有 20/15 视力的人从 20 英尺（6 米）外看物体，其清晰度与视力正常的人站在 15 英尺（4.5 米）外的清晰度相同。

光幻视是什么？

在眼睛紧紧闭上的时候看到的光线就是光幻视。光幻视是眼球受到压力后，引发视网膜神经元的异常兴奋，进而在视觉系统中创造出的一种发光的感官印象。

眼睛的盲点是什么？

视神经穿出眼球的区域，即视神经盘，被称为"盲点"，因为它缺乏视杆细胞和视锥细胞。落在盲点上的图像无法被感知。

眼睛的哪个结构产生眼泪？

泪腺是更大的泪器的一部分，产生眼泪，这些眼泪流过眼睛的前表面。大部分泪水会蒸发，但多余的泪水会收集在眼睛角落的小导管中。眼泪可以润滑和清洁眼睛。此外，眼泪含有溶菌酶，这是一种能够破坏某些种类细菌的酶，有助于抵抗眼部感染。

我们切洋葱时为什么会流泪？

当我们切割洋葱时，洋葱内部的细胞因受到破坏而迅速启动一系列化学反应，其中最为显著的是释放出一种名为氧化硫丙醇的硫化合物。这种挥发性物质具有强烈的刺激性，当它接触到眼睛时，会刺激眼睛表面的敏感神经，进而触发泪腺分泌泪水，以保护眼睛免受刺激和潜在的伤害。

一个人眨眼的频率是多少？

眨眼的频率因人而异，但平均而言，眼睛每五秒眨一次（每分钟眨 12 次）。假设一个人平均每天睡八小时，醒着 16 小时，那么他或她每天眨 11 520 次，每年眨 4 204 800 次。人类眼睛的平均眨眼时间约为 0.05 秒。

近视是什么？

近视，或称近视眼，是指能够看清近处物体但看不清远处物体的视力状况。近视是一种视力障碍，当观看远处物体时，焦点过于靠近晶状体，导致图像聚焦在视网膜前方。这种情况通常通过凹透镜（眼镜或隐形眼镜）来矫正，凹透镜能够分散进入眼睛的光线，使眼睛在聚焦时能够将光线投射到视网膜的正确位置。

远视是什么？

远视，或称远视眼，是指能够看清远处物体但看不清近处物体的视力状况。这也是一种视力障碍。当观看近处物体时，焦点距离晶状体太远，导致图像聚焦在视网膜后方。

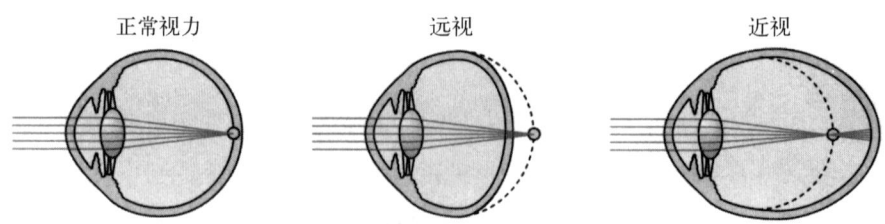

眼睛的形状和晶状体决定了光线如何聚焦在视网膜上。（图片来源：WILLIS M C. Medical terminology: a programmed learning approach to the language of health care [M]. Baltimore: Lippincott, Williams & Wilkins, 2002.）

在这种情况下，晶状体需要变厚以使较远的物体聚焦。远视通常通过凸透镜来矫正，凸透镜使光线在接近眼睛时汇聚，从而将光线聚焦在视网膜上。

 散光是什么？

散光是由于角膜或晶状体曲率不规则所导致的一种视力问题，这种不规则性使得在不同平面上传播的光线以不同的方式聚焦。正常的角膜或晶状体具有像球内部一样的球形曲率。而在散光的情况下，角膜或晶状体具有像勺子内部一样的椭圆形曲率。因此，图像的某些部分在视网膜上清晰聚焦，而其他部分则模糊，导致视觉扭曲。

 复视是如何引起的？

复视（重影）是指看到一个物体时出现两个图像。为了使大脑接收到清晰的图像，双眼必须协调一致地移动。复视可能是由控制眼球运动的肌肉中一个或多个的无力所引起的。当这种情况发生时，健康的眼睛会聚焦在看到的物体上，但受损的眼睛则聚焦在其他地方。其他引起复视的原因包括疲劳、酒精中毒、多发性硬化症或创伤。突然且持续的复视出现可能表明大脑或神经系统存在严重疾病。

> **谁是第一个提出使用隐形眼镜来改善视力的人之一？**
>
> 伟大的意大利艺术家和发明家莱昂纳多·达·芬奇（Leonardo da Vinci）在1508年首次提出了隐形眼镜的想法。

 斜视是什么？

斜视是两只眼睛之间缺乏协调造成的现象。患有斜视的人，双眼会看向不同的方向，并且无法同时聚焦于一个点。当两只眼睛不能聚焦在同一个影像上时，大脑就会忽略掉其中一只眼睛传来的信息。如果这种现象持续下去的话，大脑忽视信息的那只眼睛就一直都不能很好地看到东西。这种视力的丧失被称为弱视。治疗斜视的方法包括锻炼和其他策略，以加强虚弱的眼肌并使双眼重新对齐。还可以配戴眼镜矫正。如果机械的方法都不起作用的话，也可以通过外科手术来重新对齐眼肌。

普通人的视野能覆盖多宽的角度？

普通人的平均视野约为 200 度。

 谁发明了双光镜？

原始的双光镜是由本杰明·富兰克林（Benjamin Franklin）于 1784 年发明的。当时，这两个镜片是通过金属框架连接在一起的。1909 年，博尔施（J. L. Borsch）将两个镜片焊接在一起。卡尔·蔡司公司（Carl Zeiss Company）的研究人员于 1910 年开发了单件式双光镜。

眼科医生、验光师和眼镜商的区别是什么？

眼科医生是专注于眼部健康与疾病治疗的医学专家，他们具备深厚的眼科医学知识及临床技能。眼科医生不仅能够精准评估患者的视力状况，为定制眼镜或隐形眼镜的度数提供科学依据，还能准确诊断诸如青光眼、白内障等复杂眼疾。在必要时，眼科医生还能执行精细的眼部外科手术，开具必要的处方药物，并设定配镜的专业标准。

验光师则是专注于视力检测的专业人员，他们通过精密的仪器测量眼睛的屈光度数，为眼镜配制提供精确的数据支持。然而，由于职业范畴的限制，验光师不具备开具处方或执行手术的权限。他们通常会在发现潜在眼疾迹象时，引导患者前往专业的眼科医生处接受进一步的治疗。

眼镜商则是眼镜行业的专业人士，专注于眼镜的调整、适配与销售。受限于其专业训练范围，眼镜商不直接参与验光、配镜或处方药物的开具工作。他们依据患者提供的验光数据或眼科医生的建议，为患者提供合适的眼镜产品，确保佩戴的舒适性与视觉效果的优化。

 眼睛的哪个部分首先被成功移植？

角膜是眼睛中第一个被成功移植的组织。1905 年 12 月 7 日，摩拉维亚（现为捷克共和国的一部分）奥洛莫茨医院（Olomovic Hospital）的医生爱德华·康拉德·齐姆

（Eduard Konrad Zirm）进行了第一例角膜移植手术。这是人体器官首次成功的人类之间的移植。有趣的是，角膜是身体中唯一一种可以从一个人移植到另一个人而很少或几乎不会引起排斥反应的组织。

为什么整个眼睛移植不可行？

这是因为眼睛的视网膜是大脑的一部分，视网膜细胞源于大脑组织。视网膜细胞和连接大脑的细胞是最不易进行体外操作的。

虹膜学是什么？

虹膜学，也称为虹彩学，是一种全息理论，通过观察眼睛虹膜的颜色、纹理和结构变化来评估人体的健康状况和潜在的健康问题。虹膜是眼睛中带有色彩的部分，虹膜学认为虹膜上不同的区域与身体的不同器官相对应，通过分析虹膜上的特征可以推断出身体各部位的健康状况。

第 8 章
内分泌系统

简　介

🔸 内分泌系统有哪些功能？

内分泌系统与神经系统共同控制和协调人体所有系统的功能。内分泌系统有助于维持体内平衡和代谢功能，使身体能够对压力作出反应，并调节生长和发育，包括性发育。

🔸 神经系统和内分泌系统有哪些相似之处？

神经系统和内分泌系统都致力于通过协调和调节其他细胞、组织、器官和系统的活动来维持体内平衡。这两个系统都受负反馈机制的调节。化学信使在这两个系统中都很重要，但它们的传递和释放方式在两个系统中是不同的。

🔸 内分泌系统与神经系统有何不同？

内分泌系统和神经系统都是允许细胞、组织和器官之间交流的调节系统。内分泌系统与神经系统之间的主要区别在于对刺激的反应速度。一般来说，神经系统对刺激的反应非常迅速，通常在几毫秒内，而内分泌系统可能需要几秒钟，有时甚至需要数小时或数天才能作出反应。此外，神经系统释放的化学信号通常作用在非常短的距离内（突触），而内分泌系统中的激素则通常通过血液输送到靶器官。最后，神经系统的作用通常只持续很短的时间，而内分泌系统的作用则更持久。内分泌控制的例子包括生长和生殖能力。

内分泌系统的器官有哪些？

内分泌系统由腺体和其他产生激素的组织组成。腺体是特化的细胞构成的，它们可以分泌激素进入细胞间液中。激素随后被输送到毛细血管并通过血液传播。主要的内分泌腺包括垂体、甲状腺、甲状旁腺、松果体和肾上腺。其他分泌激素的器官包括中枢神经系统（下丘脑）、肾脏、心脏、胰腺、胸腺、卵巢和睾丸。一些器官，如胰腺，除了具有内分泌功能外，还分泌激素，但也具有其他功能。

激　　素

激素是什么？

激素是由内分泌腺或内分泌细胞分泌的高效生物活性物质，它们被直接释放到血液中，作为化学信使在体内传递信息，对机体的生理过程起调节作用。这些物质通过血液、淋巴液或细胞外液被转运到靶细胞（即那些对特定激素产生反应的细胞）上，与靶细胞上的受体结合，从而触发一系列复杂的细胞内反应，调节细胞的代谢、生长、发育、繁殖等生理活动。

靶细胞是什么？

靶细胞是对特定激素产生反应的特定细胞。靶细胞的外膜上有特殊的受体，允许单个激素与细胞结合。激素和受体像锁和钥匙一样紧密结合。

激素如何分类？

科学家将激素大致分为两类：水溶性激素（亲水性）和不溶于水但溶于脂质的激素（疏水性）。激素的化学结构决定了它们是水溶性的还是脂溶性的。水溶性激素包括胺类、肽类和蛋白质类激素。类固醇激素是脂溶性的。

激素的主要类型有哪些？

激素主要分为3大类：胺类激素、肽类和蛋白质激素，以及类固醇激素。

胺类激素：相对较小的分子，其结构与氨基酸相似。如肾上腺素、去甲肾上腺素、血清素、多巴胺、甲状腺激素和褪黑素等。

肽类和蛋白质激素：由氨基酸链组成。肽类激素含有3到49个氨基酸，而蛋白质激素则更大，包含50到200个或更多的氨基酸。抗利尿激素和催产素是肽类激素的例子。而更大的促甲状腺激素和促卵泡激素则是蛋白质激素的例子。

类固醇激素：由胆固醇衍生而来。如皮质醇和生殖激素（男性中的雄激素和女性中的雌激素）。

依照化学结构划分的激素类型

化学类型	水溶性或脂溶性	举 例
类花生酸	脂溶性	前列腺激素、白三烯
类固醇激素	脂溶性	醛固酮、皮质醇、雄激素（如睾酮）、雌激素（如雌二醇）、孕激素（如黄体酮）、维生素D（钙化醇）
甲状腺激素	脂溶性	T3（三碘甲状腺原氨酸）、T4（甲状腺素）
胺类激素	水溶性	肾上腺素、去甲肾上腺素、褪黑素、组胺
肽类和蛋白质激素	水溶性	所有下丘脑释放和抑制激素（如促性腺激素释放激素）、催产素、抗利尿激素、人生长激素（HGH）、促甲状腺激素（TSH）、促卵泡激素（FSH）、黄体生成素、催乳素、促黑激素、胰岛素、胰高血糖素、生长抑素、胰多肽、甲状旁腺激素、降钙素、胃泌素、促胰液素、胆囊收缩素、葡萄糖依赖性促胰岛素多肽、瘦素

是谁首先发现了激素？

英国生理学家威廉·贝利斯（William Bayliss）和欧内斯特·斯塔林（Ernest Starling）在1902年发现了促胰液素。为了描述它的特性，他们选择了一个词——"激素"（hormone），这个词来源于希腊语中的"horman"，原意是"启动"或"使……活动"。他们之所以选择这个词，是因为他们发现促胰液素具有一种特殊的能力，即能够刺激或影响那些位于它产生部位之外的器官或组织。具体来说，促胰液素是在小肠（特别是十二指肠）中产生的，但它能够通过血液运输到胰腺，并在那里刺激胰腺分泌消化液，这些消化液随后被释放到肠道中以帮助消化食物。因此，他们用"激素"这个词来描述这种具有远程调控作用的化学物质。

内分泌腺体可以分泌哪些激素？

每种内分泌腺体可以分泌特殊的激素，如下表所示。

内分泌腺体和它们分泌的激素

腺　体	分泌的激素
垂体前叶	促甲状腺素；促肾上腺皮质激素（ACTH）；卵泡刺激素；黄体生成素（LH）；催乳素（PRL）；生长激素（GH）；促黑激素（MSH）
垂体后叶	抗利尿激素（ADH）；催产素
甲状腺	甲状腺素（T4）；三碘甲状腺原氨酸（T3）；降钙素（CT）
甲状旁腺	甲状旁腺素（PTH）
松果体	褪黑素
肾上腺（皮质）	盐皮质激素，主要是醛固酮；糖皮质激素，主要是皮质醇（氢化可的松）；皮质醇；可的松
肾上腺（髓质）	肾上腺素（E）；去甲肾上腺素（NE）
胰腺	胰岛素；胰高血糖素
胸腺	胸腺激素
卵巢	雌激素，孕激素
睾丸	雄激素，主要是睾酮

旁分泌激素与循环性激素有什么区别？

局部作用的激素不需要进入血液就可以产生活性。它们对分泌激素的细胞或者邻近的细胞产生作用。局部分泌的致炎因子可以增加血管的通透性，产生局部水肿和发红反应。循环性激素比局部性激素更加广泛。一旦被分泌，它们就会进入血液然后被运输至靶细胞。

激素一旦被释放到循环系统中会保持活性多久？

在血液中自由循环的激素在不到一小时的时间内就会失去功能。有些激素的功能甚至只能维持两分钟。当激素在血液中分散并且与靶组织中的受体结合后，会被肝脏或者肾脏的细胞分解，此时激素就失去了活性。血浆或者组织液中可以分解激素的酶也可以引起激素失活。其他激素（如肾素）可以被酶激活，这些酶可以将具有活性的部分从更大的循环性前体细胞中分离出来。

细胞内的激素受体位于哪里？

激素受体有些位于细胞膜表面，有些位于细胞内。水溶性激素不能够轻易地通过浆膜扩散。因此，水溶性激素的受体位于细胞的表面。相反，脂溶性激素可以轻易地通过细胞膜。脂溶性激素的受体通常位于细胞内。

> **激素会影响一个人的行为吗？**
>
> 内分泌功能和激素与人体内的其他所有器官系统相互作用。由于某种激素分泌过多或过少而导致激素水平异常的个人，会表现出异常行为和疾病的症状。例如，性激素早熟的儿童除了表现出成熟的身体特征外，还可能表现出攻击性和自信的行为。在成年人中，激素水平的变化可能会对智力、记忆、学习和情感状态产生重大影响。

应激的激素反应是什么？

应激反应，也被称为一般适应综合征（GAS），有3个基本阶段：1. 警觉阶段；2. 抵抗阶段；3. 衰竭阶段。警觉阶段是对压力的即时反应。肾上腺素是警觉阶段的主要激素。它与交感神经系统一起释放，产生"战斗或逃跑"反应。非必要的身体功能，如消化、泌尿和生殖活动受到抑制。

如果压力持续数小时以上，则进入抵抗阶段。糖皮质激素是抵抗阶段的主要激素。内分泌分泌物通过3个综合作用来维持血液中葡萄糖的充足水平。这3个活动是：1. 储存的脂类和蛋白质的转化；2. 为神经组织保存葡萄糖；3. 肝脏合成和释放葡萄糖。

如果身体在抵抗阶段没有克服压力，就会进入衰竭阶段。衰竭阶段长时间的高水平激素会导致生命器官系统的衰竭。除非成功干预并逆转这种情况，否则器官系统的衰竭将是致命的。

衰老如何影响内分泌系统？

大多数内分泌腺在个体的整个生命周期中保持活跃，持续分泌激素。其中，生殖激素的分泌变化最为显著。随着年龄的增长，卵巢逐渐减小，对卵泡刺激素和黄体生成素的反应性减弱，导致雌激素的分泌量减少。尽管其他激素的水平可能相对稳定，但部分内分泌组织对刺激的反应性却有所降低。例如，老年人在摄入富含碳水化合物的食物后，胰岛素的分泌量可能不如年轻时充足。此外，有观点认为，胸腺的缩小可能是免疫系统功能下降的一个原因。

垂体腺是如何得名的？

"垂体"这个词在拉丁语中意为"黏液"，之所以给这个特定的腺体命名为"垂体"，是因为人们错误地认为这个腺体通过腭将黏液从大脑转移到鼻子中。

垂 体 腺

垂体腺位于哪个部位？

垂体腺，也被称为垂体或脑垂体，是位于颅骨底部的一个小型内分泌腺体。它具体位于蝶鞍内，蝶鞍是一个位于蝶骨中的凹陷区域，直接位于下丘脑的下方。垂体腺被颅骨的3面骨头包围，顶部则被一层坚韧的膜（称为鞍隔）所覆盖，从而得到保护。这个腺体虽小，但在调节人体多种生理过程中起着至关重要的作用。

垂体腺有多大？

垂体腺的大小和饱满的青豆差不多。大约有0.39英寸（1厘米）长，0.39～0.59英寸（1～1.5厘米）宽，0.12英寸（0.5厘米）厚。

垂体腺两个部分之间的区别是什么？

垂体腺被分为前叶（腺垂体）和后叶。前叶是脑垂体的较大部分，占总重量的75%。垂体前叶内含有内分泌细胞，可以直接产生分泌激素，通过垂体前叶周围广泛分布的毛细血管网进入循环系统。垂体后叶（神经垂体）不能分泌任何激素，但它含有下丘脑神经元两个不同部分的轴突。下丘脑分泌的激素可以通过轴突从下丘脑传递到垂体后叶。

垂体腺可以分泌多少种不同的激素?

垂体腺可以分泌 9 种不同的肽类激素。其中 7 种由垂体前叶分泌,另外两种由垂体后叶下丘脑分泌。垂体前叶分泌的激素是促甲状腺激素、促肾上腺皮质激素、促卵泡激素、促黄体激素、催乳素、生长激素和促黑激素。垂体后叶分泌的激素是抗利尿激素和催产素。

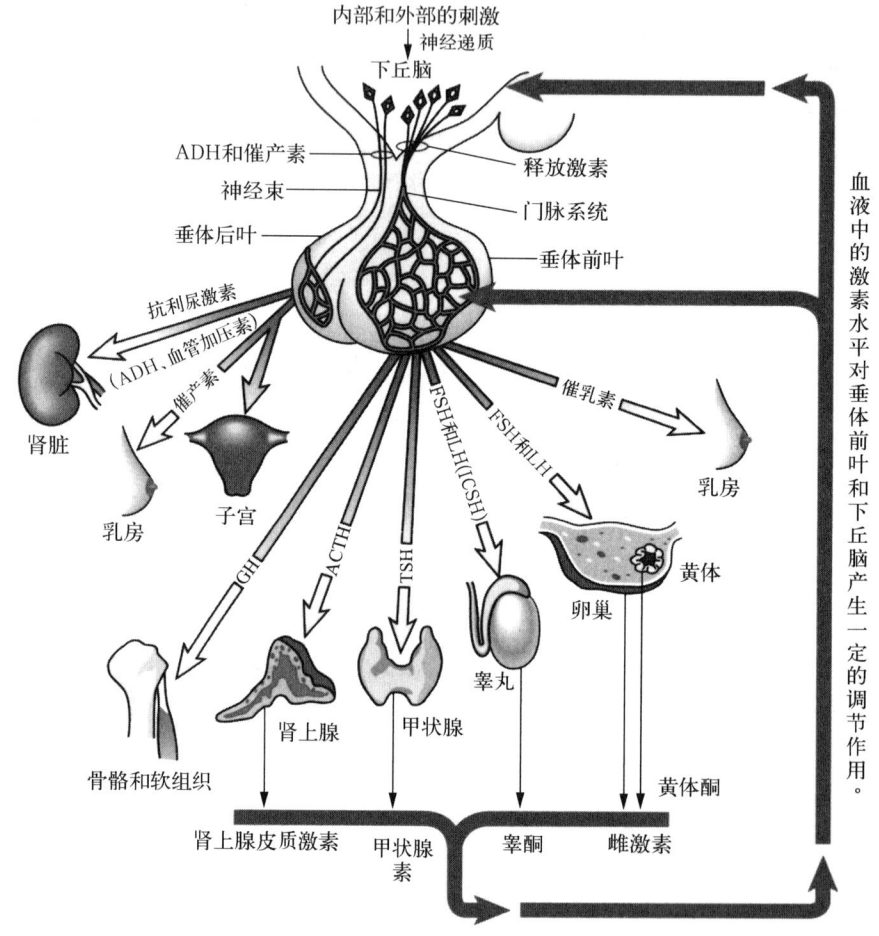

垂体腺分泌的激素会影响全身的器官。(图片来源:SMELTZER S C, BARE B G. Textbook of medical-surgical nursing [M]. 9th Ed. Philadelphia: Lippincott, Williams & Wilkins, 2000.)

哪些垂体腺激素是促激素?

促激素作为一类关键的调节性荷尔蒙,负责精细调控不同内分泌腺体的功能,以促使其产生并释放所需的激素。这些激素如同"开关"一般，激活并"唤醒"目标内分泌腺，使其进入工作状态。促激素包括促甲状腺激素、促肾上腺皮质激素、促卵泡激素和促黄体生成素。

促激素的靶器官是什么？

每个促激素的靶器官都是另一个内分泌腺。

垂体促激素和它们的靶器官

激　素	靶　器　官
促甲状腺激素	甲状腺
促肾上腺皮质激素	肾上腺
促卵泡激素	性腺
促黄体生成素	性腺

促卵泡激素和促黄体生成素在男性和女性中的不同作用是什么？

促卵泡激素（FSH）和促黄体生成素（LH）都是促性腺激素。在女性中，FSH促进卵巢中卵泡细胞的生长和发育。卵泡细胞包围着正在发育的卵母细胞，在FSH的作用下，它们生长并发育到一定程度，其中一个卵泡会破裂并排出卵子以供受精。在男性中，FSH刺激睾丸中精子的产生。

促黄体生成素（LH）在女性中诱导排卵，即卵巢释放卵子。它还刺激雌激素和孕激素（如孕酮）的分泌。在男性中，LH刺激雄激素（男性性激素，包括睾酮）的产生和分泌。

哪种医学状况是由促性腺激素分泌不足引起的？

促性腺激素分泌不足会导致性腺功能减退症。患有此病症的儿童不会经历性成熟。患有性腺功能减退症的成年人无法产生功能性精子或卵细胞（卵子）。

哪些细胞和组织会受到人类生长激素的影响？

人类生长激素，有时候就叫生长激素，会影响体内所有与生长有关的部分。骨骼肌、软骨细胞对于生长激素的水平尤其敏感。生长激素的一个直接作用就是维持长骨内骨骺板的生长，骨骺板是骨骼生长的部位。

催乳素的功能是什么？

催乳素在女性中有两大主要功能。首先，它与其他激素协同作用，刺激乳腺导管的发育。其次，它在分娩后发挥关键作用，激发乳腺产生乳汁。大多数研究人员认为催乳素对男性没有影响，但有些人认为它可能有助于调节雄激素的产生。

人类生长激素紊乱会导致哪些状况？

儿童生长激素缺乏会导致青春期生长发育速度缓慢。骨骼生长缓慢会导致身材矮小，以及脂肪组织储备量高于正常水平。相反，如果青少年末期生长激素分泌没有减少，个体将继续生长到 7 英尺（1.8 米）甚至 8 英尺（2.4 米）高，导致巨人症。当正常生长停止后，生长激素分泌过多时，会出现肢端肥大症。尽管骨骺软骨盘已经闭合，但头部、手和脚的小骨会继续生长，主要是增厚而不是变长。

何时建议进行生长激素治疗？

生长激素治疗方法是每周注射几次合成生长激素，持续数年以刺激生长。在骨骼尚未融合、仍有生长潜力的情况下，该疗法最为有效。虽然不建议每个身材矮小的儿童都接受此治疗，但它对功能有障碍的儿童（例如，难以爬上校车台阶的儿童）有益。

为什么饮用酒精饮料会增加体液的排泄？

酒精会抑制抗利尿激素（ADH）的分泌。当ADH分泌减少时，排出的尿量就会增加。过量饮酒会导致脱水，这是宿醉的主要症状之一，因为排尿量的增加会导致体内水分流失。

抗利尿激素的功能是什么？

抗利尿激素或者血管加压素的主要功能是减少尿量的分泌，增加肾脏对水分的吸收。它在调节机体内液体平衡中起到重要的作用。

哪些情况会增加 ADH 的分泌？

ADH 的分泌会在体液流失的情况下增加，如脱水。出血会导致 ADH 分泌增加，以维持身体的体液平衡。非常剧烈的运动、情绪或身体压力，以及尼古丁或巴比妥类药物等药物都会增加 ADH 的分泌，以减少尿量的排泄。

催产素的功能是什么？

催产素在分娩过程中刺激子宫壁平滑肌组织的收缩。在妊娠晚期之前，子宫对催产素相对不敏感。随着分娩时间的临近，肌肉对催产素分泌的增加变得敏感。

分娩后，催产素刺激乳腺从乳腺腺泡中排出乳汁。婴儿的吮吸刺激大脑中的神经细胞（下丘脑）释放催产素。一旦催产素被分泌到循环系统中，特殊的细胞就会收缩并将乳汁释放到集合管内，然后乳汁被排出。这种反射被称为泌乳反射。

哪些外部因素可以影响泌乳反射？

泌乳反射可能受到影响下丘脑的因素的控制。焦虑和压力会阻碍乳汁的流动。有些母亲听到婴儿的啼哭就开始泌乳，婴儿啼哭使哺乳的母亲产生泌乳反射。

甲状腺和甲状旁腺

甲状腺的生理特征是什么？

甲状腺位于颈部，气管前方，喉部（声带）的正下方。甲状腺由两叶构成，由一个细长的桥状的组织连接在一起，这个桥状的组织被称为甲状腺峡部。甲状腺的平均重量是 1.2 盎司（34 克）。过量的复合血液供应使得甲状腺呈现深红色。

甲状腺中有哪两种类型的细胞？

甲状腺中的主要细胞类型是滤泡细胞。这些细胞产生 T4（甲状腺素）和 T3（三碘甲状腺原氨酸）。甲状腺内滤泡之间还有滤泡旁细胞。这些细胞没有滤泡细胞那么多。它们分泌降钙素。

甲状腺激素储存在甲状腺的哪个部位？

甲状腺激素储存在甲状腺内的球形囊中，这些囊被称为滤泡。甲状腺滤泡在显微镜下呈球形囊状，是由单层立方上皮组织构成的。甲状腺激素以凝胶状的形式储存在其中。

甲状腺有哪些特征？

甲状腺是唯一能够将其分泌物储存在其主要细胞外部的腺体。此外，激素的储存形式与分泌到血液系统中的实际激素不同。酶在激素释放进入血液之前会将储存的化学物质分解。

三碘甲状腺原氨酸和甲状腺素有何不同？

甲状腺素，或称T4，也称四碘甲状腺原氨酸，它含有4个碘原子。而三碘甲状腺原氨酸，或称T3，仅含有3个碘原子。更为常见的激素是T4，它占甲状腺分泌物的近90%。而体内的T3含量虽然较少，但效应很强。这两种激素具有类似的功能。肝脏中的酶可以将T4转化为T3。

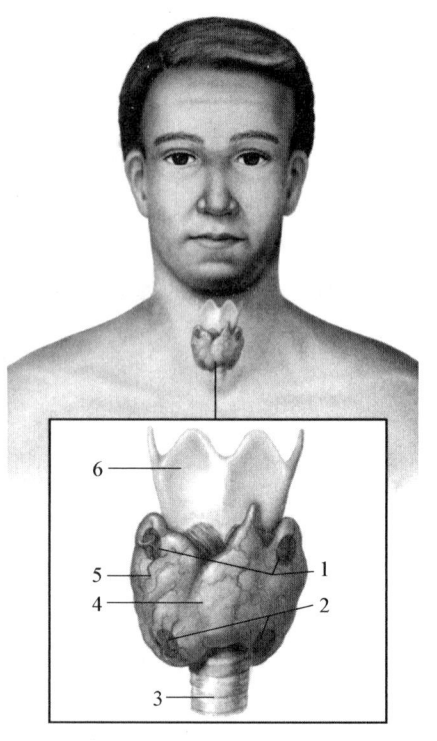

颈部的甲状腺和甲状旁腺：1. 上甲状旁腺；2. 下甲状旁腺；3. 气管；4. 甲状腺峡部；5. 甲状腺；6. 甲状软骨。（图片来源：Anatomical Chart Co）

甲状腺激素的功能是什么？

甲状腺激素影响着体内几乎所有的细胞。甲状腺激素对各种细胞和器官系统的主要效应：通过提高细胞利用氧气和食物产生能量的速度来加快新陈代谢；使得心血管系统对于交感神经活性更加敏感；加快心率，增加心肌收缩的力量；维持呼吸系统改变氧气和二氧化碳浓度的正常敏感性；刺激红细胞的形成，增加氧气的运输；刺激其他内分泌组织的活性；保证儿童骨骼的正常发育。

产热效应是什么?

产热效应是细胞代谢率增加和氧气消耗增加的结果。当代谢率增加时,会产生更多的热量,导致体温升高。因为能量是用卡路里衡量的,所以被称为产热效应。

为什么每日饮食中摄入含碘的盐对人来说很重要?

含碘的盐可以提供每日饮食中碘的需求,碘对于甲状腺素的合成来说是十分必要的元素。四分之一茶匙的盐(1.5克)含有67微克碘,这大约是成人每日推荐摄入量150微克的一半。

为什么降钙素很重要?

降钙素有助于调节血液中的钙含量。当血液中钙离子浓度升高时,降钙素的分泌量会增加,以降低血液中的钙水平。当钙浓度下降并恢复正常时,降钙素的分泌就会停止。降钙素之所以重要,是因为它能刺激骨骼生长,特别是在儿童中。

甲状腺功能亢进是什么?

甲状腺功能亢进,简称甲亢,是由甲状腺功能过于活跃而引起的疾病。患有甲亢的患者分泌过量的甲状腺素和三碘甲状腺原氨酸,这会增加机体新陈代谢的速度和功能。甲亢的症状包括突然间的体重减轻(未节食)、心率加快、神经紧张、易怒、颤抖、呼吸速率增加、排便频繁,以及月经周期改变。

甲亢最常见的病因是什么?

甲亢最常见的原因是格雷夫斯病。格

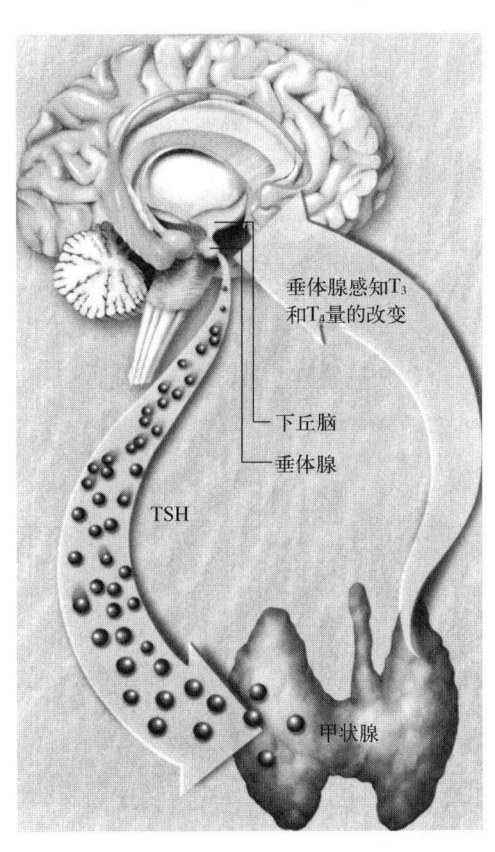

甲状腺分泌 T3 和 T4 激素。当激素水平过低时,垂体腺会分泌更多的 TSH 激素;而当 T3 和 T4 水平过高时,垂体腺就会少分泌一些 TSH。医生可以通过测量 TSH 的量,来观察甲状腺的健康状况。(图片来源:Anatomical Chart Co)

雷夫斯病是一种自身免疫性疾病，其中免疫系统产生的抗体会刺激甲状腺产生过多的甲状腺素。在格雷夫斯病中，抗体会错误地攻击甲状腺，偶尔也会攻击眼睛后面的组织和小腿的皮肤。有些格雷夫斯病患者患有突眼症，这是一种与格雷夫斯病相关的眼球突出。

治疗方法包括抗甲状腺药物、放射性碘或手术。放射性碘是治疗甲亢最常用的方法。一些甲状腺细胞会吸收放射性碘。经过数周的时间，吸收放射性碘的细胞会缩小，甲状腺激素水平将恢复正常。

甲状腺肿是什么？

甲状腺肿是指甲状腺肿大。甲状腺肿通常与甲状腺功能减退（甲减）有关，但其他疾病也可能导致甲状腺肿。

甲减的一些常见症状是什么？

甲减是由甲状腺激素缺乏引起的。一般来说，甲减患者的新陈代谢会变慢，容易疲劳。其他症状包括感到寒冷、皮肤干燥和毛发脱落、便秘、体重增加、肌肉痉挛和月经量增加。这些症状可以通过注射合成的甲状腺素来进行治疗。

甲状旁腺位于哪个部位？

甲状旁腺位于甲状腺后表面内。通常有4个甲状旁腺（即两对）分别位于甲状腺的两侧。甲状旁腺是很小的、豌豆状的腺体，重量总共只有0.06盎司（1.6克）。每个甲状旁腺的长度约为0.1～0.3英寸（3～8毫米），宽度约为0.07～0.2英寸（2～5毫米），深度约为0.05英寸（1.5毫米）。

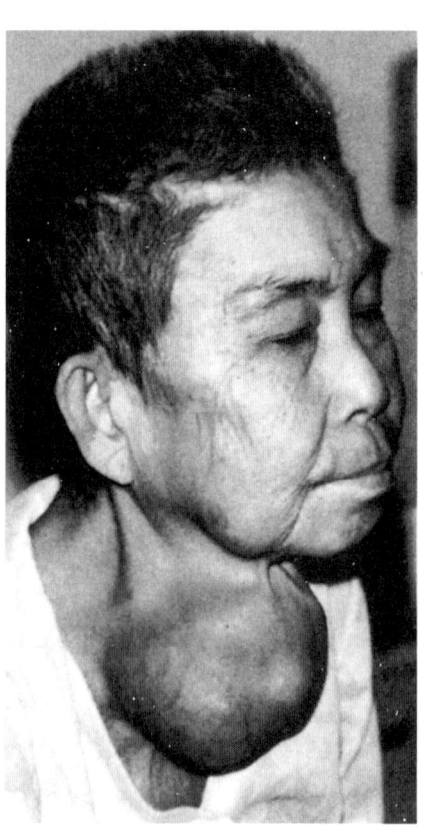

患有甲状腺肿的男性患者（图片来源：RUBIN E.Essential pathology [M]．3rd Ed．Philadelphia: Lippincott, Williams & Wilkins, 2000．）

甲状旁腺是什么时候被发现的？

甲状旁腺是由瑞典医学生伊瓦尔·维克托·桑德斯特伦（Ivar Victor Sandström）在1880年发现的。它们是人体内被发现的最后一个主要器官。

甲状旁腺的主要功能是什么？

甲状旁腺分泌甲状旁腺激素（PTH），PTH的主要功能是调节血液中钙和磷的含量。

PTH如何增加血液中的钙水平？

PTH通过以下4种方式增加血液中的钙含量：

1. PTH可以刺激破骨细胞分解骨组织，从骨骼中释放钙离子。
2. PTH抑制成骨细胞，降低骨骼中钙离子沉积的速率。
3. PTH与肾脏分泌的骨化三醇共同作用，增强小肠对钙和磷的吸收。
4. PTH促进肾脏内钙的重吸收，减少尿液中排出的钙量。

PTH与降钙素的关系是什么？

当血液中钙含量升高时，甲状腺会分泌降钙素。当血钙水平下降时，甲状旁腺会增加甲状旁腺激素的分泌，直到血钙水平恢复到正常值。血液中钙离子水平的稳态是通过降钙素和甲状旁腺素的相互作用来维持的。

所有的甲状旁腺都对保持稳态很必要吗？

不是的，并非所有的甲状旁腺对于保持稳态都是必要的。一个腺体分泌的一部分激素就可以维持正常的钙浓度。当钙含量异常增高时，这种情况被称为甲状旁腺功能亢进症。这种情况主要是由肿瘤引起的，手术摘除过度活跃的部分通常可以纠正激素量的失衡。

引起甲状旁腺功能减退症的主要原因是什么？

甲状旁腺功能减退症最常见的原因是甲状旁腺在手术过程中受损或被切除，或者甲状旁腺上长有肿瘤。回溯历史，于甲状旁腺被正式认知之前，众多甲状腺手术患者不幸遭遇了甲状旁腺的意外移除，这源于当时对甲状旁腺功能及位置认知的匮乏。此类事件常导致患者血钙水平骤降，从而诱发一系列严重的健康危机，甚至危及生命。经过医学的进步，如今我们已能更准确地理解和预防这类风险。

肾 上 腺

肾上腺的生理学特征是什么？

肾上腺位于每个肾脏的顶部。每个肾上腺的重量大约是 0.19 盎司（7.5 克）。肾上腺是黄色的，锥体形。每个肾上腺都由两部分构成，几乎可以被看作独立的腺体。肾上腺内部是肾上腺髓质。外部包裹着肾上腺皮质（它的外表与树皮很相似）。肾上腺皮质占据了肾上腺的大部分，重量大约是整个腺体的 90%。

肾上腺皮质分泌了多少种不同类型的激素？

肾上腺皮质可以分泌 20 多种不同的固醇类激素，被称为肾上腺皮质固醇，或简称皮质醇。肾上腺皮质被分为 3 个主要的区域，每个区域都分泌一种类型的皮质醇。外部的区域是球状带，分泌盐皮质激素。中间的区域是束状带，占皮质体积的大部分，并分泌糖皮质激素。最内侧且最小的区域是网状带，产生少量的性激素。

皮质醇的功能是什么？

皮质醇对生命和健康来说十分重要。每种皮质醇都有其独特的功能。

皮质醇及其功能

激素	靶器官或靶细胞	功　　能
盐皮质激素	肾脏	增加尿液中钠离子和水分的重吸收；刺激钾离子通过尿液排出
糖皮质激素	大多数细胞	从骨骼肌中释放氨基酸，从脂肪组织中释放脂类；促进肝糖原和葡萄糖的合成；促进脂类在外周的利用；抗炎
雄激素	生殖器官	促进男孩和女孩阴毛的生长；在成年妇女中，促进肌肉的发育，血细胞的形成，维持性欲；在成年男性中，肾上腺雄激素的作用较小，因为雄激素主要从性腺释放

最主要的盐皮质激素是什么？

盐皮质激素负责调节体液中无机盐离子的浓度。主要的盐皮质激素是醛固酮。它能够增强肾脏对尿液中钠的重吸收，并促进钾的排泄。在血液钠浓度下降、血压降低或钾浓度升高时，醛固酮的分泌量会增加，以维持体内的电解质平衡。

最重要的3种糖皮质激素是哪些？

皮质醇、皮质酮和可的松是最重要的3种糖皮质激素。皮质醇，也称为氢化可的松，是含量最多的糖皮质激素，占糖皮质激素活性的95%。

糖皮质激素对于机体的影响是什么？

糖皮质激素对于机体有很多不同的影响：

糖皮质激素最重要的作用是刺激葡萄糖的合成和糖原的形成，尤其是在肝脏内。

它们还可以刺激脂肪组织释放脂肪酸，作为能量来源。

它们可以降低生理上和心理上压力的影响，比如惊恐、流血或者感染，因为肝脏中葡萄糖的供给可以为组织提供ATP的来源。

它们可以降低过敏反应和炎症反应。

它们可以降低白细胞和其他免疫系统成分的活性。

哪两种疾病与糖皮质激素的异常产生有关？

艾迪森病和库欣综合征是由糖皮质激素分泌异常造成的两种疾病。艾迪森病，也称为肾上腺皮质功能减退症，源于肾上腺无法分泌充足的可的松，或在某些情况下的醛固酮分泌不足。艾迪森病的常见症状包括慢性和日益严重的疲劳、肌肉无力、食欲不振和体重减轻。治疗艾迪森病的关键在于补充或替代肾上腺不能产生的激素。

库欣综合征是由于机体组织长期暴露于高水平可的松环境下所致。症状各不相同，但大多数人会出现上半身肥胖、特征性的圆润"满月"脸、颈部脂肪增多、以及手臂和腿部变细。患者的皮肤会变得脆弱且容易受损，常出现淤青且愈合缓慢。库欣综合征的症象，往往与长期使用包括氢化可的松在内的糖皮质激素治疗紧密相关。

肾上腺髓质分泌的两种主要的激素是什么？

肾上腺髓质可以分泌肾上腺素和去甲肾上腺素。肾上腺素占肾上腺髓质分泌激素量的 75%～80%，其余的是去甲肾上腺激素。这些激素与交感神经系统分泌的激素相似，但是它们的效应要持续更长时间，因为它们在血液中停留的时间较长。

肾上腺髓质对生命来说是必要的吗？

虽然肾上腺髓质有助于"战斗或逃跑"反应，但它对于生存来说并不是必要的。

胰　　腺

胰腺位于哪个部位？

胰腺位于腹盆腔内，位于胃和小肠之间。它是一个长约 6 英寸（12 至 15 厘米）的细长器官。

为什么胰腺被称为复合腺体？

胰腺是一个复合腺体，因为胰腺具有内分泌和外分泌两种功能。作为内分泌腺，胰腺可以向血液中分泌激素。胰腺中只有 1% 作为内分泌腺发挥作用。剩余的 99% 的腺体具有外分泌功能。

胰腺中哪些细胞分泌激素？

胰岛（朗格汉斯岛）是分泌激素的细胞团。在成年胰腺中，散布着 20 万至 200 万个胰岛。

是谁最先发现了胰岛？

保罗·朗格汉斯（Paul Langerhans）是第一个在 19 世纪 60 年代末期对胰腺的微观结构进行详细描述的人。他注意到了胰腺中独特的多边形细胞。直到 1893 年，拉盖斯（G.E. Laguesse）才发现这些多边形细胞是胰腺的内分泌细胞，可以分泌胰岛素。

朗格汉斯岛中含有多少种不同类型的细胞？

朗格汉斯胰岛中各有 4 种不同类型的细胞。这 4 组细胞是 α 细胞、β 细胞、δ 细胞和 F 细胞。其中最重要的两种细胞是 α 细胞，产生胰高血糖素，以及 β 细胞，产生胰岛素。

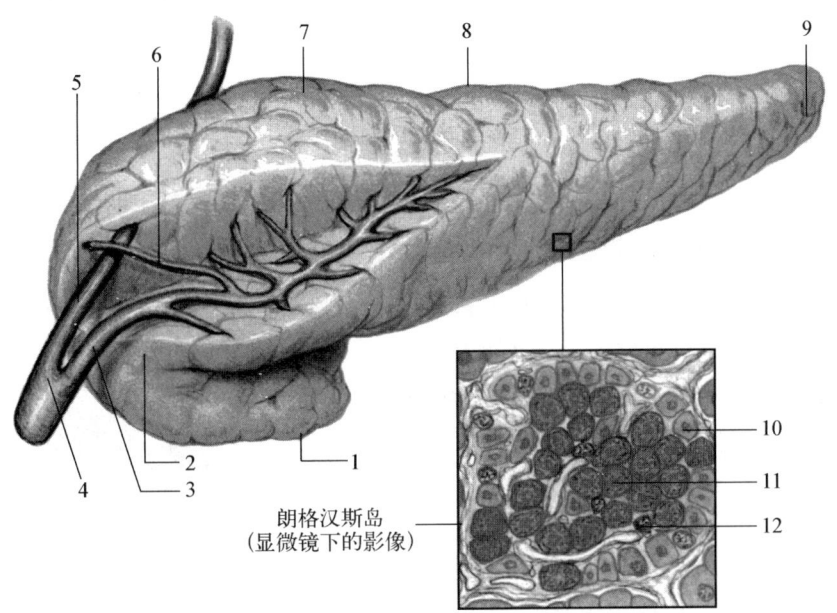

胰腺的几个部分：1. 钩突；2. 胰头；3. 主胰腺导管；4. 肝胰壶腹；5. 胆总管；6. 副胰管；7. 胰颈；8. 胰体；9. 胰尾。朗格汉斯岛包括：10. α 细胞；11. β 细胞；12. δ 细胞。（图片来源：Anatomical Chart Co）

胰高血糖素的功能是什么？

当血糖水平降至正常值以下时，会分泌胰高血糖素。胰高血糖素刺激肝脏将糖原转化为葡萄糖，从而使血糖水平升高。胰高血糖素还刺激肝脏中的氨基酸和乳酸合成葡萄糖。胰高血糖素刺激脂肪组织释放脂肪酸。当血糖水平升高时，作为负反馈系统的一部分，胰高血糖素的分泌会减少。

胰岛素是谁发现的？

胰岛素是由弗雷德里克·班廷（Frederick Banting）、约翰·麦克劳德（John Macleod）和查尔斯·贝斯特（Charles Best）发现的。尽管早期的研究人员已经怀疑胰腺分泌了一种控制糖代谢的物质，但直到1922年班廷、麦克劳德和贝斯特宣布他们的发现时，这一点才得到证实。1923年的诺贝尔生理学或医学奖授予了班廷和麦克劳德。班廷将他一半的奖金与贝斯特分享，而麦克劳德将他一半的奖金与詹姆斯·伯尔特拉姆·科利普（James Bertram Collip）分享，科利普也与该团队进行了合作。

胰岛素的功能是什么？

当血糖水平升高至正常值以上时，会分泌胰岛素。胰岛素的最重要作用之一是促进葡萄糖穿过质膜，使葡萄糖从血液扩散到大多数体细胞中。它还会刺激葡萄糖合成糖原。然后，这些葡萄糖会被储存在肝脏中，当血糖水平下降时，就会被释放出来。

胰岛素的结构是何时被人们发现的？

胰岛素是一种肽类激素，其完整结构于1955年由弗雷德里克·桑格（Frederick Sanger）发现。它是第一个被确定完整结构的蛋白质。桑格因其研究而于1958年获得诺贝尔化学奖。

机体不能产生或者利用胰岛素会引起什么疾病？

糖尿病是一种代谢障碍，当胰腺产生很少或不能产生胰岛素时，或者当细胞对产生的胰岛素作出正确的反应时，就会导致糖尿病。葡萄糖在血液中积聚，溢出到尿液中，并排出体外。因此，身体无法从葡萄糖中获取能量来源。

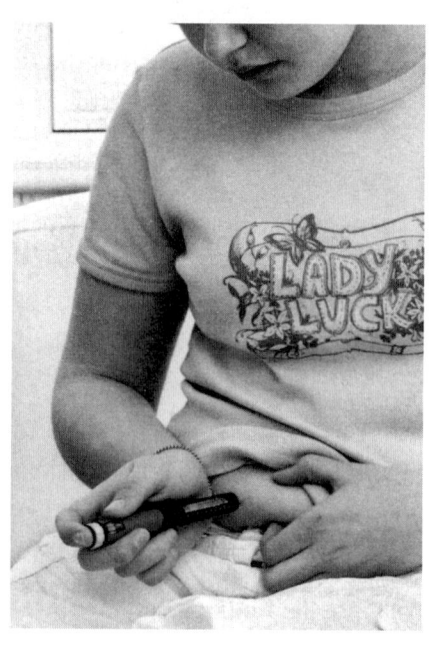

合成胰岛素被广泛地用来改善糖尿病患者的生活质量。（图片来源：iStockphoto.com）

尿崩症与糖尿病的区别是什么？

糖尿病是由于胰岛素分泌量不足引起的，而尿崩症是由于垂体分泌的抗利尿激素不足造成的。肾脏储存水分的能力受到损害，过多的尿就会被排出体外。

1型糖尿病与2型糖尿病有何区别？

1型糖尿病，即胰岛素依赖型糖尿病（IDDM），是一种较为罕见的糖尿病类型，约占糖尿病患者总数的10%，且更倾向于在儿童期发病。其核心特征在于先天性的胰岛素分泌缺陷，导致体内胰岛素严重不足，因此患者必须依赖外源性胰岛素注射来维持生命活动。

相比之下，2型糖尿病，即非胰岛素依赖型糖尿病（NIDDM），是更为普遍的糖尿病类型，多见于40岁以上的成年人群体，尤其是那些伴有肥胖、缺乏体育锻炼或具有家族遗传史的人群。尽管2型糖尿病患者的胰岛素分泌可能看似正常，但其靶细胞（即胰岛素作用的细胞）却出现了功能障碍，无法对胰岛素产生正常的反应，即所谓的胰岛素抵抗。这使得血糖调节变得困难，进而引发高血糖状态。

尽管从病情严重性的直接比较来看，2型糖尿病在初期可能不如1型糖尿病那样危急，但两者若长期未得到有效控制，均可能引发一系列严重的并发症，如心血管疾病、神经病变、视网膜病变及肾脏损害等。因此，对于这两种类型的糖尿病，均应采取积极的治疗措施，包括生活方式干预、药物治疗乃至胰岛素治疗，以延缓病情进展，提高患者生活质量。

人胰岛素是何时首次合成的？

人胰岛素是由亚瑟·里格斯（Arthur Riggs）和板仓圭一（Keiichi Itakura）于1978年使用大肠杆菌（E. coli）和重组DNA技术首次合成的。然而，第一种人类胰岛素"优泌林"（Humulin）直到1982年才上市。尽管它被称为"人胰岛素"，但实际上，如今市面上流通的绝大多数胰岛素均为高度模拟人类胰腺自然生成的合成胰岛素，其化学结构与天然胰岛素几乎无异。

松 果 体

松果体位于哪个部位？

松果体是一个位于中脑第三脑室后方的小腺体。

松果体的功能是什么？

松果体的生理功能还不清楚。它分泌的激素褪黑素，与昼夜节律的调节及生物钟的设定紧密相连。这种激素在夜晚的黑暗中尤为活跃，大量释放，而当日光普照之时，其分泌量则显著减少。值得注意的是，褪黑素的释放过程并非完全自然不可控，它亦能响应人为模拟的昼夜变化，比如室内照明条件的调整。此外，褪黑素对睡眠的深远影响，正是其在某些助眠药物中得以应用的关键所在。

褪黑素是何时被发现的？

褪黑素是由亚伦·B·勒纳（Aaron B. Lerner）于 1958 年发现的。理查德·J·沃特曼（Richard J. Wurtman）在褪黑素功能的研究上做了大量开创性工作。

季节性情感障碍是什么？

季节性情感障碍（SAD）是一种特定的抑郁症，它通常在冬季日照时间显著减少时发作，影响部分人群。一种假设是，由于冬季白天日照时间较短，褪黑素的产生受到影响，导致嗜睡和疲乏等身体不适。SAD 的其他症状还包括对碳水化合物的渴望、食欲增加、体重增加和情绪波动。许多研究人员认为，光疗法是治疗 SAD 的有效方法。光疗法，也称为光疗，要求患者坐在一个特制的发光盒附近，该发光盒能够发出高强度的光线。这些光线的强度通常介于 2 500 到 10 000 勒克斯之间，远高于普通家庭客厅的照明（约 100 勒克斯），但低于晴朗阳光下的光强（约 100 000 勒克斯）。通过模拟自然光线的照射，光疗法可以帮助调节患者的生物钟和褪黑素分泌，从而缓解 SAD 的症状。

哪种激素可以用来克服时差反应？

时差反应发生在个体的生物钟与当地时间不同步时。一般来说，每跨过一个时区大约需要一天的时间来克服时差反应。褪黑素作为一种膳食补充剂，有时在旅行时用于促进睡眠。在向东旅行时褪黑素的效果更佳，并且可以在旅行前、中、后服用。最好在旧时区平时就寝时间前大约五到七小时服用褪黑素。旅行者在服用褪黑素前应咨询医生。不建议孕妇、哺乳期妇女和儿童服用褪黑素。

生 殖 器 官

哪些生殖器官可以分泌激素？

男性和女性性腺都能够分泌激素。在男性中，睾丸分泌激素；在女性中，卵巢负责分泌激素。

生殖腺分泌的激素是什么？

雄激素睾酮是睾丸分泌的最重要的男性激素。睾丸还产生抑制素，抑制促卵泡激素（FSH）的分泌。卵巢分泌的3大主要激素是雌激素、孕激素和松弛素。

性激素的功能是什么？

睾酮受到垂体腺黄体生成素（LH）的刺激。它调节精子的产生，以及男性性器官的生长和发育。睾酮还刺激男性第二性征的发育，包括面部和阴毛的生长。它通过增大喉部使男性声音变粗。

雌激素受到垂体中FSH的刺激。它们有助于调节月经周期、乳腺和女性第二性征的发育。LH刺激孕激素的分泌。孕激素使得子宫在受精发生后为着床做准备。它还加速胚胎向子宫的移动。松弛素在分娩时有助于扩大和软化宫颈和产道。它使耻骨联合的韧带在分娩时更加灵活。

同化类固醇是什么？

应该称为同化类雄激素固醇，同化类固醇是一种增加合成反应，尤其是肌肉内的合成反应的激素。它们是原始雄激素睾酮的合成形式。它们可以促进骨骼肌（同化效应）的生长以及男性性征（雄激素效应）的发育。

合成代谢类固醇是什么？

合成代谢类固醇，正式名称为合成代谢-雄激素类固醇，是激素的一种，其核心功能在于提升合成代谢过程，特别是在肌肉组织中。这些类固醇是男性主要性激素——睾酮的人工合成衍生物。它们促进骨骼肌的生长（合成作用）和男性性征的发育（雄激素作用）。

合成代谢类固醇是如何被滥用的？

合成代谢类固醇经常被青少年、成年人，乃至专业与业余运动员滥用，以求达到健美身形和提升运动表现的目的。尽管这类药物在特定医疗条件下具有合法的临床应用，但医生为治疗这些状况所开具的剂量，远远低于那些被非法滥用以追求体能极限的剂量，差距甚至高达10至100倍。

其他激素来源

瘦素是何时被发现的？

瘦素，这一激素发现，源自科学界的一次突破。1994年12月，杰弗里·弗里德曼（Jeffrey Friedman）及其研究团队在权威期刊上发表了一项研究成果，他们首次揭示了存在于老鼠与人体中的一种基因——肥胖基因。这一基因的独特之处在于其编码产物的非凡功能，即后来被弗里德曼博士命名为"瘦素"的激素，巧妙地体现了其促进体重管理的潜力。

瘦素，作为一种由体内脂肪组织精心合成的精细调控分子，扮演着调节能量平衡与食欲控制的核心角色。它通过复杂的生理机制，精准地影响着个体的食物摄入量与能量消耗模式，从而维持着体重的稳态。然而，当人体缺乏瘦素时，这一微妙的平衡便会被打破，导致个体出现难以抑制的食欲亢进与体重显著增加的现象，最终可能陷入肥胖的困境。

胸腺位于哪个部位？

胸腺位于纵隔内，通常位于胸骨后方和两肺之间。它是一个双叶淋巴器官，血管丰富但神经纤维较少。胸腺的外层皮质有许多淋巴细胞，而内层髓质中的淋巴细胞较少。

胸腺的功能是什么？

胸腺产生几种称为胸腺素的激素，这些激素刺激 T 细胞的产生和发育。T 细胞在免疫中起着重要作用。

还有哪些器官具有内分泌功能？

除了主要功能外，许多器官还具有内分泌功能。本章已详细讨论了一些这样的器官；其他器官的描述见下表。

其他器官分泌的激素

器官	激素	效应
小肠	胃泌素	促进胃液分泌，增加胃动力
	肠促胰液素	刺激胰液和胆汁分泌
	胆囊收缩素	刺激胰液分泌；调节胆囊中胆汁的释放；在吃饭后产生饱腹感
肾脏	促红细胞生成素	刺激红细胞的产生
	钙三醇	刺激骨骼中钙离子的释放；抑制甲状旁腺激素（PTH）的释放
心脏	心房钠尿肽（ANP）	增加肾脏水分和盐的流失；增加口渴感；抑制ADH和醛固酮的分泌
脂肪组织	瘦素	抑制食欲

为什么胸腺被称为"萎缩的腺体"？

胸腺在个体发育的婴儿阶段达到其体积的峰值，这是为了支持免疫系统的早期成熟与功能。随着青春期的到来，胸腺虽然不再显著增大，但其功能却达到巅峰状态，对免疫系统的调控至关重要。然而，随着年龄的增长，特别是在进入成年期后，胸腺经历了一个自然的退化过程，其体积逐渐减小。这一过程持续进行，直到大约50岁时，胸腺已经显著萎缩，其体积仅为年轻时的很小一部分，并且在组织结构上逐渐被脂肪组织所替代。这一过程反映了胸腺在生命周期中的角色变化，从支持免疫系统的早期发展到在成年后逐渐让位于其他免疫器官。

第9章 心血管系统

简　介

 心血管系统的功能是什么?

　　心血管系统为心脏、肺和组织细胞之间提供了一个运输系统。其最重要的功能是向组织提供营养并清除废物。

 心血管系统和循环系统之间的区别是什么?

　　心血管系统是指心脏（cardio）和血管（vascular）。循环系统是一个更广泛的术语，包括血液、血管、心脏、淋巴和淋巴管。

 心血管系统是由哪些结构和器官构成的?

　　从理论上讲，心血管系统的结构包括心脏和血管。血液，一种结缔组织，在心血管系统中有着重要的作用，通常被包括在心血管系统内。

 有哪些常见的心血管疾病?

　　心血管疾病是心脏和血管疾病的总称。一些心血管疾病是先天性的（出生时即存在），而另一些则是后天获得的。心脏病影响心脏、为心肌供血的动脉、确保心脏内血液正确泵送的瓣膜。心脏病的例子包括冠状动脉疾病（为心脏供血的动脉疾病）、心脏瓣膜病（影响心脏瓣膜的疾病）、先天性心脏病和心力衰竭。血管疾病包括动脉硬化、高血压、中风、动脉瘤、静脉血栓（静脉内血栓形成）和静脉曲张。

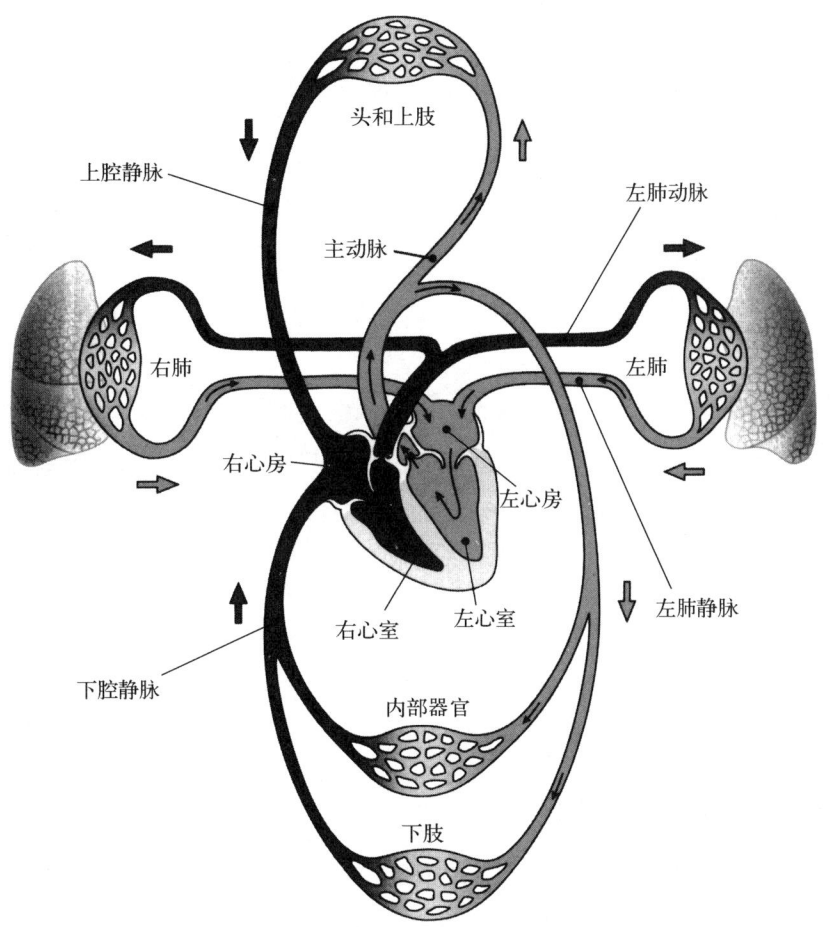

心血管系统的简化图。（图片来源：COHEN B J, WOOD D L. Memmler's the human body in health and disease [M]. 9th Ed. Philadelphia: Lippincott, Williams & Wilkins, 2000.）

 运动如何影响心血管系统？

美国心脏协会明确指出，缺乏运动是心脏病、中风及冠状动脉疾病的重要风险因素。定期参与有氧运动（如快走、跑步、慢跑）不仅能显著提升个体的整体健康水平和运动耐力，而且在预防心血管疾病方面发挥着关键作用。这些活动有助于控制血脂水平，降低高血压风险，减少甘油三酯含量，并提升"好"胆固醇（HDL）的浓度。

为了维持心血管健康，建议健康个体每周大多数天数内进行至少 30 分钟的中等到高强度的有氧运动。这段时间可以灵活安排，分成若干段（如每次 10 至 15 分钟）进行，但重要的是要确保运动强度达到最大心率的 50% 至 75%，以确保运动效果的最大化。

> **"好"胆固醇和"坏"胆固醇是什么？**
>
> 胆固醇是体细胞的重要构成部分，与胆汁盐、激素的合成及脂肪在体内的转运有关。它主要由肝脏生产，并以脂蛋白的形式在血液中运输。血液中的胆固醇水平受遗传、饮食及代谢性疾病影响。特别是高脂肪食物，如肉类、油脂和乳制品，会增加胆固醇水平。高胆固醇可能导致动脉内壁脂肪沉积、狭窄冠状动脉，增加冠心病和中风的风险。
>
> 高密度脂蛋白（HDL）被称为"好"胆固醇，因为它有助于将动脉中的胆固醇运回肝脏进行代谢。而低密度脂蛋白（LDL）和极低密度脂蛋白（VLDL）则被视为"坏"胆固醇，因为它们可能导致动脉堵塞。

血　液

 血液的组成成分是什么？

血液是一种结缔组织，因为血液既含有液体又含有固体（细胞）成分。液体是血浆，血浆蛋白和细胞（红细胞、白细胞和血小板）悬浮于液体基质内。

 血液的功能是什么？

血液的功能可以被分为 3 个主要的类别：运输、调节和保护。

血液的功能

功能	举　例
运输	运输气体（氧气和二氧化碳）、营养物质、代谢废物
调节	调节体温、维持正常的酸碱度（pH 值）及体液量/压力
保护	防止失血和感染

血液正常的 pH 值是多少？

动脉血的正常 pH 值是 7.4，而静脉血的正常 pH 值约为 7.35。由于动脉血中二氧化碳含量较少，因此其 pH 值略高于静脉血。

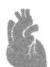 为什么血液是黏稠的？

血液之所以是黏稠的，是因为它的密度大于水，且黏度是水的 5 倍。血液的黏性主要源于红细胞。当红细胞数量增加时，血液会变得更稠，流动速度减慢；相反，如果红细胞数量减少，血液会变稀，流动速度加快。

 红细胞是在哪里形成的？

红细胞的形成过程称为红细胞生成，它发生在脊椎、胸骨、肋骨、颅骨、肩胛骨、骨盆和近端肢骨中的红骨髓内。红细胞最初是大型的、未成熟的细胞（称为原红细胞），在大约七天的时间内，它们逐渐转变为更小的、成熟的红细胞，并随后进入血液循环。

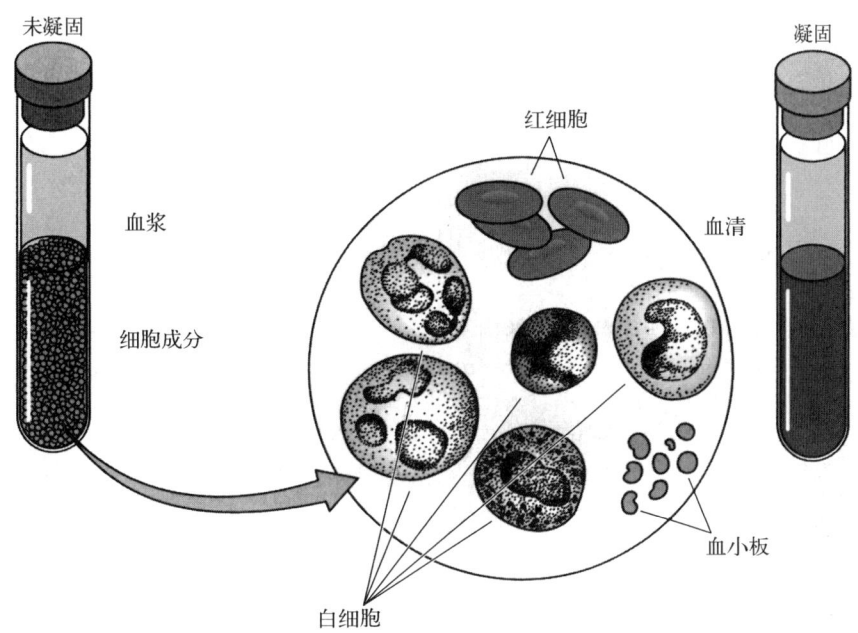

包括血小板、白细胞和红细胞在内的几种血细胞，具有免疫、愈合和运输氧气等功能。（图片来源：WILLIS M C. Medical terminology: a programmed learning approach to the language of health care [M]. Baltimore: Lippincott, Williams & Wilkins, 2002.）

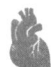 哪些因素可以影响红细胞形成的速率？

红细胞生成的速率受促红细胞生成素调节，该激素由肾脏释放。它能促进红细胞分裂并加速未成熟红细胞成熟。血液中氧含量下降（如贫血、疾病或高海拔）时，会促使肾脏释放更多促红细胞生成素。

 红细胞有多少个？

红细胞占人体所有细胞的三分之一，占血液中细胞的 99.9%。如果把人体内的所有红细胞堆叠起来，可以有一座 3.1 万英里（4.989 万千米）的塔那么高。

 红细胞有多厚？

500 个红细胞的厚度大约是 0.04 英寸（0.10 厘米）。

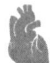 为什么红细胞的寿命这么短？

红细胞的平均生命周期约为 120 天，在此期间，它们穿梭于体内的各类血管之中，承受着来自血流的机械应力，这些持续的力量给红细胞带来了显著的磨损。大约 120 天后，细胞膜破裂，红细胞就会死亡。

为什么红细胞是圆盘状的？

红细胞可能是人体中最具特化性的细胞。它们呈双凹（甜甜圈）形状，中间有一个薄盘。这种形状很重要，因为薄盘提升了红细胞表面积与体积之间的比例，从而提高了气体交换的效率，确保氧气和二氧化碳能够迅速在红细胞与血液之间传递。此外，当红细胞在复杂的血管系统中流动，尤其是遇到狭窄的毛细血管时，它们的双凹形状使得红细胞能够紧密堆叠，减少空间占用，同时保持流动性。更重要的是，红细胞能够根据需要改变形状，灵活通过极其狭窄的血管通道，这种变形能力对于维持血液循环的连续性和效率至关重要。

 红细胞更新的速率有多快？

每秒有两百万到三百万个红细胞进入血流，替换掉每秒被破坏的相同数量的红细胞。

血液是如何运输氧气的？

红细胞含有血红蛋白，负责在血液中运输氧气和二氧化碳。血红蛋白是一种由 4 条多肽链组成的复杂蛋白质，每条多肽链都具有与氧气结合的独特能力。令人惊讶的是，每个红细胞中大约有 2.8 亿个血红蛋白分子，具有携带 10 亿个氧气分子的潜力。每条多肽链含有一个血红素分子，其中心有一个铁离子。正是这个铁离子与氧气发生相互作用。

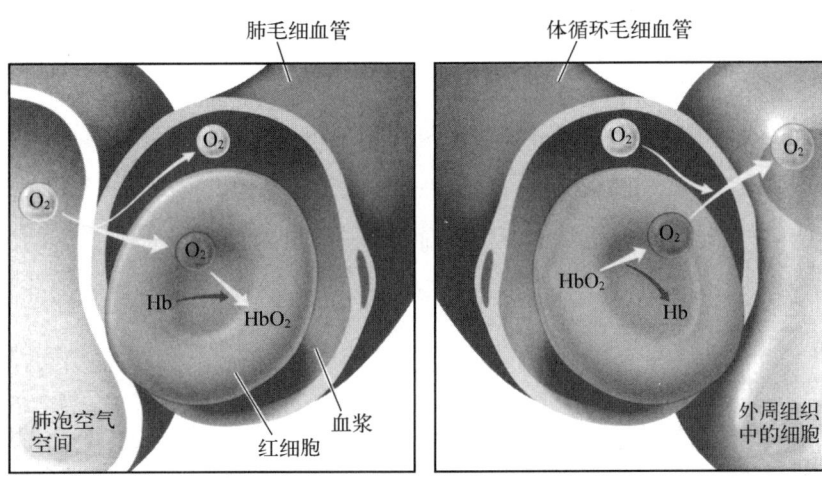

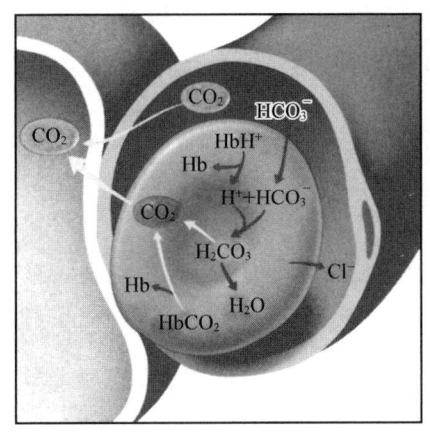

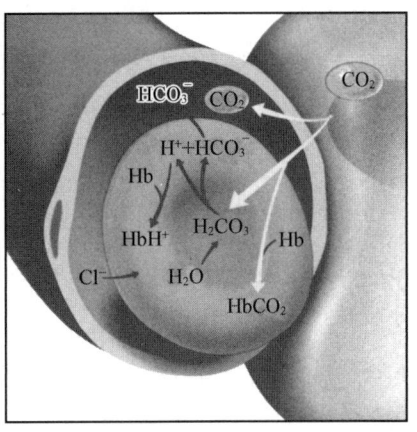

红细胞可以在循环系统内运输氧（O2）和二氧化碳（CO2）。（图片来源：PREMKUMAR K.The massage connection anatomy and physiology [M] . Baltimore: Lippincott, Williams & Wilkins, 2004.）

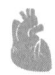 **影响红细胞的主要疾病有哪些？**

　　主要的红细胞疾病是贫血，即血液携带氧气的能力降低。贫血是潜在疾病的症状，如红细胞数量减少、血红蛋白水平低或血红蛋白合成异常。红细胞减少可能是由于出血（失血过多）、铁缺乏或氧气供应减少。高海拔或某些肺炎病例可能导致氧气供应减少。

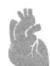 **镰刀形细胞贫血症是什么？**

　　镰刀形细胞贫血症是一种遗传性疾病，其根源在于血红蛋白 β 链——这一由精密排列的 287 个氨基酸构成的分子链上发生的特定突变。这一细微的遗传变异，却引发了连锁反应，导致血红蛋白链在形成过程中出现了异常的折叠模式，从而使血红蛋白形成坚硬的杆状结构。当这些红细胞释放氧气或血液中的氧气含量降低时，它们就会变成新月形（因此得名"镰刀形细胞"）。这些新月形的红细胞很脆弱，非常容易破损，并在小血管中形成血栓。

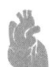 **地中海贫血是什么？**

　　地中海贫血症是一种遗传性血液疾病，会导致轻度至重度贫血。地中海贫血症中的贫血并非由于缺乏铁元素而引起，而是由于红细胞中血红蛋白生成出现问题。患有地中海贫血症的人没有足够的血红蛋白或红细胞来将氧气输送到全身。轻度或中度地中海贫血症可能无需任何治疗。

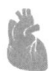 **血液兴奋剂是什么？**

　　血液兴奋剂采用人工技术手段来人为地提升红细胞数量。促红细胞生成素（EPO），这种由肾脏和肝脏自然产生的激素，在机体内发挥着促进红骨髓加速红细胞生成的关键作用。如今，科学家们已能够通过基因工程技术制造 EPO。该物质在竞技比赛前被注射给运动员，能够显著地提升红细胞数量，增幅范围可达到 45% 至 65%。

　　随着红细胞数量的增加，运动员在剧烈运动时，肌肉能够获得更加充足的氧气供应，从而提升体能表现和耐力。然而，这种增益并非没有代价。运动员若因高强度运动或不当的体液管理导致脱水，其血液可能会变得异常浓稠，进而引发一系列严重的健康问题，包括但不限于血液凝固、中风以及心脏疾病等。因此，尽管血液兴奋剂可能带来短暂的竞技优势，但其潜在的健康风险不容忽视。

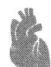 白细胞是什么？

白细胞占总细胞体积的不到 1%。白细胞的主要功能是免疫防御。根据白细胞的结构特点分为两种类型：内含膜包裹颗粒的粒细胞和不含膜包裹颗粒的非粒细胞。每立方毫米的血液中含有 4 500～10 000 个白细胞。白细胞分类计数是指 5 种类型白细胞各自的百分比。

白细胞

分类	类型	功能	正常值
粒细胞	中性粒细胞	化学趋化作用，向着炎症部位运动；可以杀死细菌	50%～70%
	嗜酸性粒细胞	杀死寄生虫；能够激活过敏反应期间释放的化学物质	1%～3%
非粒细胞	嗜碱性粒细胞	帮助身体对抗寄生虫感染；在过敏反应中释放化学物质，如组胺，导致红肿和瘙痒	0.4%～1%
	淋巴细胞	帮助身体识别和抵抗感染，维护免疫平衡；对抗病毒和细菌，产生特异性抗体	25%～35%
	单核细胞	吞噬并清除体内的细菌和受损细胞；参与免疫反应，对抗外来病原体	4%～6%

人造血液是什么？

人造血，即血液替代品，正逐渐成为传统血液的补充。研究指出，理想的人造血应具备以下特点：高效携氧与释氧，低黏度以改善流动性，无毒且不会引起免疫反应，可长期储存，以及成本效益高。目前，科学家正研究如全氟碳等化合物作为红细胞替代品，以应对血液供应紧张等挑战。

 白细胞都储存于机体的哪些部位？

大多数白细胞储存在结缔组织或淋巴器官中。白细胞在病原体入侵或受伤区域释放。

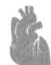 **随着年龄的变化，白细胞计数会发生什么变化？**

出生时，新生儿的白细胞计数较多（每立方毫米血液中有 9 000 至 30 000 个细胞），但是出生后 2 周，白细胞计数就会下降到成人的水平（每立方毫米血液中有 4 500 至 10 000 个细胞）。老年人的总白细胞计数会略有下降。

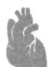 **白细胞计数的临界值是多少？**

当个体的白细胞计数低于 500 时，其感染风险会显著增高，这种白细胞数量偏低的状态被称为白细胞减少症，它预示着免疫系统功能可能受损，使机体更易于受到病原体的侵袭。如果白细胞计数超过 30 000，这往往是一个警示信号，表明体内可能存在严重的感染、炎症，或者是诸如白血病等严重的血液疾病。这种白细胞数量异常增多的状况，医学上称之为白细胞增多症，它反映了机体可能正处于一种应激或病态状态，需要立即进行医学评估和治疗。

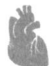 **血细胞渗出是什么？**

血细胞渗出是指白细胞在构成血管壁的细胞之间漏出的能力。一旦这些白细胞离开血液，它们就会通过间质空间移动，使用一种名叫阿米巴样运动的原始运动形式。中性粒细胞和单核细胞是这些白细胞中最活跃的。这些白细胞可以吞噬细菌、细菌内的有机分子，以及其他的大型生物，如寄生虫。中性粒细胞和单核细胞被细菌毒素和其他相关的物质填充后就会死亡。

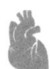 **血小板的功能是什么？**

血小板非常小，直径只有 1.575×10^{-3} 英寸（0.004 毫米），有 3.9×10^{-5} 英寸（0.001 毫米）厚。血小板的功能包括：1. 运输对凝血至关重要的酶和蛋白质；2. 形成血小板栓，减少血液流失；3. 血栓形成后，血栓内部的纤维蛋白可能会经历一定程度的收缩，这有助于更紧密地封闭伤口。

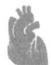 **血小板是在哪里产生的？**

血小板产生于骨髓中的巨核细胞。巨核细胞在骨髓中成熟并分解时，会释放出大量

的细胞质片段,这些片段就是血小板。一个巨核细胞可以释放出成千上万的血小板,这些血小板作为独立的细胞片段存在于血液中,对凝血过程至关重要。

 如果血液不凝结会怎样?

如果血液凝结缓慢或根本不凝结,那么即使是最小的伤口也会导致大出血,使个体面临巨大风险。最常见的两种凝血障碍是血友病和血管性血友病。血友病主要影响男性,由特定凝血因子缺乏引起。血管性血友病则是由血浆蛋白缺乏引起的,这种血浆蛋白与特定的凝血蛋白相互作用。在这两种疾病中,病情的严重程度取决于特定蛋白质的产生量。

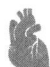 **抗凝剂是什么?**

抗凝剂是指能够防止血小板在血管内膜(内皮)上堆积的物质。内皮细胞自然分泌一氧化氮和前列环素,以防止血小板黏在一起。另一种天然抗凝剂是肝素,它存在于嗜碱性粒细胞(一种白细胞)和内皮细胞表面。肝素会干扰血栓的形成过程。

 血浆是什么?

血浆是血液中的液体部分。它占总血液的46%~63%。血浆中大部分是水,其中含有可溶性物质,增加了血浆的黏稠度。可溶性物质中大部分(92%)是血浆蛋白。非蛋白成分包括代谢废物、营养物质、离子和可溶性气体。

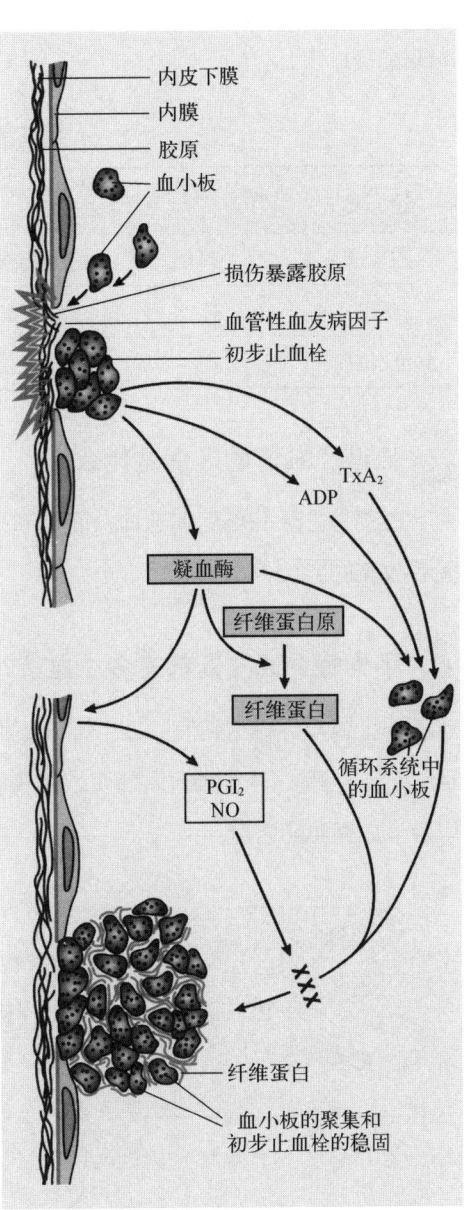

血小板细胞通过形成血块来修复人体的损伤。(图片来源:RUBIN E, FARBER J L. Pathology [M]. 3rd Ed.Philadelphia: Lippincott, Williams & Wilkins, 1999.)

主要的血浆蛋白有哪些？

主要的血浆蛋白有 3 种。血浆蛋白是由肝脏产生的，但 γ 球蛋白例外，它由淋巴组织或组织产生。

主要的血浆蛋白

种　类	重量百分比（％）	功　　能
白蛋白	60	对于维持渗透压有着重要的作用
球蛋白	36	α、β 球蛋白——运输蛋白质；γ 球蛋白——在免疫反应中释放的抗体
纤维蛋白原	4	促进血液凝块形成

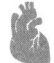 血浆和血清的区别是什么？

血浆是去除细胞后的全血，而血清是去除凝血蛋白后的血浆。血清是通过让血液凝固后收集的。

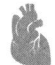 平均每个成年人都有多少血液？

一个成年男性大约有 5.3～6.4 夸脱（5～6 升）血液，而一个成年女性大约含有 4.5～5.3 夸脱（4～5 升）血液。血液量的不同取决于性别、体形、体液和电解质浓度，以及体内脂肪的含量。

失血致死需要多久？

失血至死的时间取决于失血的速度和总量，这是一个极为紧迫且危及生命的状况。在极端情况下，如大血管遭受严重损伤导致大出血，生命可能在短短一分钟内就因迅速流失大量血液而陷入绝境。通常而言，当人体在短时间内失去相当于其总血量四分之一的血液时，这足以引发不可逆转的休克状态，进而迅速危及生命，除非立即采取紧急医疗干预措施。

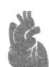 **哪条静脉通常用于采血?**

通常从肘正中静脉（肘内部）采集新鲜血液，这个过程叫静脉穿刺。如果只需要很少量的血液，可以在手指尖、耳垂、大脚趾（成人）或脚后跟（婴儿）进行针刺采血。

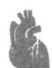 **血液的成分是如何被分离开的?**

将血液样本进行离心处理，可以将其分离为两个成分：血浆（55%）和形成元素（45%）。进一步的离心可以将血浆分为蛋白质、水和可溶性物质。将可溶性物质进一步离心可以分离出血小板、白细胞和红细胞。

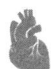 **可以对采集的血液样本进行哪些测试?**

下面的这个表格列出了通常所做的血液检测。

血液检测	目的	正常值
红细胞比容（HCT）	血液中血细胞占比	37%～54%
血红蛋白浓度	血红蛋白浓度	12～18克/分升
红细胞计数	每微升全血的红细胞数量	4.2～6.3百万/微升
白细胞计数	循环中白细胞总数	600～9 000个

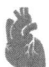 **男性还是女性的血细胞比容更高?**

男性的红细胞比容更高，因为他们需要更大的携氧能力来为身体更大的肌肉群提供氧气。

 正常血液中二氧化碳的含量是多少?

动脉血中二氧化碳的正常值范围是每升19～50毫米，静脉血中是每升22～30毫米。

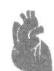 **Rh 因子是什么?**

除了广为人知的 ABO 血型系统外，血型分类还依据一个关键性的遗传性血液特

征——恒河猴因子（又称 Rh 因子）进行划分。这一重要发现由菲利普·莱文（Philip Levine）与 R.E. 斯特森（R.E.Stetson）在 1939 年率先独立揭示。随后不久，卡尔·兰德斯坦纳（Karl Landsteiner）及其同事 A.S. 韦纳（A.S.Weiner）在 1940 年也发现了 Rh 因子。Rh 血型系统根据血液中是否存在 Rh 因子，将人群分为两大类别：Rh 阳性和 Rh 阴性。

在医疗实践中，孕妇的 Rh 因子状态受到特别关注，因为这一因素直接关系到胎儿的健康风险。特别是当母亲被鉴定为 Rh 阴性时，通常会进一步筛查父亲的 Rh 因子情况。原因在于，Rh 因子不相容的父母组合可能孕育出面临潜在严重血液疾病风险的婴儿，这类疾病在某些情况下甚至可能危及生命。幸运的是，现代医学已发展出有效的治疗手段，包括通过一系列精准的输血操作，来应对和缓解此类因 Rh 因子不相容可能引发的健康问题。

谁发现了 ABO 血型系统？

奥地利医生卡尔·兰德斯坦纳于 1909 年发现了 ABO 血型系统。兰德斯坦纳曾研究过为什么一个人的血输给另一个人时，有时成功，而有时却会导致病人死亡。他提出，一定存在几种不同的血型。如果两个血型不同的人之间进行输血，红细胞就会凝结在一起，阻塞血管。兰德斯坦纳因其发现人类血型而获得 1930 年诺贝尔生理学或医学奖。

 ## 胎儿成红细胞增多症有多常见？

胎儿成红细胞增多症，即新生儿溶血病，在当今社会极为罕见，因为医生会仔细追踪 Rh 状态。对于可能携带 Rh 阳性胎儿的 Rh 阴性女性，会注射一种名为 RhoGAM（抗 RHD 免疫球蛋白）的药物。这种注射液实际上是由抗 Rh 抗体组成的，它能够与任何可能接触到女性细胞的 Rh 阳性胎儿细胞结合并保护它们，从而防止或减轻女性免疫系统对这些细胞的免疫反应。必须在可能接触 Rh 阳性细胞（包括分娩、终止妊娠、流产或进行羊膜穿刺术）后的 72 小时内注射 RhoGAM。

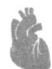 **输血时可以使用的血型是什么？**

下面的表格列出了每种血型最匹配的血型。

受者的血型	供者的血型	急救时可使用的供者的血液类型
A	A	A、O
B	B	B、O
AB	AB	AB、A、B、O
O	O	O

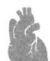 **多长时间可以献一次血？**

只要献血者健康状况良好，全血可以每 50 天捐献一次。血浆可以每周捐献两次，血小板每年最多捐献 24 次。

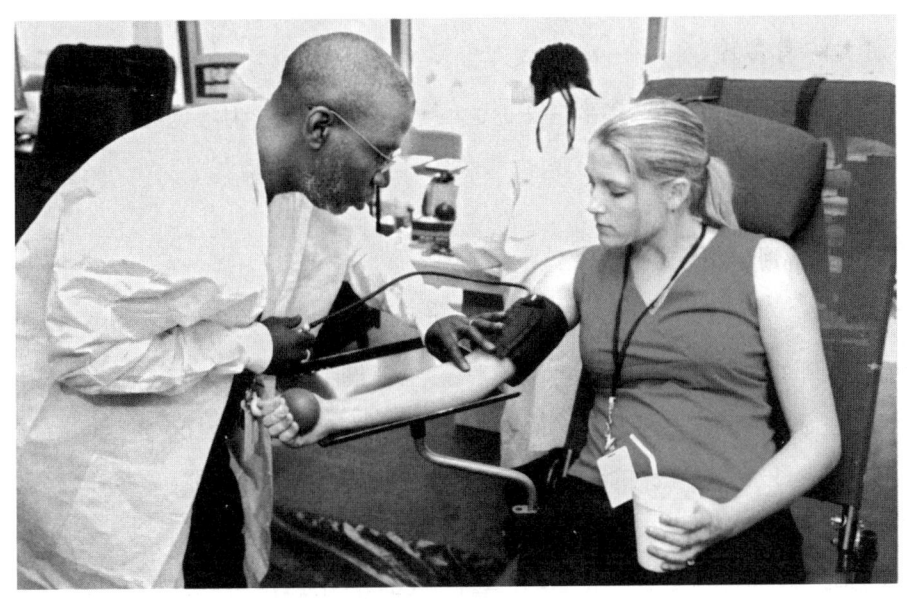

全血可以每 50 天安全捐献一次。（图片来源：iStockphoto.com）

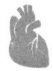 **每种血型与哪些抗原和抗体相关联？**

以下表格解释了血型与抗原、抗体之间的关系。

血型	红细胞表面的抗原	血浆中的抗体
A型	A抗原	抗B抗体
B型	B抗原	抗A抗体
AB型	A抗原和B抗原	既没有抗A抗体,也没有抗B抗体
O型	既没有A抗原也没有B抗原	既有A抗体,又有抗B抗体

心　　脏

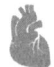
心脏有多大？位于哪个部位？

心脏的大小因人而异。一般成年人的心脏大约长5.5英寸（14厘米），宽3.5英寸（9厘米），大约与一个人的拳头大小相当。心脏位于横膈膜上方，右肺和左肺之间。心脏的三分之一位于胸腔的右侧，三分之二位于胸腔的左侧。

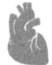
心脏大约有多重？

在婴儿中，心脏约占总体重的三十分之一。在平均成年人中，心脏约占总体重的三百分之一，男性约11盎司（310克），女性约8盎司（225克）。

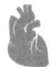
心肌与骨骼肌有什么不同？

心肌，也称为心肌层，由许多长而带有分支的细胞组成，这些细胞通过闰盘相互连接。闰盘是相邻的心肌细胞细胞膜连接的区域。心肌细胞中还有小的空间，这些空间通过允许离子在细胞之间自由移动，从而在细胞之间建立直接的电连接。相互连接的基质将心肌细胞连接成一个非常大的肌肉细胞，称为合胞体。心肌与骨骼肌的另一个区别是心肌具有起搏细胞，它们以有节奏的方式启动收缩，而不是通过神经刺激。心肌的收缩时间比骨骼肌的收缩时间长约10倍，而且心肌不能像骨骼肌那样产生持续的收缩。

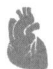
心脏壁有哪3层？

心脏壁由3个不同的层次组成：外层的心外膜、中间的心肌层和内层的心内膜。

心包炎是什么?

心包炎是包围心脏的膜（心包）的炎症。它通常是由病毒或细菌感染引起的，这些感染会产生粘连，使心包的各层相互附着。这是一种非常痛苦的疾病，会干扰心脏的运动。轻度心包炎患者只需要卧床休息和服用抗炎药即可自行缓解。更严重的心包炎患者可能需要住院治疗，手术移除并引流积液。如果是细菌感染引起的心包炎，需要开具抗生素来治疗感染。

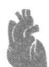 心绞痛是什么?

心绞痛是心脏肌肉缺氧时发生的严重胸痛。心绞痛预示着冠状动脉未能向心脏提供足够的血液和氧气。

 心脏如何避免受伤?

因为心脏一直在跳动，所以心脏外面有一层心包囊保护着心脏免受摩擦的损伤。心包囊的外层是纤维层，内层是浆液层。内层可以分泌液体，心脏跳动时起到润滑作用。心肌的合体细胞形成了一层连续的肌层，包裹着心脏的各个腔室。

 心脏有哪些不同的腔室?

心脏分为两个上腔室（称为心房）和两个下腔室（称为心室）。心房是接收腔室，通过大血管接收血液，而心室是泵送腔室，通过大动脉将血液泵出心脏。

 二尖瓣脱垂是什么?

二尖瓣脱垂（MVP）是一种疾病，当心脏跳动时，二尖瓣（僧帽瓣）会向后延伸到左心房，导致血液从心房泄漏到心室。它可能是由遗传因素或链球菌细菌感染引起的。二尖瓣脱垂患者有时需要进行手术来修复瓣膜，但大多数人不需要任何治疗。

 为什么左心室比右心室大?

尽管右心室和左心室包含等量的血液，但左心室更大，因为它的室壁更厚。这些更厚的室壁能够产生足够的压力来推动血液流向全身。由于右心室只负责将血液泵送到邻近的肺部，因此不需要那么大的喷射力。

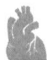 **进出心脏的主要血管有哪些？**

进入心脏右侧的主要血管是下腔静脉和上腔静脉，它们将低氧血液送回右心房。血液通过肺动脉离开右心室进入肺部。高氧血液通过左、右肺静脉返回左心房。所有血液都通过主动脉从左心室流出。

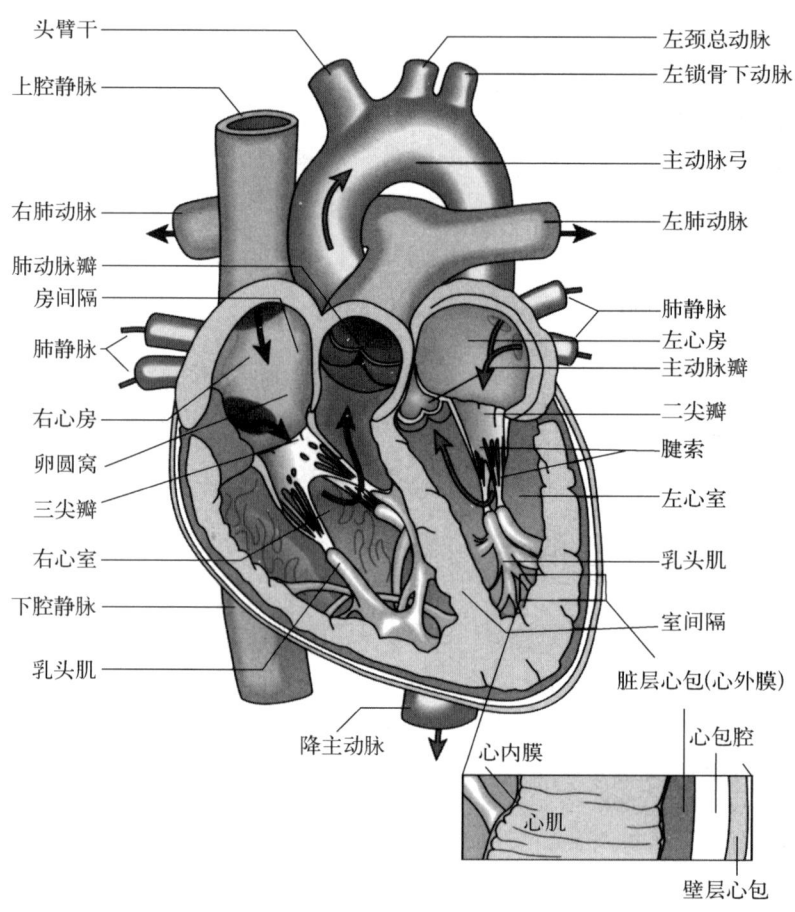

心脏的解剖结构（图片来源：SMELTZER S C, BARE B G. Bwnner and Suddarth's textbook of medical-surgical nursing [M]. 9th Ed.Philadelphia: Lippincott, Williams & Wilkins, 2000.）

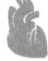 **首例人工心脏移植是何时完成的？**

首例人工心脏是于 1981 年由罗伯特·K. 亚尔维克（Robert K. Jarvik）制造的。

1982 年，巴尼·克拉克（Barney Clark）成为接受人工心脏移植手术的第一人。克拉克在手术之后生存了 112 天。

谁是第一位进行心脏移植的医生？

世界上第一例心脏移植手术于 1967 年在南非由克里斯蒂安·N·巴纳德（Christiaan N. Barnard）完成。美国的第一例心脏移植手术则于 1968 年由斯坦福大学的诺曼·沙姆韦（Norman Shumway）完成。

循环辅助设备是什么？

循环辅助装置，也称为心室辅助装置，是一种机械循环机器。这些设备可以用来在短期内使患者的心脏得以休息从而恢复。不仅如此，这些设备还可以用来为那些等待心脏移植的患者提供长期的循环维持。主要有 3 种类型的装置：体外反搏装置、心肺辅助装置和左心室辅助装置。

人心跳的速度有多快，跳动的频率是多少？

婴儿心跳的速度大约是每分钟 130 次；10 岁时，一个人的心跳速度就减慢到每分钟 90 次。

到成年时，男性的心脏平均每分钟跳动 70 次，女性则为 78 次。心脏每年大约跳动 4 000 万次，在平均寿命中大约跳动 30 亿次。

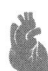
心脏发出的"咚哒"声音是如何形成的？

心跳的声音可以通过听诊器听到。心跳时特有的声音"咚哒"是由两套瓣膜的闭合引起的。"咚"的声音是由房室瓣闭合发出的；而"哒"的声音是由半月瓣闭合引起的。

是谁发明了听诊器？

听诊器是 1816 年由法国医生勒内·T.H. 拉埃内克（Rene T.H. Laennec）首先发明的。"Stethoscope"（听诊器）这个词源于希腊语，意思是"研究胸腔"。

人心脏产生的压力有多大？

人心脏在向全身泵出血液的时候产生的压力可以将血液喷出 30 英尺（9.14 米）高。

 心肌是如何供血的？

心肌有自己的独立循环，即冠状动脉循环。有两条大的冠状动脉为心室供血，其中左心室获得的血液供应最为丰富，因为这个腔室的工作负荷最大。

 心脏内的血流是怎样流动的？

心脏内的血流是由一系列瓣膜系统控制的，这些瓣膜可以防止血液在心脏各腔室之间，以及离开心脏的大血管中倒流。房室瓣位于右心房和右心室（三尖瓣）之间，以及左心房和左心室（二尖瓣）之间。当心室收缩时，血液会向心房方向回流，导致这些瓣膜的瓣叶关闭。半月瓣形似三脚架，在血液离开右心室（肺动脉半月瓣）和左心室（主动脉半月瓣）后关闭。当心室放松时，房室瓣打开，半月瓣关闭。当心室收缩时，房室瓣关闭，半月瓣打开。

心脏可以泵出多少血液？

平均而言，每次心脏收缩会泵送 2.4 盎司（70 毫升）的血液。心脏每天都要向身体泵送 7 397 夸脱（7 000 升）的血液。

 心脏的起搏器位于哪里？

心脏的起搏器位于右心房的窦房结中。窦房结内的细胞每分钟可以产生 75 次脉冲。起搏器通过遍布右心房和左心房的神经纤维系统协调心率。

 第一个成功的人工心脏起搏器是什么时候发明的？

第一个成功的心脏起搏器是 1952 年由波士顿的保罗·佐尔（Paul Zoll）与电动力公司（Electrodyne Company）合作开发的。该设备佩戴在患者的腰带上，通过连接至患者胸部的两个金属电极，并依赖墙上的电源插座供电，以实现对患者心脏的外部刺激。

威尔逊·格雷特巴奇（Wilson Greatbatch）与厄尔·巴肯（Earl Bakken）合作开发了内部起搏器，该起搏器于1960年由外科医生威廉·查达克（William Chardack）和安德鲁·盖奇（Andrew Gage）首次植入。

 心脏的电学活性是如何被监测的？

心脏的电学活性可以通过心电图（ECG）进行监测。电极被放置在胸部的不同部位，每次心脏跳动时，心肌电活性就会以波的形式体现出来。这种检查可以通过监测器上波形的变化体现出心脏电活性的轻微改变。心电图可以用来检测并诊断心律不齐（这是一种心脏传导系统异常引起的疾病）。

第一个人工外部起搏器是什么时候发明的？

第一个人工外部起搏器是由加拿大电气工程师约翰·霍普斯（John Hopps）于1950年发明的。因为这个起搏器体积很大，所以患者戴上很不舒服。

 心脏病的症状有哪些？

尽管有些心脏病是突然发生的，但大多数心脏病起病都比较缓慢，而且伴有轻微的疼痛。以下是心脏病的一些症状：

1. 胸部不适，通常位于胸部正中，持续数分钟；
2. 上身其他部位不适，比如有一只胳膊或两只胳膊疼痛、背部、颈部、下颌或者胃部不适；
3. 呼吸急促；
4. 其他症状，如恶心、头晕或者出冷汗。

 超声心电图是什么？

超声心电图是一种研究心脏内部血管和心脏运动的无创性的方法。该技术巧妙运用超声束，通过探头穿透患者胸部。探头作为超声波的发射与接收站，能够捕捉从心脏深处直接反射回来的声波，并据此构建出心脏图像。超声心电图可以显示心脏内部腔室的三维结构、瓣膜运动、血流和心包积液、血块或肿瘤的存在。

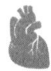 运动如何影响心脏？

有规律的运动可以增加心脏每次跳动时向外泵出的血液量。为了维持心脏的输出量，心脏每分钟跳动的次数也相应减少。运动可以使心脏泵出的血液量增加300%～500%，心率可以增加到每分钟160次。经常运动的人往往有较低的静息心率。

 谁发明了心肺复苏术来救治心跳停止的人？

心肺复苏术（CPR），这一结合了口对口人工呼吸与规律胸部按压的紧急救生技术，其起源可追溯至苏格兰外科医生威廉·汤萨克（William Tossach）在1732年的开创性工作，他首次实践了口对口复苏术。然而，这一革命性的方法在接下来的几个世纪里并未得到广泛认可或显著发展。

直至后来，爱德华·谢弗医生（Dr. Edward Schafer）引入了通过胸部按压来刺激呼吸的方法，为CPR技术注入了新的活力。1910年，美国红十字会将其纳入培训体系，开始在全球范围内推广普及。

随后，来自约翰霍普金斯医学院的一组杰出专家——兰沃西（O. R. Langworthy）、胡克（R. D. Hooker）及威廉·B. 考恩霍文（William B. Kouwenhoven）博士，他们共同致力于CPR技术的优化与改进。考恩霍文博士尤为关键，他发现胸部按压在维持心跳骤停患者血液循环中的核心作用。1958年，这一理论在一名心跳停止的2岁儿童身上得到了成功验证，是现代CPR技术的重要里程碑。

最终，在1963年，美国红十字会正式确认了这一经过实践验证并日益完善的CPR技术，将其确立为急救领域中的标准操作程序，从而挽救了无数生命，成为了现代医学急救体系中不可或缺的一部分。

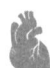 用于判断处理突发事件的"ABCD"原则指什么？

"A"代表Airway（气道）：首要任务是确保患者的口、鼻及肺部气道畅通无阻，这是维持呼吸功能的基础。通过轻轻后仰患者的头部并抬起其下巴，可以有效打开气道，确保氧气能够顺畅进入肺部。

"B"代表Breathing（呼吸）：在确保气道通畅后，需立即评估患者的呼吸状况。若患者呼吸不畅或停止，应立即实施心肺复苏术（CPR）中的呼吸部分，即人工呼吸，以维持氧气供应至肺部，支持生命活动。

"C"代表 Circulation（循环）：循环系统的正常运作对于维持生命至关重要。若无法触及患者脉搏，提示血液循环可能中断。此时，急救人员需迅速进行有节奏的胸部按压（同样是 CPR 的一部分），旨在通过外力模拟心脏的泵血功能，恢复血液循环。对于成人，通常采用每两次人工呼吸后接 15 次胸部按压的比例进行。同时，应仔细检查患者有无大出血情况，一旦发现需立即采取措施控制出血，以防止失血过多危及生命。

"D"代表 Disability（残疾/意识状态）及 Danger（危险）：在前三步紧急处理之后，需进一步评估患者的整体状况。这包括检查患者的意识水平，判断是否存在昏迷或意识障碍；同时，还需警惕并评估患者是否有脊髓或颈部受伤的风险，因为这类损伤可能导致严重的长期后果。通过全面的残疾与危险评估，可以为后续的医疗救治和转运提供重要参考。

打喷嚏时心脏会停止跳动吗？

打喷嚏时，心脏不会停止跳动。然而，打喷嚏确实会影响心血管系统。它会引起胸腔内压力的变化。这种压力变化会影响流向心脏的血液，进而影响心脏的节律。因此，打喷嚏确实会在两个心跳之间产生一个无害的延迟，这往往被误解为"心跳漏跳"。

血　　管

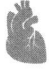 ## 血管是什么？它们有什么功能？

血管形成了一个封闭的回路，将血液从心脏输送到全身各个器官、组织和细胞，然后再将血液输送回心脏。血管包括动脉、小动脉、毛细血管、小静脉和静脉。动脉在高压力下将血液从心脏输送出去。动脉再细分为更小、更细的小动脉。当小动脉接近毛细血管时，血管壁变得非常薄。毛细血管是所有血管中直径最小的。它们将小动脉与小静脉连接起来。小静脉从毛细血管继续延伸，形成静脉。

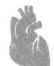 动脉和静脉之间的区别是什么？

动脉和静脉都由3层组织构成：内层（内皮细胞）、中层（平滑肌）和外层（结缔组织）。但是，动脉的血管壁要更厚一些，这使得它能够适应从心脏流出的高压血液。很多静脉都有静脉瓣，防止血液反流回心脏。

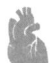 动脉瘤是什么？

动脉瘤是指动脉薄弱的壁上的隆起，通常位于主动脉上。动脉瘤就像是花园内水管上的膨出物。动脉瘤长到很大的时候就会破裂。如果动脉瘤位于大脑内的动脉上就会引起中风；如果动脉瘤位于主动脉，破裂后就会造成大出血，大出血通常可以致命。

 动脉粥样硬化和动脉硬化有什么区别？

动脉硬化也被称为动脉强直，通常发生在动脉壁增厚或者钙沉积形成的时候。如果冠状血管发生硬化，就被称为冠状动脉疾病。动脉粥样硬化是另一种类型的动脉硬化，脂类尤其是胆固醇会沉积在动脉壁上。动脉粥样硬化的危险因素包括吸烟、高脂/高胆固醇饮食和高血压。

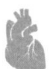 人体内最大的动脉是什么？

主动脉是人体内最大的动脉。在成人体内，主动脉与公园中的喷水管差不多粗。主动脉的内径大约有1英寸（2.5厘米），壁厚约0.079英寸（0.2厘米）。

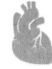 人体内最大的静脉是什么？

人体内最大的静脉是下腔静脉，它可以将身体下肢的血液运回心脏。

 毛细血管床是什么？

毛细血管床是一种蜘蛛网似的结构，连接体内某一部分的动脉系统和静脉系统。毛细血管床可以接受来自多根动脉的血液。

毛细血管的功能是什么？

毛细血管可能是最重要的血管，因为它们是心血管系统中最重要的交换部位。气体、营养物质和代谢副产物都是在毛细血管内的血液和机体细胞周围的组织液之间进行着交换。交换的物质通过弥散、滤过和渗透穿过毛细血管壁。

 毛细血管有多大？

毛细血管的直径大约有 0.000 3 英寸（0.007 6 毫米），大约与一个红细胞一样大小。毛细血管只有大约 0.04 英寸（1 毫米）长。如果体内所有的毛细血管都首尾相接的话，总长度就会达到大约 2.5 万英里（46 325 千米），这略大于地球赤道的周长，即 24 900 英里（46 139 公里）。

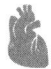 人体内所有血管（包括动脉、小动脉、毛细血管、小静脉和静脉）的总长度有多长？

循环系统内所有血管的总长度大约是 6 万英里（9.65 万千米）。如果首尾相接的话，身体内的血管可以绕地球两周多。

 在任何时候，人体中的大部分血液都在哪里？

血液量在不同类型的血管中分布并不均匀。由于静脉的可扩张性，静脉可以拓宽到相同直径动脉的 8 倍。因此，在休息时，静脉系统包含约 65%～70% 的总血液量，而心脏、动脉和毛细血管则包含 30%～35% 的总血液量。静脉系统中大约三分之一的血液位于肝脏、骨髓和皮肤中。

 静脉曲张是什么？

静脉曲张是扩张的静脉，通常出现在大腿和腿部的浅表静脉中。静脉曲张是由于静脉内的瓣膜被拉伸，导致它们无法再完全关闭而引起的。随后，受影响的静脉会充满血液。静脉曲张通常不会引起严重的健康问题。

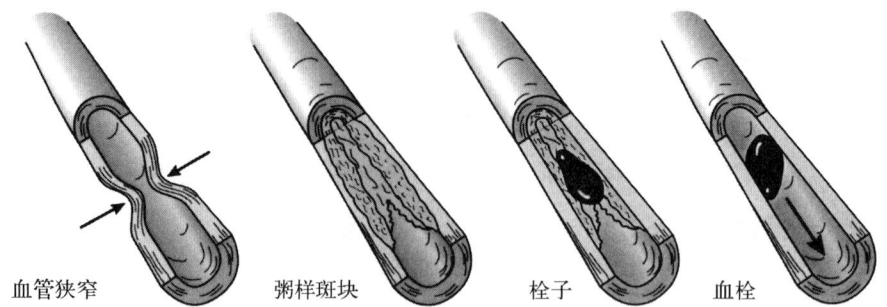

血管狭窄　　　粥样斑块　　　栓子　　　血栓

血管狭窄、斑块积聚或血凝块会阻碍静脉或动脉中的血流。（图片来源：WILLIS M C. Medical terminology: a programmed learning approach to the language of health care［M］. Baltimore: Lippincott, Williams & Wilkins, 2002.）

 为什么静脉的血液看上去是蓝色的？

因为静脉血内富含已释放氧气的红细胞（即脱氧血红蛋白），所以它的颜色不会和富含氧气的动脉血一样是鲜艳的红色。静脉血看上去颜色较深，呈现出深红色，甚至在某些情况下可能显得发紫。当我们通过皮肤看到静脉血呈现蓝色时，这主要是光线在穿透皮肤时与静脉中缺氧的血液（脱氧血红蛋白）相互作用，以及皮肤本身的颜色、厚度和光线散射效应共同影响的结果，从而产生了我们观察到的蓝色外观。

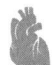 **动脉流血和静脉流血有什么不同？**

每种血管（动脉、静脉、毛细血管）的出血特征都有所不同。动脉出血的特点是鲜红色的血液喷涌而出，每次心跳时都会喷涌。动脉出血很严重且难以控制。静脉出血以稳定的血流形式出现，血液呈深红色，几乎是栗色。由于毛细血管非常小，所以毛细血管出血是缓慢渗出的血流，其感染风险高于动脉或静脉出血。

循　　环

 脉搏是什么？

脉搏是动脉的交替扩张和回缩，由于心脏向主动脉节律性地排出血液，导致血管内的压力时高时低，这种变化可以在接近体表的大动脉上被感知到。脉搏提供了关于心脏活动、血管和血液循环的重要信息。脉搏快可能表明存在心肌梗死或脱水等情况。在医疗紧急情况下，脉搏的强弱将帮助判断一个人的心脏是否在正常泵血。

脉搏在哪个部位最容易被触及？

脉搏可以在接近身体表面或者骨骼处触及。人体内最容易触及脉搏的部位：

腕部（桡动脉）；颞动脉（耳前）；颈总动脉（沿着下颌的下边缘）；面动脉（下颌骨的下边缘）；肱动脉（肘部弯曲处）；腘动脉（膝部后方）；胫后动脉（踝部的后方）；足背动脉（脚上方的表面）。

人脉搏的速率参考值是多少？

以下是正常脉搏速率的参考值：

年　　龄	脉 搏 速 率
新生儿	100～160次/分
1～10岁	70～120次/分
10岁～成人	60～100次/分
运动员	40～60次/分

血液在血管中的流速有多快？

血流是指单位时间内通过某一血管或一组血管的血液量，通常以毫升/分钟（mL/min）为单位进行测量。在静息状态下，每100克肌肉组织的血流量平均为3～4 mL/min，但在运动期间，这一数值可能会增加到80 mL/min或更高。在特定时间段内血液流动的距离被称为血流速度，其测量单位为厘米/秒（cm/s）。一般来说，血流速度在较大的血管中更大，而在直径较小的血管中减小。主动脉中的血流速度约为30 cm/s，在小动脉中为1.5 cm/s，在毛细血管中为0.04 cm/s，在小静脉中为0.5 cm/s，而在下腔静脉中约为8 cm/s。

静脉如何将血液送回心脏？

胸腔内的静脉依赖于肺部的呼吸过程，以及随后膈肌的运动来"泵送"血液回心脏。

其他"泵送"机制包括骨骼肌的收缩，它们会挤压遍布全身的肌肉内的静脉。然而，是静脉中的半月瓣在骨骼肌放松时阻止血液回流。

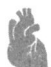 血压值代表着什么意思？

血压使用血压计进行监测。血压是指心脏推动血液通过血管时，心脏附近最大的动脉系统中的压力，以毫米汞柱为单位。血压值的两个数字反映了两种不同的压力：收缩压和舒张压。收缩压（血压读数中的上一个数字）是心室收缩时血液对动脉壁的压力。舒张压（血压读数中的下一个数字）是血液流经小动脉时可以听到的声音的最低点。

科罗特科夫音是什么？

科罗特科夫音（sounds of Korotkoff）是在测量血压时产生的声音，以俄罗斯医生尼古拉·科罗特科夫（Nikolai Korotkoff）的名字命名，他于1905年首次描述了这些声音，当时他使用听诊器来监听血液流经动脉的声音。

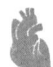 高血压是什么？

高血压是指血压持续超过140/90毫米汞柱的情况。据估计，约30%的50岁及以上人群患有高血压。

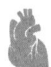 低血压是什么？

低血压就是血压值偏低，是指收缩压低于100毫米汞柱。最常见的原因是治疗高血压时药物过量。

第10章 淋巴系统

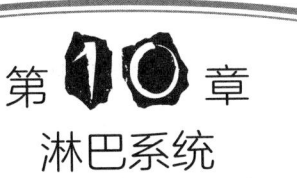

简　　介

医学的哪个分支是研究机体对外界物质的防御功能的?

免疫学是一门专门研究可以产生免疫反应的细胞和组织的学科。

淋巴系统的主要功能是什么?

淋巴系统对维持组织和血液中液体的平衡具有重要作用，此外，还负责保护身体免受致病原的侵害。淋巴系统的主要功能包括：1. 集合组织液，包括多余的水分和蛋白质，并使它们回流入血液；2. 运输脂类和其他不能直接进入血液的营养物质；3. 保护机体免受外界细胞和微生物的侵袭。

淋巴系统的 3 个主要成分是什么?

淋巴系统是由淋巴管、淋巴液和淋巴器官 3 个主要成分构成的。这些成分一起构成了一个网状结构，汇集大多数体液，这些液体是从血液中渗出的，积存在细胞之间的间隙里。

淋巴系统的主要细胞是什么?

淋巴系统的主要细胞是淋巴细胞。一共有 3 种类型的淋巴细胞：T 细胞、B 细胞和 NK 细胞。T 细胞占循环淋巴细胞的大约 80%。它们是胸腺依赖性细胞，是产生细胞免疫的主要细胞。B 细胞从骨髓中演化而来，占循环淋巴细胞的 10%～15%。它们参与抗体介导的免疫反应。NK（自然杀伤）细胞占循环淋巴细胞的 5%～10%。它们负责对外来细胞、受到病毒感染的正常细胞和存在于正常组织中的癌细胞发起进攻。

免疫系统中还有哪些其他细胞发挥作用？

白细胞，包括巨噬细胞、中性粒细胞、嗜酸性粒细胞、嗜碱性粒细胞和肥大细胞，在免疫系统中具有重要的作用。尤其是巨噬细胞，它是清除很多病原体的一种重要的吞噬细胞。

肥大细胞是什么？

肥大细胞是结缔组织的特化细胞。它们可以释放肝素、组胺、白三烯和前列腺环素来刺激炎症反应的发生。

为什么吞噬作用对人体很重要？

吞噬作用不仅使人体能够清除潜在的致命入侵者，而且在维持健康组织方面也至关重要。如果没有这种机制，非功能性物质就会堆积在身体内，干扰身体的正常功能。人体脾脏和肝脏中的巨噬细胞每天清除超过一百亿个老化的血细胞，这很好地说明了吞噬作用的重要性。

人体内有多少个淋巴细胞？

人体内大约有十万亿个淋巴细胞，重量超过 2.2 磅（1 千克）。它们占循环白细胞的 20%～30%。

淋巴细胞的生存时间有多长？

淋巴细胞的生存时间比较长。近 80% 的淋巴细胞存活四年，而一些淋巴细胞的存活时间长达二十年或更久。它们在血液、淋巴管和淋巴器官中停留的时间各不相同。新的淋巴细胞在骨髓和淋巴组织中产生。

◆ 淋巴液的组成成分是什么?

淋巴液与血浆的成分相似。主要化学成分的区别是淋巴液不含有红细胞。淋巴液中含有的蛋白质浓度要比血浆中的低,因为大多数蛋白质分子太大,无法从毛细血管壁中穿过。淋巴液中含有水、一些血浆蛋白、电解质、脂类、白细胞、凝血因子、抗体、酶、糖、尿素和氨基酸。

◆ 人体内有多少淋巴液?

人体内含有 1～2 夸脱(1～2 升)淋巴液,占体重的 1%～3%。

◆ 淋巴系统中的液体是如何回流至循环系统的?

淋巴系统将大约 3 夸克(3 升)的液体从组织运输回循环系统。

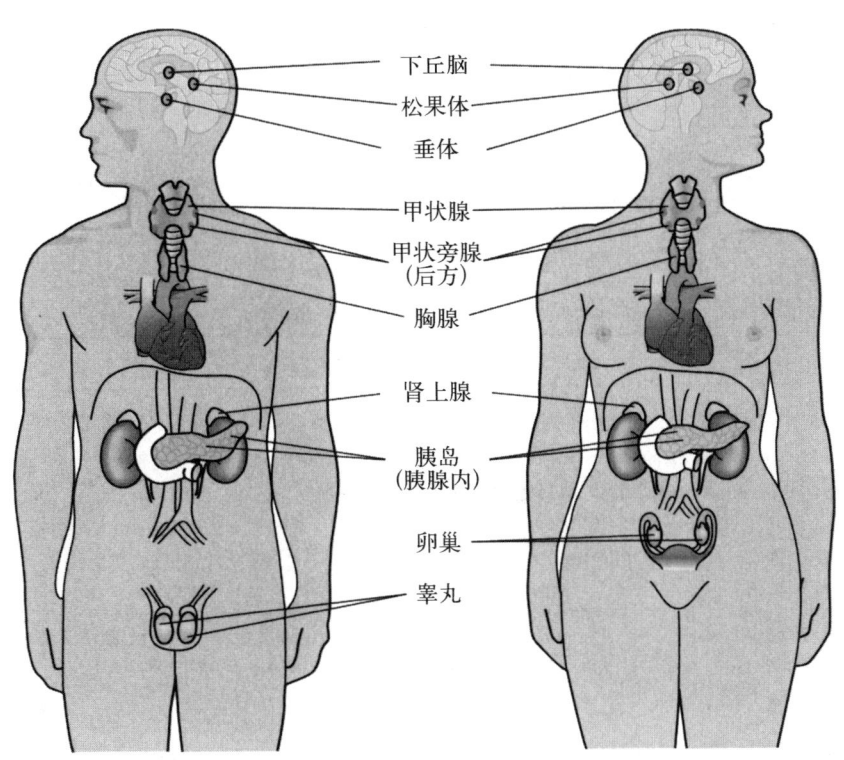

体内的淋巴器官。(图片来源:SMELTZER S C,BARE B G. Textbook of medical-surgical nursing [M]. 9th Ed. Philadelphia: Lippincott, Williams & Wilkins, 2000.)

自身免疫病是什么？

自身免疫性疾病是指人体对自身细胞和组织产生免疫反应的一种疾病。大多数自身免疫性疾病的病因尚不清楚。自身免疫性疾病几乎可以影响身体的每一个器官和系统。它们可能是系统性的（影响并损伤多个器官）或局部性的（仅影响单个器官或组织）。

不同系统的自身免疫病

机体系统	自身免疫病
血液和血管	自身免疫性溶血性贫血；恶性贫血；多发性结节性动脉炎；系统性红斑狼疮；魏格纳肉芽肿
消化道（包括口腔）	自身免疫性肝炎；白塞病；克罗恩病；原发性胆汁性肝硬化；硬皮病；溃疡性结肠炎
眼睛	干燥综合征；1型糖尿病；葡萄膜炎
腺体	毒性弥漫性甲状腺肿大；甲状腺炎；1型糖尿病
心脏	心肌炎；风湿热；硬皮病；系统性红斑狼疮
关节	强直性脊柱炎；类风湿性关节炎；系统性红斑狼疮
肾脏	肾小球肾炎；系统性红斑狼疮；1型糖尿病
肺	类风湿性关节炎；结节病；硬皮病；系统性红斑狼疮
肌肉	皮肌炎；重症肌无力；多发性肌炎
神经和大脑	格林-巴利综合征；多发性硬化；系统性红斑狼疮
皮肤	斑秃；天疱疮；银屑病；系统性红斑狼疮；白癜风

为什么称重症联合免疫缺陷性疾病为"泡泡中的男孩"病？

重症联合免疫缺陷病（SCID）是一种遗传性疾病，其特征是T淋巴细胞和B淋巴细胞功能缺失。自然杀伤（NK）淋巴细胞功能也可能缺失。患有此病的人经常受到感染，且感染往往很严重，因为他们的免疫系统无法抵抗任何感染或疾病。曾有一段时间，患有此病的儿童需要住在一种完全与外界世界隔离的屋子里——一种塑料泡泡里。现在，避免这种隔离的新疗法包括骨髓移植和基因疗法。

免疫缺陷病中免疫系统是如何失效的？

在免疫缺陷病中，免疫系统可能以两种方式失效。一种是免疫系统未能正常发育，如重症联合免疫缺陷病；另一种是免疫反应以某种方式受阻，如获得性免疫缺陷综合征（艾滋病）。使用免疫抑制剂（如辐射或特定药物）进行治疗也可能导致免疫缺陷病。

淋巴管和淋巴器官

淋巴管有哪些不同的类型？

最小的淋巴管是淋巴毛细管，它们起源于外周组织。淋巴毛细管的直径比血毛细管大，但管壁更薄。淋巴毛细管具有独特的结构，允许组织液流入其中，但不允许流出。淋巴从淋巴毛细管流入更大的淋巴管，这些淋巴管通向躯干。淋巴管继续汇合，最终形成两个大导管：右淋巴导管和胸导管。

所有组织都有毛细淋巴管分布吗？

身体里的每个组织和器官内都有毛细淋巴管分布。不含血管的组织内（无血液供应的组织）没有毛细淋巴管分布，比如软骨、表皮、眼角膜、中枢神经系统、脾脏的一部分和红骨髓。

哪些血管是大的收集导管？

右淋巴导管和胸导管是大的收集导管。右淋巴导管引流头部右侧、右上肢、右胸和肺、心脏右侧，以及肝脏上部的淋巴液。右淋巴导管的内容物排入右锁骨下静脉，回流入血液内。胸导管是最大的收集导管，它接收身体四分之三的淋巴液，包括头部左侧、颈部、胸部、左上肢，以及肋骨以下的身体。胸导管汇入左锁骨下静脉。

淋巴液在身体内是沿着什么路线流动的？

血液从动脉流向毛细血管，一部分会渗入组织间隙。一旦液体离开组织间隙并进入毛细淋巴管，它就被称为淋巴液。淋巴液从毛细淋巴管沿着淋巴管和淋巴结流向淋巴导管，最后汇入右淋巴导管或者胸导管。最终淋巴液会汇入锁骨下静脉，返回血液。

淋巴组织和淋巴器官有什么不同？

淋巴组织是含有大量淋巴细胞的结缔组织。淋巴器官是被纤维膜包裹、与周围淋巴组织分隔开的器官。

身体中淋巴小结最多的位置在哪里？

淋巴小结位于消化、泌尿、生殖和呼吸道的结缔组织内衬中。它们体积小，呈椭圆形，直径约1毫米。它们周围没有纤维囊。消化系统黏膜内衬中的淋巴组织集合被称为黏膜相关淋巴组织（MALT），因为它们位于消化道黏膜内衬中。在肠道和阑尾中发现的淋巴组织团块被称为集合淋巴小结，或潘氏斑（Peyer's patches）。扁桃体是一组淋巴组织，位于口腔、鼻腔和喉咙的交界处。

当肢体的淋巴引流受阻时会发生什么病症？

淋巴水肿是肢体淋巴引流受阻的结果。组织液积聚，肢体逐渐肿胀。这种病症的病程可划分为暂时性和慢性两种，其中慢性淋巴水肿常由瘢痕组织增生或频繁细菌感染所诱发。治疗某些类型的癌症，包括乳腺癌和睾丸癌，可能会导致淋巴水肿。切除淋巴结时，总有发生淋巴水肿的风险。手术或其他对淋巴组织的损伤也可能导致慢性淋巴水肿。象皮病是慢性淋巴水肿的一种形式。

淋巴系统的癌症有哪些？

起源于淋巴组织的癌症被称为淋巴瘤。淋巴瘤主要有两种类型：霍奇金淋巴瘤（也称为霍奇金病）和非霍奇金淋巴瘤。霍奇金淋巴瘤和非霍奇金淋巴瘤都有几种不同的亚型。

霍奇金病在人体中最常见的发病部位在哪里？

由于淋巴组织遍布全身，霍奇金病几乎可以在身体的任何部位发病。霍奇金病最常见的发病部位是胸部的淋巴结、颈部的淋巴结和腋下的淋巴结。它通过淋巴从一个淋巴结传播到另一个淋巴结。

是谁首先描述了霍奇金病？

霍奇金病是英国医学家托马斯·霍奇金（Thomas Hodgkin）于 1832 年在《论吸收腺和脾脏的某些病态表现》（On Some Morbid Appearances of the Absorbent Glands and Spleen）一文中首次描述的，这篇文章发表于伦敦《医学与外科学报》（Medico-Chirurgical Transactions）上。在 1865 年，英国医生塞缪尔·威尔克斯博士（Samuel Wilks）在了解了霍奇金病这一医学状况之后，他撰写了一篇论文，题为《淋巴腺和脾脏肿大病例（或霍奇金病）附注》[Cases of Enlargement of the Lymphatic Glands and Spleen, (or, Hodgkin's Disease) with Remarks]。尽管威尔克斯博士是独立地描述和研究了这种疾病，但他同时也熟知了托马斯·霍奇金早期对类似症状的研究和描述。出于对这一早期工作的认可和尊重，威尔克斯博士决定在他自己的论文中，将这一医学状况命名为"霍奇金病"（Hodgkin's disease），以此来纪念和表彰托马斯·霍奇金博士的先驱性工作。

淋巴系统在转移性癌症中扮演什么角色？

淋巴管通常是转移癌细胞的运输途径。癌细胞经常进入淋巴结并在那里引发继发性癌症。对淋巴结的检查和分析提供了有关癌症扩散的宝贵信息，并有助于确定适当的治疗方法。

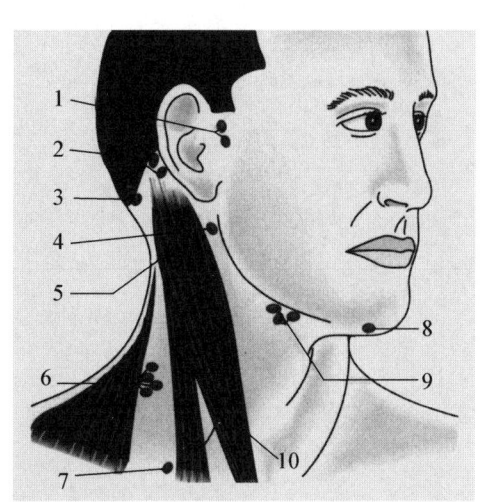

许多淋巴结位于颈部：1. 耳前；2. 枕部；3. 耳后；4. 扁桃体；5. 浅表颈部；6. 颈后；7. 锁骨上；8. 下颌下；9. 颌下；10. 深颈链。（图片来源：BICKLEY L S, SZILAGYI P. Bates' guide to physical examination and history taking [M]. 8th Ed. Philadelphia: Lippincott, Williams & Wilkins, 2003.）

一个人有多少个扁桃体？

大多数人有 5 个扁桃体。一个咽扁桃体，通常被称为腺样体，位于喉咙上部后壁；一对腭扁桃体位于口腔后部；一对舌扁桃体位于舌根。

在扁桃体切除术中，最常切除的是哪个扁桃体？

在扁桃体切除术中，最常切除的是腭扁

桃体。通常，扁桃体具有预防感染的功能。然而，当扁桃体频繁感染时，如果它们对无创治疗（如抗生素）没有反应，医生可能会建议切除受感染的组织。

阑尾炎是什么？

阑尾是一个小小的、有盲端的、由淋巴组织构成的管子。它被认为是大肠的一部分，尽管其组织与大肠的组织不同。阑尾炎是阑尾的感染，始于淋巴小结。治疗方法通常包括切除阑尾，可以通过传统手术或腹腔镜手术进行。

> **微创手术和传统上主要的开放式手术有何区别？**
>
> 传统开放式手术涉及在患者体表制造相对较大的切口，通常长达几厘米到十几厘米，以便医生直接通过切口进入体内执行手术操作。这种方法允许医生直观、全面地观察手术区域，但相应地，也给患者带来了较大的组织创伤和术后恢复挑战。
>
> 相比之下，微创手术则代表了现代医学技术的一大飞跃。这类手术依赖腹腔镜等内窥镜技术，通过仅在体表制造极小切口的方式，将带有高清摄像头的细长器械送入体内。医生借助这些工具，在屏幕上的高清影像指导下，能够完成复杂精细的手术操作，而无需直接以手接触手术区域。腹腔镜技术自20世纪70年代引入以来，已广泛应用于包括妇科手术、胆囊切除、阑尾切除、疝修补、结肠切除、部分肺切除、脾切除，以及治疗慢性胃灼热和胃食管反流病在内的多种手术中。如今，越来越多的患者倾向于选择微创手术，这一比例已超过半数。
>
> 微创手术的核心优势在于其显著降低了患者的痛苦感受，减少了手术疤痕的形成，并极大地加速了术后康复进程。由于手术创伤小，患者往往能够更快地恢复正常活动，缩短住院时间，同时也降低术后感染和其他并发症的风险。

主要的淋巴器官有哪些？

主要的淋巴器官包括淋巴结、胸腺和脾脏。大约有600个淋巴结，直径可达1英寸（约25毫米），沿淋巴管分布。淋巴结最密集的区域位于颈部、腋窝、胸部、腹部和腹股沟。胸腺既是内分泌器官，分泌激素，也是淋巴器官。它由大量淋巴细胞组成，绝大多数都是特化的 T 细胞。脾脏是最大的淋巴器官。它长约 5 英寸（12 厘米），重 5.6 盎司（160 克）。

脾脏的主要功能是什么？

脾脏的主要功能是过滤血液和通过吞噬作用清除异常血细胞。脾脏还储存来自衰老血细胞的铁离子，这些铁随后被释放回血液循环中，被骨髓重新利用去合成新的血细胞。脾脏是免疫反应的一个重要场所，其中 B 细胞和 T 细胞会对血液中的抗原产生免疫反应。

脾脏受损有多严重？

脾脏受损通常是腹部左侧受到撞击导致的伤害，可能危及生命。由于脾脏是一个脆弱的器官，因此很容易在受伤时破裂，导致严重的内出血、大出血、循环性休克甚至死亡。脾脏一旦破裂，唯一的补救措施就是通过脾切除手术将其切除。

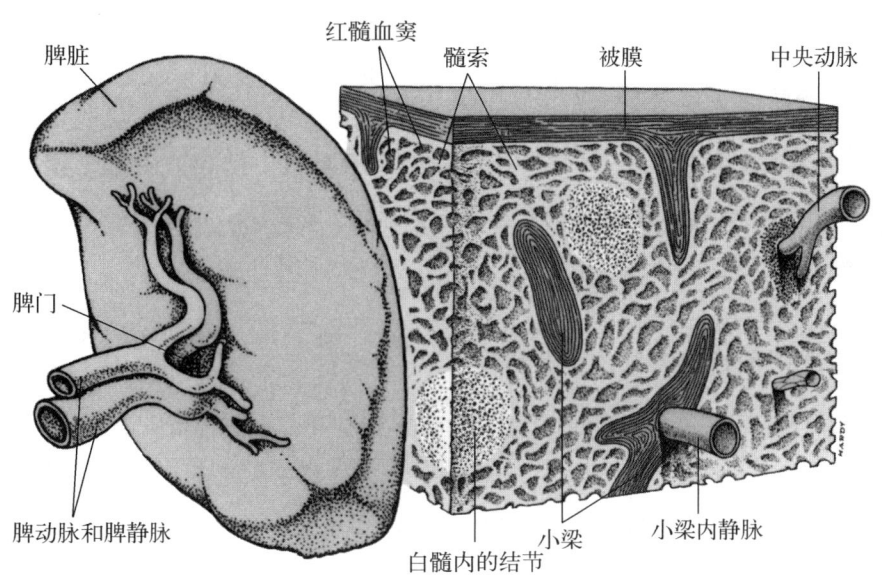

脾脏，以及详细的横截面图。（图片来源：Stedman's Medial Dictionary [M]. 27th Ed. Baltimore: Lippincott, Williams & Wilkins, 2000.）

脾脏切除术后脾脏的功能会受到哪些影响？

没有脾脏的人依然能够正常生活，因为骨髓和肝脏在很大程度上能够替代脾脏执行多种关键功能。然而，这类人群面临着更高的细菌感染风险。

"肿胀的腺体"是什么？

通常所说的"肿胀的腺体"实际上是肿大的淋巴结。淋巴结最初被称为淋巴腺（lymph glands，源自拉丁语 glans，意为"橡果"），因为它们形似橡果。与真正的腺体不同，淋巴结不分泌液体，因此现在被称为淋巴结（lymph nodes，源自拉丁语 node，意为"节"）。"肿胀的腺体"一词一直用来描述淋巴管沿身体特定区域引流时，淋巴管沿线淋巴结的轻微肿大。这通常表明周围结构出现炎症或感染。

非特异性免疫

非特异性免疫是什么？

非特异性免疫不会区分不同的入侵者。皮肤和呼吸道、消化道的黏膜等屏障；吞噬性白细胞、炎症、发热，以及化学物质都属于非特异性免疫。非特异性免疫是体内首先对外来物质作出反应的机制。

皮肤如何作为屏障保护身体？

真皮和表皮的紧密排列的细胞形成了一道屏障，阻止病原体进入体内。皮肤的酸性（pH 值为 3 至 5）和皮脂共同创造了一个不利于微生物生存的环境。汗液有助于将微生物从皮肤上冲走。同样，眼泪可以将异物从眼睛中冲走。

黏膜是如何抵御外来微生物的？

黏膜覆盖了许多体腔的上皮层，如鼻腔、呼吸道和消化道。由于黏液黏稠且略带黏性，因此可以捕获许多微生物，防止它们附着在上皮层或进入组织。这些黏膜中的一些还带有纤毛，有助于将捕获的颗粒移出体外。

炎症的 4 个症状是什么？

炎症或炎症反应的症状是红肿、发热、肿胀和疼痛。炎症是对由损伤、刺激物、病原体、细胞变形或紊乱，以及极端温度引起的组织损伤的反应。炎症反应有三个阶段：1. 血管扩张，使更多血液流向受损组织，并增加血管的通透性；2. 吞噬细胞迁移到组织损伤部位；3. 修复。

自然杀伤细胞是什么？

自然杀伤细胞（NK）是一种特化的淋巴细胞，能够识别异常细胞并摧毁它们。NK 细胞还能够摧毁某些肿瘤细胞。

哪种化学物质参与了非特异性免疫反应？

干扰素和补体是非特异性抗病毒和抗细菌物质。干扰素是一种小蛋白，是由病毒感染的细胞分泌的。它们是对抗很多不同病毒引起的感染的重要物质。补体是一组由 11 个特殊蛋白构成的物质，位于血浆中。这些蛋白质可以补充或者提高某些免疫反应、过敏反应和炎症反应。

补体激活的两条途径是什么？

补体激活的两条途径是经典途径和替代途径。经典途径由抗原—抗体相互作用激活。替代途径是在没有抗原的情况下，作为对外来物质的反应而被激活的。

感染时发热有什么作用？

正常人体的温度是 37.2 ℃（98.6 ℉）。发热是指体温高于正常温度。某些病原体和细菌毒素会刺激致热原（调节体温的蛋白质）的释放，比如白介素-1。机体温度升高会增加新陈代谢的速率，可以加速身体内的反应，有助于对抗感染。发热还可以抑制某些微生物的生长。发热可以刺激肝脏积聚某些细菌需要的物质，有助于减少细菌的生长。

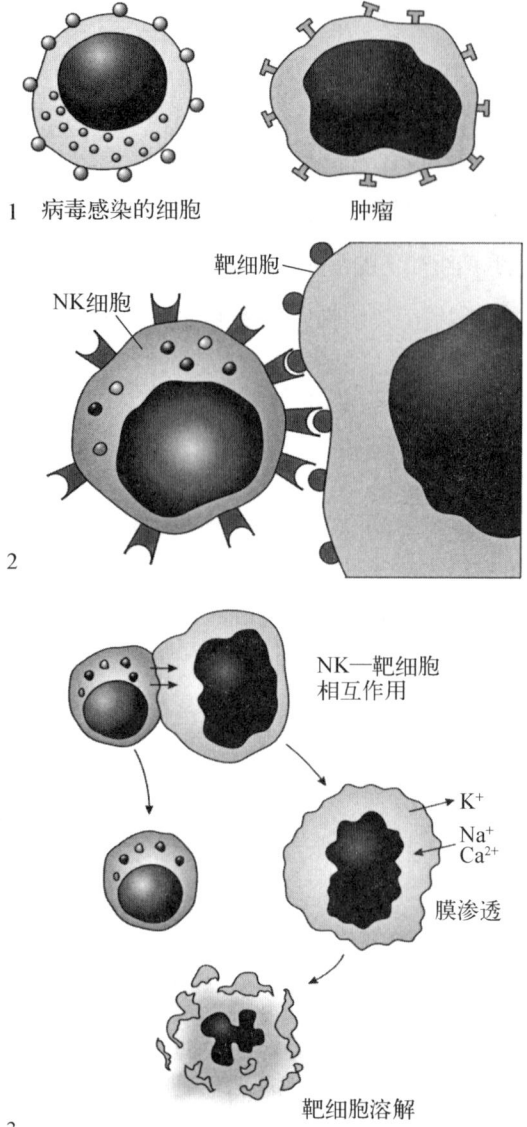

自然杀伤细胞靶向并摧毁体内的异常或入侵细胞。（图片来源：RUBIN E, FARBER J L. Pathology [M]. 3rd Ed. Philadelphia: Lippincott, Williams & Wilkins, 1999.）

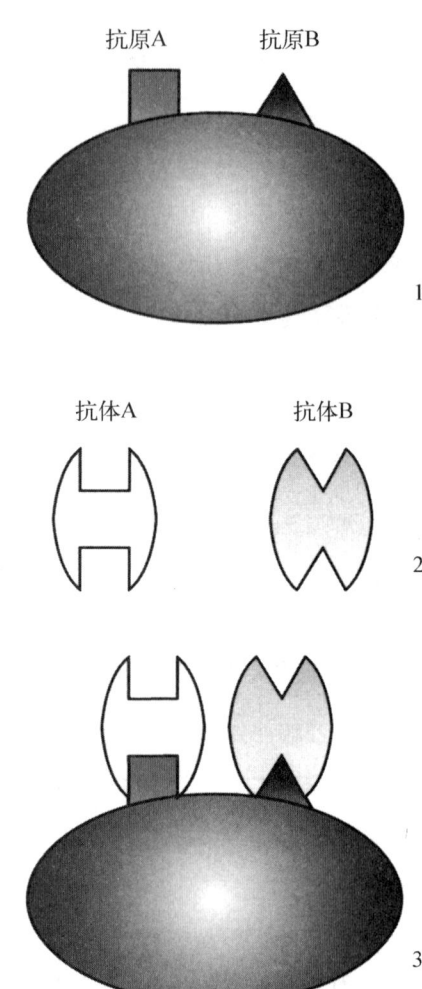

抗原的工作机制：1. 入侵生物体的细胞表面带有抗原A和抗原B；2. 分别针对抗原A和抗原B产生抗体A和抗体B；3. 特异性抗体与特异性对应抗原结合，使其无害。（图片来源：SMELTZER S C, BARE B G. Textbook of medical-surgical nursing [M]. 9th Ed. Philadelphia: Lippincott, Williams & Wilkins, 2000.）

特异性免疫

特异性抵抗是什么？

特异性抵抗（或者特异性免疫）是机体产生某些特异性细胞或特异性抗体去摧毁特殊的抗原。

抗原是什么？

抗原是一种可以激发免疫反应，引起机体形成并产生特异性抗体的物质。

抗体是什么？

抗体是一种由 B 细胞分泌的对抗抗原的蛋白质。抗体可以中和抗原，抗原刺激抗体的生长。

已识别的抗体有多少种？

已知的抗体一共有 5 种，被称为免疫球蛋白（Igs）。

免疫球蛋白的类型

类型	描述
IgG	占血液中所有抗体的 80%；位于血液、淋巴液和小肠内；是唯一能够从母体通过胎盘传递给胎儿的抗体；能抵抗很多病毒、细菌和细菌毒素
IgA	占血液中所有抗体的 10%～15%；大多数位于分泌物中，比如汗液、泪液、唾液和黏液中；在病原体进入内部组织之前对其发起进攻；在压力下，水平会降低，从而降低抵抗力
IgM	占血液中所有抗体的 5%～10%；位于血液和淋巴液中；是与抗原接触后首个被分泌的抗体；包括 ABO 血型中的抗 A 抗体和抗 B 抗体，它们可以在输血遇到不符合的血液时与 A 抗原和 B 抗原相结合
IgD	占血液中所有抗体的 0.2%；位于血液、淋巴液和 B 细胞表面；在 B 细胞的激活中具有重要作用
IgE	占血液中所有抗体的不到 0.1%；位于肥大细胞和嗜碱性粒细胞表面；刺激细胞释放组胺和其他可以加速炎症反应的化学物质；在过敏反应中起到重要作用

T 细胞与 B 细胞的区别是什么？

T 细胞和 B 细胞都是淋巴细胞，都对特异性抗原产生反应。T 细胞源于骨髓中的细胞，之后会迁移到胸腺，在那里发育成熟。它们对于细胞介导的免疫和对机体内特异性外来细胞的抵抗有着重要的作用。B 细胞在红骨髓内发育。它们对于产生和分泌特异性抗体有着重要的作用。

所有的 B 细胞都能产生相同的抗体吗？

不是，每个 B 细胞都经过精细的编码，以分泌一种独特的特异性抗体。比如，一种 B 细胞产生的抗体可以阻挡病毒，防御流行性感冒，而另一种不同的 B 细胞分泌的抗体可以抵御细菌引起的肺炎。

浆细胞是什么？

浆细胞是源自 B 细胞的大型抗体产生细胞。每个由单个 B 细胞衍生的浆细胞都会制造数百万个相同的抗体来对抗抗原（病毒、微生物或其他外来组织／物质）。

免疫有哪些形式？

免疫可能是先天性的或后天获得的。先天性免疫在出生时就存在，与先前接触过的抗原无关。某些先天性免疫是特异性的。例如，人类不会感染专属于猫、狗等动物的疾病。此外，某些个体不会感染其他个体易感的某些疾病。后天免疫在出生时并不存在，而是在接触特定抗原后获得的。

主动性免疫与被动性免疫的区别是什么？

主动性免疫是当机体接触到一定的抗原后产生抗体的过程。主动性免疫可以在接触到外源性抗原或者通过注射预防针人工形成。

被动性免疫是通过从一个人体内运输抗体进入另一个人体内形成的。被动性免疫的一个例子是母体抗体穿过胎盘并为胎儿提供保护。在母乳喂养期间，母体抗体也会从母亲传给婴儿。人工被动免疫发生在抗体被注入体内时。被动免疫用于治疗狂犬病、破伤风和响尾蛇咬伤。

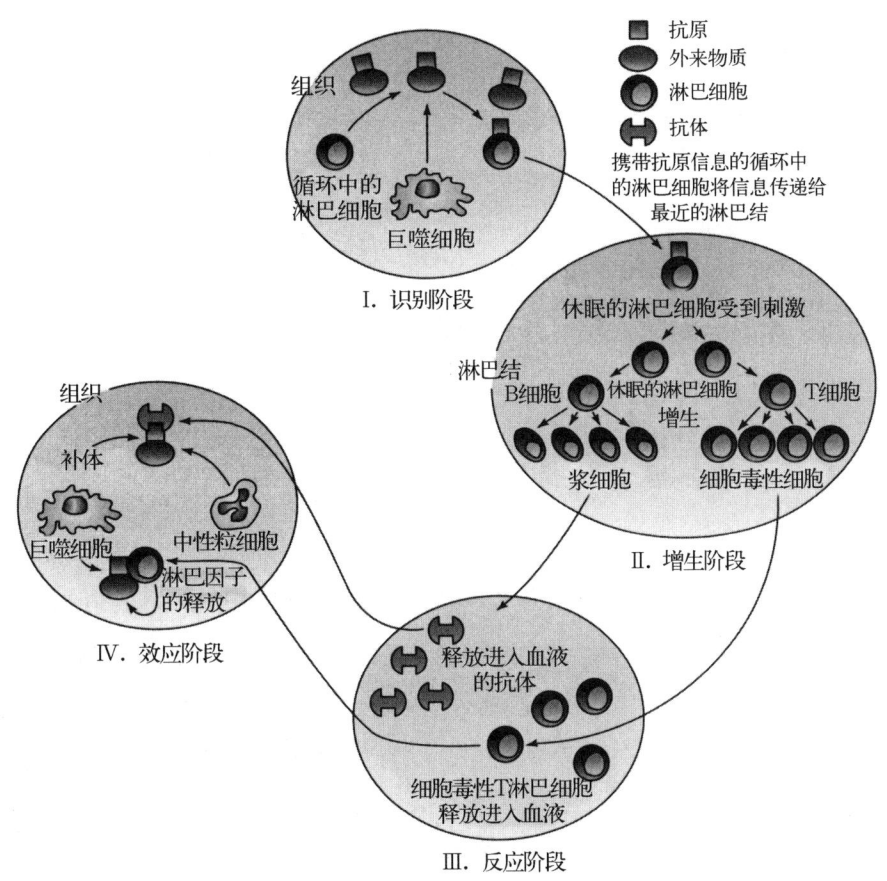

抗体、抗原和淋巴细胞协同工作以抵御疾病。（图片来源：SMELTZER S C, BARE B G. Textbook of medical-surgical nursing [M]. 9th Ed.Philadelphia: Lippincott, Williams & Wilkins, 2000.）

单克隆抗体是什么？

单克隆抗体是指在实验室中由一个单一的B细胞产生的相同的抗体。研究者通过向大鼠体内注射靶抗原之后，将大鼠体内的B细胞和其他长期生存的细胞融合在一起来研制单克隆抗体。产生的杂交细胞就成为一种抗体的加工厂，可以产生很多相同的抗体分子，都对靶抗原具有特异性。单克隆抗体可以用来治疗癌症、某些病毒感染、炎症、某些心血管疾病和器官移植排斥反应。

是谁发明了制造单克隆抗体的技术？

生产单克隆抗体的技术是由乔治·科勒（Georges Kohler）和塞萨尔·米尔斯坦（Cesar Milstein）共同发明的。他们两人因此共同获得了1984年的诺贝尔生理学或医学奖。

"抗生素"一词首次使用是在什么时候？

抗生素是一类由微生物（涵盖细菌、真菌及放线菌属）或高等动植物在生命活动中自然生成的次级代谢产物，它们具备强大的抗病原体活性，并能有效干扰其他生物细胞的正常发育与功能。这一术语"抗生素"（antibiotic），源自希腊语 anti（意为"反对"或"对抗"）与 bios（意为"生命"），直观地揭示了其旨在对抗并抑制生命体（尤其是病原体）的初衷。早在1889年，科学家保罗·维耶曼（Paul Vuillemin）便引入了"antibiosis"这一术语，用以阐述细菌之间存在的相互抑制现象。他当时从研究中分离出了绿脓菌素，这种化合物在实验室条件下展现出了显著的抑菌能力。然而遗憾的是，其强烈的毒性限制了其在临床治疗中的直接应用。直至20世纪40年代中期，这一领域迎来了重大突破，塞尔曼·瓦克斯曼（Selman Waksman）首次将"antibiotic"一词应用于描述那些能够用于治疗疾病、具有实际疗效的化合物。瓦克斯曼因发现链霉素而获得了1952年的诺贝尔生理学或医学奖。链霉素是第一种对结核病有效的抗生素。

抗生素是如何治疗感染的？

抗生素的功能是损害细胞壁，或者干扰细菌细胞壁的蛋白质或者RNA的合成。比如，青霉素可以削弱细胞壁，使得细菌内部的压力增加，引起细菌的肿胀和最终的破裂。不同类型的抗生素对指定种类的细菌更有效。

谁发现了青霉素？

1928年，英国著名的细菌学家亚历山大·弗莱明爵士（Sir Alexander Fleming）在一次偶然的机会中观察到，一块被遗忘在实验室中的青霉菌周围，细菌生长竟被奇迹般地抑制了。这一发现激发了他深入研究的兴趣，并最终揭示了青霉素——这一能够杀灭细菌的自然奇迹物质。

然而，将青霉素从实验室的偶然发现转化为临床可用的救命药物，还需跨越重重障碍。直到1941年，霍华德·弗洛里博士（Dr. Howard Florey）及其团队通过不懈的努力，成功对青霉素进行了提纯与试验，使其得以应用于人体治疗，开启了抗生素时代的新篇章。

随后，在欧内斯特·查因博士（Dr. Ernest Chain）的卓越指导下，青霉素实现了大规模生产，为拯救无数生命提供了坚实的物质基础。1945年，青霉素的商业化运作标志着这一伟大发明的全面普及。同年，查因、弗洛里与弗莱明爵士共同荣获了诺贝尔医学奖，以表彰他们对人类健康事业做出的杰出贡献。

时至今日，青霉素依然是全球医疗体系中不可或缺的一部分，广泛应用于治疗由细菌感染引起的各类疾病，从肺炎到脓毒性咽喉炎，从猩红热到淋病和脓胞病，其疗效显著，为无数患者带来了生命的希望。

为什么用药物治疗病毒感染很困难？

抗生素对病毒感染无效，因为病毒缺乏抗生素可以干扰的结构（如细胞壁）。一般来说，使用药物治疗病毒感染而不伤害到宿主细胞很困难，因为病毒利用宿主细胞进行复制合成。很多种抗病毒药物都已经被研制出来，用于有效地对抗某些病毒的感染。

抗病毒的药物

疾　　病	病毒病原体	抗病毒药物
获得性免疫缺陷综合征	人类免疫缺陷病毒	阿齐多嘧啶（AZT）、地达诺辛、双脱氧胞苷
慢性肝炎	乙型肝炎或者丙型肝炎病毒	α干扰素
生殖器疱疹、带状疱疹、水痘	疱疹病毒	阿昔洛韦、碘苷、三氟胸苷、阿糖腺苷
甲型流感	流感病毒	金刚烷胺

哪种自然产生的物质可以对抗病毒感染？

干扰素可以保护邻近细胞免受病毒入侵。干扰素是身体细胞在接触病毒后产生的糖蛋白。1957年，埃里克·伊萨克（Alick Isaacs）和基恩·莱德曼（Jean Lindenmann）

确定了一个由 20 多种物质构成的群体，之后逐渐被人们命名为 α、β、γ 干扰素。

"获得性免疫缺陷综合征"这个术语是什么时候首次使用的？

1982 年，美国公共卫生官员开始使用"获得性免疫缺陷综合征"（艾滋病，AIDS）这一术语，来描述先前健康的人出现的机会性感染、卡波西肉瘤（一种癌症）和肺孢子虫肺炎。

艾滋病毒的症状和体征是什么？

艾滋病毒（HIV）感染的警告信号包括夜间盗汗、长期发烧；严重的体重减轻；持续腹泻；皮肤、口腔、鼻子、或眼睑内部出现红色、棕色、粉红色或紫色的斑点；持续干咳；腋窝、腹股沟或颈部淋巴结肿胀；舌头、口腔或喉咙上出现白斑或异常斑点；记忆力减退、抑郁和其他神经系统疾病。然而，确定是否感染的唯一方法是进行艾滋病毒检测。

如何诊断 HIV？

诊断 HIV 唯一精确的方法是进行抗体检测。被 HIV 感染的患者的免疫系统会产生 HIV 抗体来抵抗感染。尽管这些抗体无法摧毁 HIV，但是抗体的存在说明 HIV 病毒感染。

HIV 和 AIDS 之间有什么区别？

"AIDS"（艾滋病）一词适用于 HIV 感染的最晚期阶段。疾病控制中心（CDC）对艾滋病的定义包括所有每立方毫米血液中 CD4+ T 细胞少于 200 个的 HIV 感染者。（健康成年人的 CD4+ T 细胞计数通常为 1 000 或更多。）该定义还包括影响晚期艾滋病患者的 26 种临床状况（主要是机会性感染）。

HIV 的最早记录病例可追溯至何时？

人类历史上已知的最早 HIV-1 病例，源自 1959 年在刚果民主共和国金沙萨地区采集的一名男子的血液样本。而自 20 世纪 70 年代中期起，该病毒已在美国境内传播。1979 年至 1981 年间，纽约与洛杉矶的医学界相继报告了多起病例，这些患者均为男性，且有过同性性行为史，他们罹患了罕见的肺炎、癌症及其他在免疫系统健全人群中极为罕见的疾病。

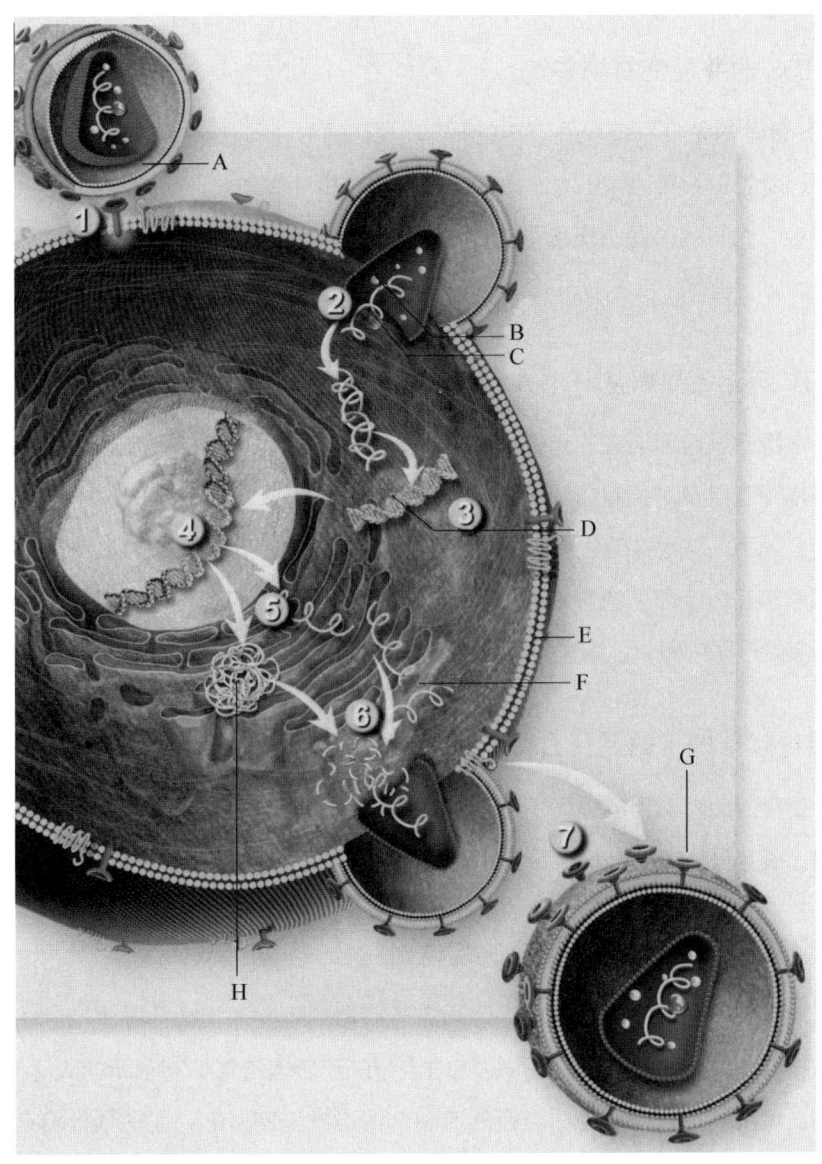

HIV 的生命周期：1. HIV 与 T 细胞结合；2. 病毒 RNA 释放进入宿主细胞；3. 逆转录酶将病毒 RNA 转化为病毒 DNA；4. 病毒 DNA 进入 T 细胞核，将自己整合入 T 细胞的 DNA；5. T 细胞开始复制含有 HIV 成分的细胞；6. 蛋白酶（一种酶）有助于形成新的病毒颗粒；7. 新生成的 HIV 病毒体（病毒颗粒）从 T 细胞中释放出来；A. HIV 病毒体（病毒颗粒）；B. 病毒 RNA；C. 逆转录酶；D. 病毒 DNA；E. T 细胞；F. 病毒 RNA；G. 新合成的 HIV 病毒体；H. HIV 蛋白质。（图片来源：Anatomical Chart Co）

AIDS 的并发症有哪些？

AIDS 患者的免疫系统受到严重的损害，很脆弱，所以机体不能抵御某些细菌、病毒、真菌、寄生虫和其他微生物。患者很容易患有机会性感染。另外，AIDS 患者容易患有多种癌症，尤其是那些由病毒引起的癌症（如卡波西肉瘤和宫颈癌）或免疫系统癌症（如淋巴瘤）。这些癌症对于 AIDS 患者来说更具侵袭性且更难治疗。

HIV 病毒是如何从一个人传播给另一个人的？

HIV 病毒通过与感染者的无保护性行为接触或接触感染者的血液进行传播。对血液供应的严格筛查以及对捐献血液进行热处理的技术已经大大降低了通过输血传播 HIV 病毒的概率。然而，与感染者共用针头或注射器仍然是 HIV 病毒的一种传播方式。过去，HIV 病毒经常在母亲怀孕或分娩期间从母亲传播给婴儿。但现在已有治疗方法可使母亲将病毒传播给孩子的概率已经显著降低到了很低的水平。

接种疫苗的目的是什么？

接种疫苗或免疫的目的是为了人工诱导主动免疫，以便在未来自然接触病原体时产生抵抗力。疫苗是在实验室条件下，使用已死亡或严重减弱的抗原制备而成的。

为什么每年都需要接种流感疫苗？

每年都需要接种新的流感疫苗，因为流感病毒的毒株每年都会发生变化。在流感季节开始前 9 至 10 个月，科学家会根据当时流行的流感病毒毒株制备新的灭活（已杀死）流感疫苗。疫苗制剂是根据当时流行的流感病毒毒株来制备的，包括预计将在下一个冬季流行的 A 型和 B 型病毒。每年接种流感疫苗的另一个原因是，接种后的免疫力会随着时间的推移而下降，可能在一年后降至无法提供保护的水平。

儿童期需要接种哪些疫苗？

新生儿出生后不久就会开始一系列的疫苗接种计划，以确保他们获得对多种疾病的免疫保护。目前，根据最新的推荐，儿童应当接种的疫苗包括但不限于：乙肝疫苗，用于预防乙型肝炎；白喉、破伤风、百日咳联合疫苗（DTaP），用于预防这三种严重感染；b

型流感嗜血杆菌疫苗（Hib），预防由该细菌引起的严重感染；脊髓灰质炎疫苗，预防脊髓灰质炎（俗称小儿麻痹症）；麻疹、腮腺炎、风疹联合疫苗（MMR），同时预防这三种具有高度传染性的疾病；水痘疫苗，预防水痘及其并发症；以及肺炎链球菌疫苗和流感疫苗，分别用于预防肺炎链球菌感染和季节性流感。

已知最早的疫苗接种是什么？

已知最早的疫苗接种实践发生在1796年，由爱德华·詹纳（Edward Jenner）博士开创。他巧妙地从一名挤奶女工身上提取了牛痘疮痂，并成功地将这种轻微且通常无害的牛痘病毒接种给了一名年轻男孩。这一创举不仅为"vaccination"（该词源自拉丁语 *vacca*，意为"牛"）这一术语赋予了深远的意义，也象征着现代免疫学的里程碑。数周之后，当这名男孩原本应接受传统的、风险极高的天花疫苗接种（一种通过直接暴露于天花病毒皮痂材料以试图激发免疫力的危险方法）时，他展现出了对天花的自然抵抗力，未受感染。詹纳博士坚信通过接种疫苗来预防疾病是一种既有效又安全的方法，为后世对抗传染病提供了宝贵的启示与手段。

减毒活疫苗与灭活（死）疫苗有何不同？

减毒活疫苗含有活性的微生物，在实验室里，它们的致病性被削弱，就不会再引起疾病。由于它们与实际的感染非常接近，因此能够引发强烈的细胞和抗体反应。减毒活疫苗通常只需一剂或两剂即可提供终身免疫。减毒活疫苗在病毒方面通常比细菌更有效。

灭活（死）疫苗通常更适合用于对抗细菌。科学家通过化学物质、热量或辐射杀死致病微生物来生产灭活疫苗。然而，大多数灭活疫苗刺激产生的免疫系统反应比活疫苗弱。因此，为了维持人体对特定细菌的免疫力，可能需要多次额外的接种，称为加强针。

哪些疾病可以通过接种疫苗来预防？

许多疾病，如脊髓灰质炎和天花，已经通过疫苗接种计划被根除。其他可通过接种疫苗预防的细菌性和病毒性疾病包括：炭疽；细菌性脑膜炎；水痘；霍乱；白喉；b型流感嗜血杆菌（Hib）；甲型肝炎；乙型肝炎；流感；麻疹；腮腺炎；百日咳；肺炎链球菌引起的肺炎；脊髓灰质炎；狂犬病；风疹（德国麻疹）；破伤风；黄热病等。

有能够预防 HIV 的疫苗吗？

研究人员正在努力开发疫苗，以预防 HIV 在 HIV 阴性个体中的传播。他们还在努力为 HIV 阳性个体开发治疗性疫苗，以改善他们的免疫系统。目前尚无疫苗获准使用的预计日期。到目前为止，还没有可以投入使用的预防 HIV 感染的疫苗。

医生如何确定捐赠者和接受者是否匹配？

研究人员已经开发了一种组织分型技术，以确定器官捐赠者和器官接受者之间的匹配度。每个人都有一套独特的细胞和组织"标记"，称为 HLA（人类白细胞）抗原。乔治·斯奈尔（George Snell）、让·多塞特（Jean Dausset）和巴鲁赫·贝纳塞拉夫（Baruj Benacerraf）因其在识别和了解细胞和组织标记的遗传结构方面的研究，于 1980 年共同获得了诺贝尔生理学或医学奖。捐赠者和接受者之间的细胞和组织标记越相似，就越不可能出现组织排斥或移植物抗宿主病。

为什么接受器官移植的患者需要服用免疫抑制药物？

如果移植物是外源性的，那么人体就会对移植的器官产生排斥反应。移植器官的细胞与引发免疫反应的宿主身体的细胞不同。接受移植器官的患者开始产生针对新器官外来细胞的 T 细胞。这些 T 细胞迁移到移植部位并攻击组织。因此，免疫抑制药物通常用来防止对新器官的排斥反应。

动物器官能够代替人的器官进行移植吗？

1984 年，当时年仅 12 个月大的婴儿菲易（Fae）接受了一颗来自狒狒的心脏移植手术。遗憾的是，术后仅 20 天便遭遇了严重的排异反应，凸显了此类手术面临的巨大障碍。

鉴于人类器官供体的稀缺性，科研人员持续不懈地寻找着可行的替代方案。然而，随着研究的深入，一系列安全与伦理问题逐渐浮现。1999 年，美国食品及药物管理局（FDA）正式颁布了一项重要规定，明确指出，在无法充分评估疾病跨物种传播风险的情况下，禁止将非人类灵长目动物的器官直接移植给人类。这一决策背后，是对潜在公共卫生风险的深切关注，尤其是担忧某些对动物无害的病原体或疾病，在人类体内可能引发灾难性的后果。

尽管如此，科研人员并未放弃探索的脚步，他们将目光转向了其他潜在的动物供体，其中猪的器官因其生理结构与人类较为接近而备受瞩目。当前，针对猪器官作为人类移植供体的研究正在全球范围内如火如荼地进行，旨在通过基因编辑等先进技术，进一步减少排异反应，并消除潜在的病原体风险，以期在未来实现安全、有效的跨物种器官移植，为无数等待器官移植的患者带来生命的曙光。

过 敏 反 应

过敏反应是什么？

过敏反应是指人体对某些在正常情况下对大多数人无害的物质所产生的异常反应。这些引发过敏反应的物质被称为过敏原，它们广泛存在于我们的日常生活中，包括但不限于食物、药物、植物、动物、化学物品、灰尘和霉菌等。

在人体发生过敏反应时，主要由哪种类型的抗体介导或参与这一过程？

在大多数过敏反应中，起关键作用的抗体是免疫球蛋白 E（IgE）。每种 IgE 抗体都特定地针对一种过敏原。当人体首次接触过敏原时，IgE 抗体会附着在肥大细胞（一种能够释放组胺和其他化学介质的正常细胞）或嗜碱性粒细胞上。随后，如果再次遭遇相同的过敏原，这些过敏原就会与已经附着在肥大细胞上的 IgE 抗体结合，触发细胞释放组胺和其他促炎化学物质，从而引发过敏反应的症状。

过敏是遗传性疾病吗？

对特定过敏原的超敏反应不是遗传的。然而，很多人可能从父母那里"继承"了一种容易对过敏原有反应的体质。研究发现，如果父母双方都没有过敏症，孩子患过敏症的几率只有 10%～20%。如果父母中有一方患有过敏症，则孩子患病的几率增加到 30%～50%，如果父母双方都患有过敏症，则孩子患病的几率增加到 40%～75%。

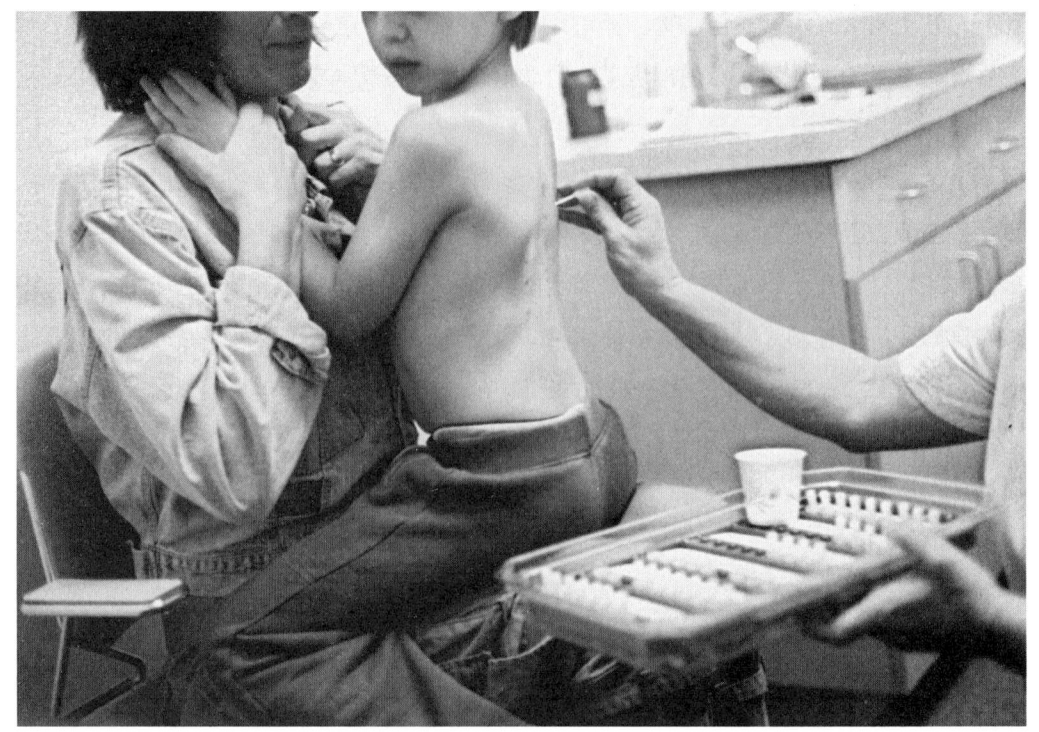

一名儿童在医生办公室接受了过敏反应测试。其皮肤暴露于可能引发过敏反应的各种过敏原中。（图片来源：iStockphoto.com）

这其中一个解释是，个体对过敏原产生更高水平的 IgE 的能力。产生更多 IgE 的个体将更容易"中招"，过敏起来也更厉害。

速发型过敏反应和迟发型过敏反应有什么区别？

速发型过敏反应或速发型超敏反应是由肥大细胞介导的。在接触到抗原之后的数分钟内过敏反应就会发生。吸入或者食入过敏原通常会引起速发型过敏反应。

迟发型过敏反应或迟发型超敏反应是由 T 细胞介导的。在接触到过敏原之后的数小时甚至数天之后才会发生反应。皮肤接触过敏原之后通常会引起迟发型过敏反应。

常见的过敏反应有哪些？

过敏反应包括很多症状。一些常见的过敏反应包括：过敏性鼻炎，或称"花粉热"；

过敏性结膜炎（眼睛反应）；哮喘；特应性皮炎（皮肤反应）；荨麻疹，也称为风疹；以及严重的全身性过敏反应，如过敏性休克。

过敏性休克是什么？

过敏性休克是一种严重的、致命的系统性过敏反应。通常这种疾病会累及多个器官系统，包括皮肤、呼吸道和消化道。治疗方法包括注射肾上腺素。

最常见的过敏原是什么？

最常见的过敏原是花粉和尘螨。

造成食物过敏的物质都有哪些？

一般会造成食物过敏的物质包括牛奶中的蛋白质、鸡蛋、花生、小麦、大豆、鱼类、贝壳和橡树果等。

为什么儿童易患食物过敏？

儿童比成人更容易患有食物过敏。专家估计，4岁以下的儿童中有6%～8%的儿童患有食物过敏。很多儿童在4岁之后就不会对原先过敏的食物有很高的敏感性了。

为什么有些人会对猫过敏，但对狗不过敏？

只对猫过敏的人具有针对猫皮屑的特异性IgE抗体。对狗的过敏反应则涉及另一种不同的抗体。

哪种药物引起的过敏反应最多？

青霉素是药物过敏的常见原因。一项研究发现，大约7%的正常志愿者对青霉素过敏皮肤测试（IgE抗体）有反应。在每10万名接触青霉素的患者中，就有32人会发生过敏性休克。

为什么有些人在看过医生或牙医后会出现过敏反应？

有些人对乳胶过敏，乳胶是大多数橡胶手套的组成部分。他们可能在接触乳胶后出现皮肤红疹、荨麻疹、流泪、红肿、打喷嚏和皮肤瘙痒等症状。乳胶过敏的最佳治疗方法是避免接触含有乳胶的产品。因此，如果您患有乳胶过敏，请务必告知医务工作者，以便他们使用非乳胶产品。

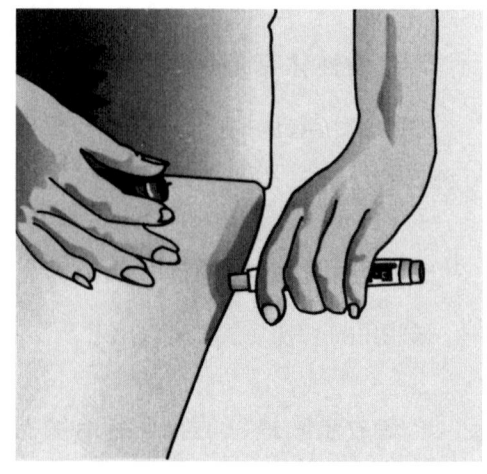

肾上腺素笔可用于迅速抵御严重的过敏反应，但患者仍应尽快咨询医生。（图片来源：SMELTZER S C, BARE B G. Textbook of medical-surgical nursing [M]. 9th Ed. Philadelphia: Lippincott, Williams & Wilkins, 2000.）

肾上腺素笔是什么？

肾上腺素注射是治疗严重过敏反应的关键方法，可以迅速缓解症状，甚至挽救生命。肾上腺素笔是一种易于操作的自我注射装置，内置了适量的肾上腺素，方便患者在紧急情况下快速自我施救。它小巧便携，是过敏患者的重要安全工具。

第 11 章
呼吸系统

简　介

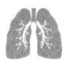 **呼吸系统的主要功能是什么？**

呼吸系统的主要功能包括：

1. 气体交换：呼吸系统可以使空气中的氧气进入血液，使血液中的二氧化碳排入空气。心血管系统将氧气从肺部运输到全身的细胞，并将身体细胞中的二氧化碳输送到肺部。

2. 调节血液的 pH 值，可以通过改变血液中二氧化碳的量来实现。

3. 当气体通过声带时可以发声、说话。

4. 当气体分子进入鼻腔时，可以引起嗅觉。

5. 先天性免疫，通过防止微生物进入体内或从呼吸道表面清除它们来提供对某些微生物的保护。

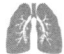 **呼吸系统分为哪两个部分？**

呼吸系统分为上呼吸道和下呼吸道。上呼吸道包括鼻子、鼻腔和鼻窦。下呼吸道包括喉、气管、支气管、细支气管和肺泡。

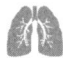 **呼吸和细胞呼吸之间的基本区别是什么？**

呼吸是指大气与身体细胞之间整个的气体交换过程。而细胞呼吸则是在细胞层面上利用氧气并产生二氧化碳的过程。

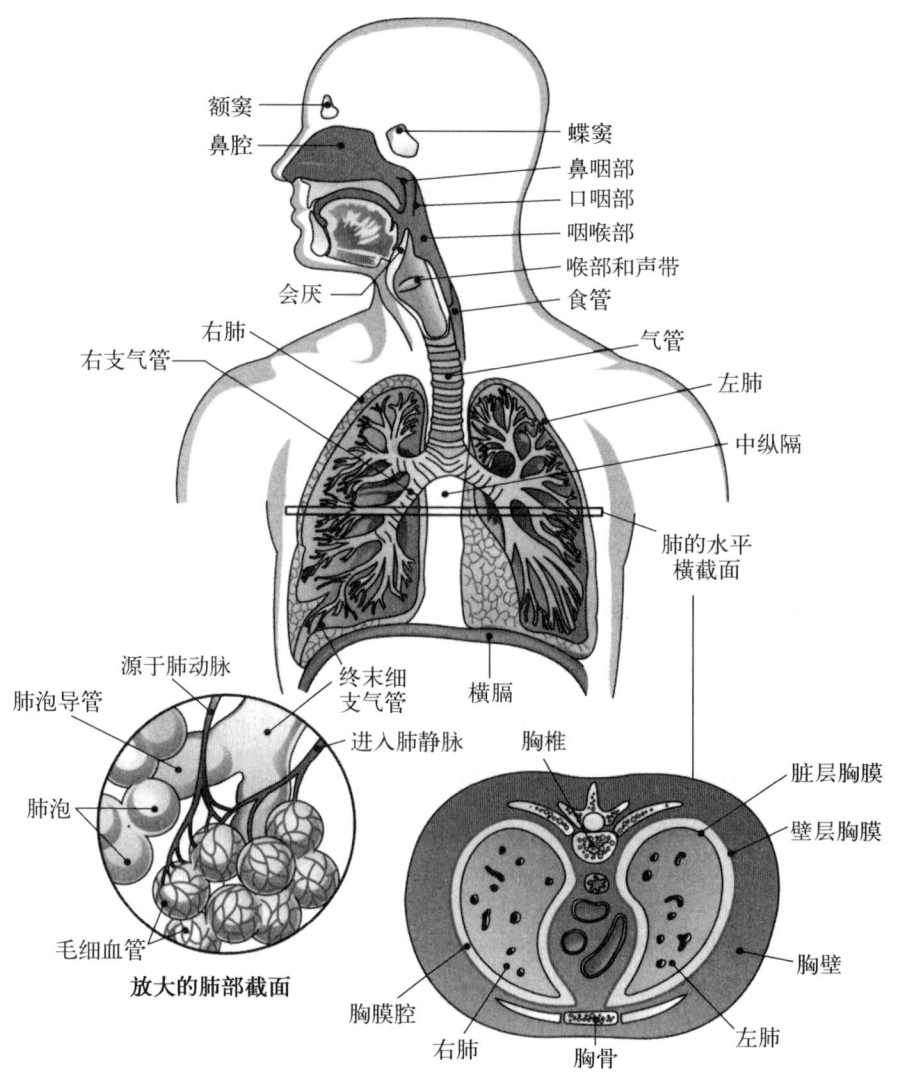

呼吸系统解剖结构。(图片来源：COHEN B J, WOOD D L. Memmler's the human body in health and disease [M]. 9th Ed. Philadelphia: Lippincott, Williams & Wilkins, 2000.)

如果没有氧气，为什么人在数分钟内就会死亡？

如果没有氧气，人在数分钟内就会死亡，这是因为人体内数万亿个细胞都需要氧气才能维持生命。

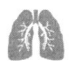 **非呼吸性空气运动是什么？**

除了呼吸之外发生的空气运动被称为非呼吸性运动。它们用于清空气道，如咳嗽或打喷嚏，或表达情感，如笑或哭。此外，还包括打嗝和打哈欠，以及说话，其中空气被迫通过喉部，导致声带振动。在说话时，词汇是由嘴唇、舌头和软腭相互配合形成的。

结构和功能

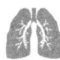 **鼻子的功能是什么？**

鼻子是空气进入呼吸系统的通道。它是由骨和软骨构成的。位于鼻孔内的毛发，有助于过滤空气中的大颗粒。之后，空气通过鼻窦进一步过滤和加湿，使呼吸更加顺畅舒适。

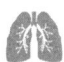 **鼻子内的结构是如何有效滤过灰尘、细菌和其他颗粒的？**

当鼻腔内黏膜的纤毛发生节律性摆动时，它们会有效地推动一层薄薄的黏液及其内含物——包括尘埃微粒、细菌及其他微小颗粒——朝向咽部方向缓缓移动，最终这些物质会被吞咽进入消化系统。在胃部的强酸性环境中，胃液能够高效地杀灭并分解这些黏液包裹的细菌及其他微生物，从而保护机体免受感染。

然而，值得注意的是，并非所有微生物都能被这种防御机制所阻止。特别是某些细菌孢子，如炭疽杆菌的孢子，因其体积微小且具有极强的抗逆性，能够轻易地穿透鼻腔的初步过滤屏障，包括鼻毛和黏液层。这些孢子一旦进入呼吸道，就有可能随着气流深入肺部，并在那里萌发、繁殖，进而释放毒素。这种由吸入性途径引发的炭疽病，病情往往凶险，可能导致严重的呼吸系统损害，甚至危及生命。

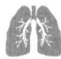 **鼻贴真的能阻止打鼾吗？**

若打鼾问题源自鼻腔结构，鼻贴便可能成为普通打鼾者的福音。这类产品能有效保持鼻孔畅通无阻，不仅有助于减少打鼾现象，还能促进一氧化氮从鼻腔顺畅进入肺部，进而优化肺功能。然而，值得注意的是，若打鼾的根源在于舌根或软腭的振动，那么鼻

贴则可能无法发挥预期的缓解作用。

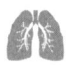 **鼻中隔偏曲是什么?**

鼻中隔由骨头和软骨组成，将鼻孔和鼻腔分为左右两部分。出生时通常是直的，但有时会因出生时损伤而弯曲。鼻中隔在儿童时期通常是直的，但随着年龄的增长，鼻中隔往往会向一侧弯曲。这种鼻中隔偏曲可能会阻碍鼻腔，导致呼吸困难。

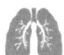 **打喷嚏的原因是什么?**

当鼻子内部的细胞受到刺激时，就会打喷嚏，这是一种快速的空气喷射反应，以将刺激物从鼻腔中排出。

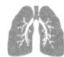 **为什么打喷嚏很重要?**

打喷嚏是为了清除鼻腔内的外源性物质。感觉细胞检测到外源性物质，会刺激三叉神经传递到延髓，之后触发这个反射。在打喷嚏的反射中，肺部的一些空气会通过鼻腔或口腔喷出。

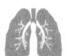 **鼻出血是怎样引起的?**

鼻腔内部血管丰富。鼻子受到冲击、用力擤鼻子、感染、过敏、凝血障碍或高血压都可能导致鼻出血。

打喷嚏时喷出的气体运动速度有多快?

打喷嚏时喷出的气体运动速度可以达到每小时100英里（161公里）。此外，人不可能在打喷嚏的同时睁开眼睛。

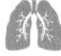 **鼻窦位于哪里?**

鼻窦是位于鼻腔周围骨骼中的空腔。鼻窦可以减轻颅骨的重量，当空气流过这些空腔时，会被加温和加湿。鼻腔在发音中也起着重要作用。

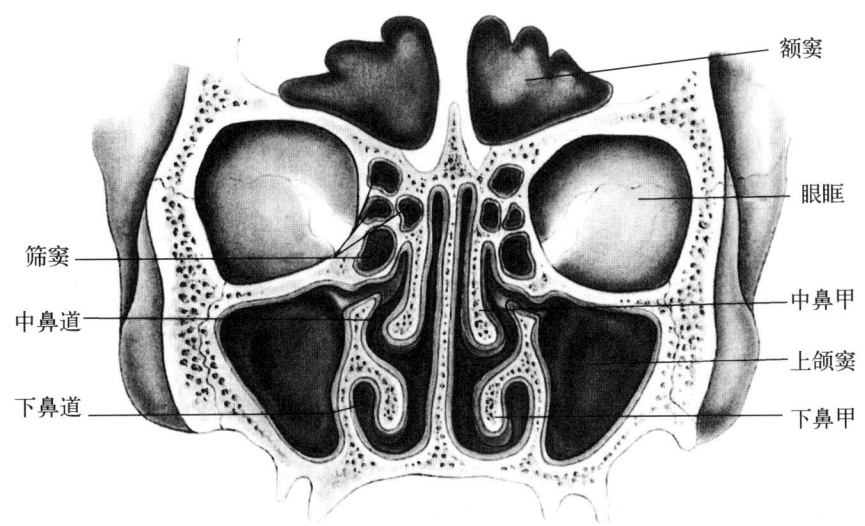

鼻窦位于鼻子后面和鼻腔周围。（图片来源：BICKLEY L S, SZILAGYI P.Bates' guide to physical examination and history taking [M] . 8th Ed. Philadelphia: Lippincott, Williams & Wilkins, 2003. ）

副鼻窦的功能是什么？

副鼻窦，作为颅骨结构中的精妙组成部分，通过特定的通道与鼻腔紧密相连，形成了由膜包覆、充满空气的空腔。它们具体包括额窦、筛窦、上颌窦和蝶窦这四大类型，各自镶嵌在特定的颅骨骨骼之中。这些空腔不仅巧妙地减轻了颅骨的重量，使头部结构更为轻盈，还赋予了声音更为丰富的共鸣效果，为语音的传递增添了深度与层次感。

为什么人哭的时候总是会流鼻涕？

鼻泪管将眼睛与鼻腔连接起来。人哭泣时，过多的分泌物会顺着鼻泪管从鼻腔流出，这就是鼻涕。

为什么有些人吃东西时要流鼻涕？

膳食鼻漏是一种生理现象，它解释了为何某些人在进食时会伴有流鼻涕的情况。当食物进入口腔并刺激味蕾时，这一过程不仅激活了味觉神经，还间接触发了神经系统的连锁反应。具体而言，食物（尤其是辛辣或刺激性食物）能够刺激神经系统释放一种名为乙酰胆碱的化合物。乙酰胆碱作为一种神经递质，在体内具有多种作用，其中之一就是促进多种分泌腺的活动。

在这一情境下，乙酰胆碱的释放导致了唾液腺、胃壁细胞及鼻腔黏膜下腺体的活跃，进而促使唾液、胃酸及鼻黏液的大量分泌。这种生理反应在食用较为辛辣的食物时尤为显著，因为辛辣食物中的辣味成分（如辣椒素）能够更强烈地刺激神经系统，加剧乙酰胆碱的释放和后续分泌过程。因此，人们会观察到在进食某些食物时，特别是辛辣食物，鼻涕分泌增多的现象。

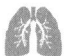

冷空气吸入体内时在哪个部位被加热？

冷空气吸入鼻腔后，鼻腔内大面积的血管会将吸入的空气加热。随着热量通过广泛分布的血管从血液中散失，空气的温度就接近了人体的体温。

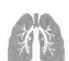

为什么人不能够吸入过冷的空气？

吸入过冷的空气会降低呼吸道内黏液的流动性。过冷的空气甚至还会导致鼻黏膜内形成冰的晶体。

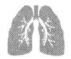

窦性头痛是如何引起的？

严重的窦性头痛是由鼻窦引流不畅引起的，通常是由感染或者过敏反应造成的。

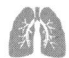

咽部是什么？

咽部是连接鼻腔和口腔的部位。它为食物从口腔进入食管，以及空气从鼻腔进入喉部提供了通道。咽部由3部分构成：1.鼻咽部；2.口咽部；3.喉咽部。

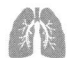

喉咙痛是什么原因引起的？

大多数喉咙痛是由病毒引起的，也就是引起感冒和流感（流行性感冒）的相同病毒。有些喉咙痛是由细菌引起的，如链球菌。引起喉咙痛的其他原因还包括过敏、室内空气干燥、污染和其他刺激物、喉咙肌肉拉伤、酸反流病、HIV感染和口腔肿瘤。

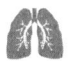 喉部是什么？

喉部是位于咽部和气管之间的通道，内含声带。空气离开咽部后，会进入喉部。喉部是一个软骨结构，包围着声门。它由三块软骨组成：甲状软骨、环状软骨和会厌软骨。除了形成从咽部到呼吸道其余部分的通道外，喉部还是大多数声音产生的部位。

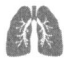 喉结是什么？

喉结是指喉部的突起，这是甲状软骨表面的突起造成的。在男性中更明显，因为男性的咽喉部比女性的咽喉部更大，女性咽喉部的突出部分通常会被脂肪组织覆盖。

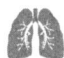 边说话边吃东西会有什么危险？

如果一个人在吃饭时说话，食物可能会被吸入肺部。正常情况下，食物被吞咽后会进入咽部，然后进入食道。会厌软骨是一块呈铲状的软骨瓣，它覆盖着咽部，以防止食物进入喉部（通往肺部的通道）。如果食物进入喉部，通常会引发咳嗽反射，但食物也可能会卡在喉部，导致气道阻塞。

海姆立克急救法是什么？

海姆立克急救法是一种紧急救援措施，专门用于处理患者喉部或气管内异物卡喉的紧急情况，这种情形常见于食物窒息，因此也被形象地称为"餐厅急救法"。在实施时，救援者需迅速而准确地向受害者腹部、紧邻横膈膜下方的位置施加压力。这一动作能够有效提升横膈膜，进而产生强大的推力，通常足以将卡在喉部或气管的异物排出，从而迅速缓解窒息危险，保障患者生命安全。

支气管镜检查是什么？

支气管镜检查是一种通过长而灵活的窥视管对喉部和气道进行的直接视觉检查。支气管镜可以通过口腔或鼻腔插入，并延伸至肺部。它还可以用于收集组织和液体样本。支气管镜检查有助于医生进行诊断并治疗某些医疗状况。

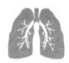 喉炎是什么？

喉炎是喉部的炎症。它可能由吸烟、接触刺激物或感染引起。由于喉部是发声的部位，喉炎通常会导致声音嘶哑或无法发出可闻的声音。

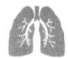 气管的弹性是如何形成的？

气管是一种有弹性的、圆柱状的管道，直径大约有 1 英寸（2.5 厘米），长度有 5 英寸（12.5 厘米）。在气管壁内，大约有 20 个 C 形的软骨环一个个连接起来。气管的其余部分是由平滑肌和结缔组织构成的。这样的软组织使得食管在食物进入和流向胃的时候可以扩张。

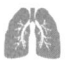 气管切开术和气管造口术有什么区别？

气管切开术是开放气管的一种外科方法。如果气管由于炎症、分泌物过多、创伤或者外源性异物吸入引起堵塞，就可以使用气管切开术。这个过程是开放了一个紧急的通道通向气管，人仍然可以呼吸。气管造口术是在气管内插入一根管子，维持呼吸，保持气道开放。

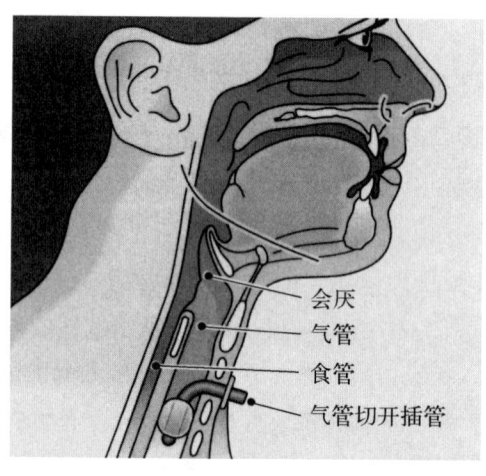

气管造口术涉及在紧急情况下通过喉咙打开气道，以便患者在无法正常呼吸时能够呼吸。（图片来源：COHEN B J, WOOD D L. Memmler's the human body in health and disease [M]. 9th Ed. Philadelphia: Lippincott, Williams & Wilkins, 2000.）

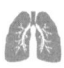 呼吸树是什么？

"呼吸树"一词指的是呼吸通路的倒置树状结构。它从大的分支到小的分支遵循以下模式：气管→右主支气管、左主支气管→次级支气管→三级支气管→细支气管→肺小叶→肺泡。

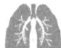 两个肺是完全一样的吗？

肺是位于胸腔内的锥形器官。右肺由 3 个肺叶（右上叶、右中叶和右下叶）组成，

而左肺只有 2 个肺叶（左上叶和左下叶），并且比右肺稍小。尽管肺相对较大，但每个肺的重量只有 1 磅（2.2 千克）。

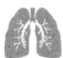 **肺的表面积有多大？**

成人的肺大约有 3 亿个肺泡。肺的整个表面积大约有一个网球场那么大。

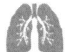 **肺的质地是怎样的？**

当肺完全充气时，其内部结构展现出极高的多孔性，宛如轻盈细腻的搅打明胶，充满了无数的微小空间，以便于气体的顺畅交换。

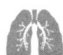 **肺内的肺泡或者气囊有多厚？**

每个肺泡大约有 0.000 004 英寸（0.000 01 厘米）厚。

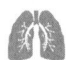 **心脏和肺之间有什么重要的关系？**

心脏和肺的协同工作确保了身体有源源不断的氧气进行代谢活动，并且不断清除代谢的主要废物——二氧化碳。这是通过肺循环实现的，心脏将流经身体的血液输送到肺部。

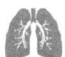 **肺是怎样与心脏连接的？**

肺通过血管与心脏连接。肺动脉将不含氧气的血液从右心室运输到肺，肺静脉将含有氧气的血液运输回左心房。

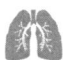 **什么阻止了肺叶之间的摩擦？**

肺叶之间通常不会相互摩擦，因为存在胸膜液。胸膜液由覆盖肺部的膜分泌。它减少了肺叶与体腔之间的摩擦。

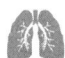 **血液流经肺部的速度有多快？**

每分钟，心脏都会完成一次全身血液的循环，确保所有血液都流经肺部进行气体交换。

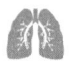 **胸膜炎是什么？**

　　胸膜是一层薄而透明的双层膜，覆盖在肺上和胸壁内侧。覆盖在肺上的那层膜与覆盖在胸壁内侧的那层膜紧紧地贴在一起。在这两层膜之间有少量的液体，这些液体如同润滑剂，在每一次呼吸间，助力两层膜平滑地相互滑动，减少摩擦与阻力。然而，当这层液体因某种原因异常增多时，便会引发一种令人痛苦的疾病——胸膜炎。此时，胸膜腔内的炎症反应使得两层膜在呼吸过程中相互摩擦，加剧了疼痛与不适，给患者的呼吸功能带来了严重影响。

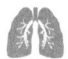 **气胸是什么？**

　　气胸是指胸膜腔内存在空气。当空气从肺部泄漏并进入肺和胸壁之间时，就会发生这种情况。它也被称为肺萎陷，可能是由穿透性胸部损伤或在潜水、飞行或伸展过程中的压力变化引起的。

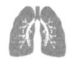 **肺可以移植吗？**

　　肺移植手术是一项高精尖的医学治疗手段，旨在将患者体内一个或两个功能衰竭的肺脏替换为健康的肺组织，从而为患者带来新生的希望。这一手术方案通常仅在患者的肺部疾病已进展至终末期，且所有常规治疗手段均告无效的情况下才被慎重考虑。终末期肺部疾病的范畴广泛，涵盖了诸如肺气肿、囊性纤维化、结节病及肺纤维化等严重疾病。肺移植手术后的存活率在第一年可高达 80%，在第四年可高达 60%。

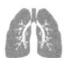 **慢性阻塞性肺疾病是什么？**

　　慢性阻塞性肺疾病（COPD）是指一组疾病，主要是支气管炎和肺气肿。支气管炎是一种支气管慢性炎症，通常是由香烟烟雾、空气污染或感染等刺激物引起的。炎症反应会导致支气管黏膜细胞水肿，黏液分泌量增多，以及纤毛清除黏液的能力下降。肺气肿通常继发于支气管炎，并涉及肺泡壁的破坏。最终，肺部会失去弹性并变得效率低下。

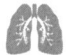 **肺气肿是什么？**

　　肺气肿是一种进行性疾病，它会损害肺泡，尤其是肺泡壁。所以，很多小的肺泡就

会形成更大的腔室，这样肺的表面积就会极大地减少。这会导致通过细胞膜进行交换的气体量减少。

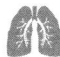 **咳嗽是什么？**

咳嗽是人体的一种保护性呼吸反射动作。当异物、刺激性气体或呼吸道分泌物等刺激呼吸道黏膜里的感受器时，冲动通过传入神经纤维传到延髓咳嗽中枢，引起咳嗽。

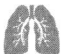 **吸烟是如何影响肺的？**

吸烟，尤其是长期吸食香烟，与肺癌之间存在着确凿的关联。肺癌已成为全球范围内导致死亡的首要癌症类型。惊人的是，高达80%的肺癌病例可归因于吸烟。香烟中蕴含的有害毒素会损害肺泡，致使其结构受损、渗漏乃至破裂，这一过程往往是肺气肿发病的根源所在。肺癌的病灶通常起源于气道的上皮细胞，随后它会穿透气道壁，侵入血液和淋巴系统，进行广泛的扩散。这些病理变化在早期往往难以察觉，直至出现继发性肿瘤生长或其他明显症状时，才可能被诊断出来。遗憾的是，即使得到确诊，肺癌患者的生存率也相对较低，仅有约13%的患者能在确诊后生存超过五年。

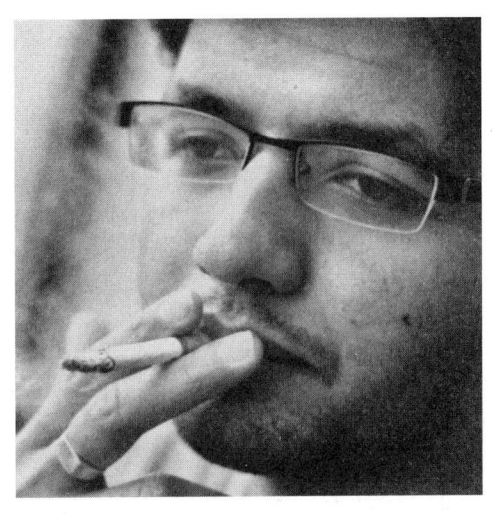

吸烟对肺、咽喉、心脏和整个身体健康的影响非常大。（图片来源：iStockphoto.com）

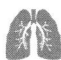 **肺纤维化是什么？**

肺纤维化发生于肺部有慢性炎症反应的时候，这会造成正常的弹性肺组织被没有弹性的瘢痕组织取代。接触煤矿灰尘、石棉和硅是造成肺纤维化的主要原因。

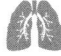 **肺炎是什么？**

肺炎是指肺内的一种感染（病毒或细菌）。由于感染引起的炎症反应可以造成体液积聚和呼吸困难。

呼气和吸气

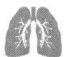 **呼吸的两个阶段是什么?**

呼吸,或称通气,是空气进出肺部的过程。这两个阶段是:1. 吸气,或称吸入;2. 呼气,或称呼出。吸气是空气进入肺部的运动,而呼气是空气离开肺部的运动。

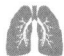 **呼吸周期是什么?**

呼吸周期由一次完整的吸气过程紧接着一次呼气过程构成。这一周期中,进出肺部的空气量被定义为潮气量,其标准值通常约为 500 毫升。换言之,在吸气阶段,大约 500 毫升的空气被吸入肺部,随后在呼气阶段,相同体积的空气被呼出体外。

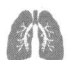 **用力呼吸与平静呼吸有何不同?**

用力呼吸涉及主动的吸气和呼气运动。在用力呼吸期间,辅助呼吸肌辅助吸气。呼气涉及肋间内肌的收缩。在最大程度的用力呼吸中,腹部肌肉也参与其中。腹部肌肉的收缩会压缩腹部内容物,使它们向上推压膈肌,进一步减少胸腔的体积。在平静呼吸中,吸气涉及膈肌和外部肋间肌的收缩,但呼气是一个被动过程。

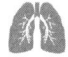 **膈肌是什么?**

膈肌是位于胸腔和腹腔之间的肌肉分隔,是吸气过程中起主要作用的肌肉。膈肌的收缩会扩大胸腔,使得吸入的气体进入肺。在呼气过程中,膈肌会恢复到其原始位置。

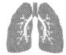 **在肺里气体是在哪个部位进行气体交换的?**

肺泡是进行空气与血液之间气体交换(氧气和二氧化碳)的重要结构。肺泡是肺部中最小的通道。每个肺小叶的末端都是肺泡,它们之间相互连接。每个肺中大约有 1.5 亿个肺泡。

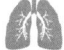 **人体是如何将氧气引入血液的?这个过程是在哪里发生的?**

进入心脏右侧(右心房)的血液内含有二氧化碳,它是身体产生的废气。血液流向右心室,右心室推动血液经过肺动脉流向肺。在肺部,二氧化碳被排出,氧气进入血液。

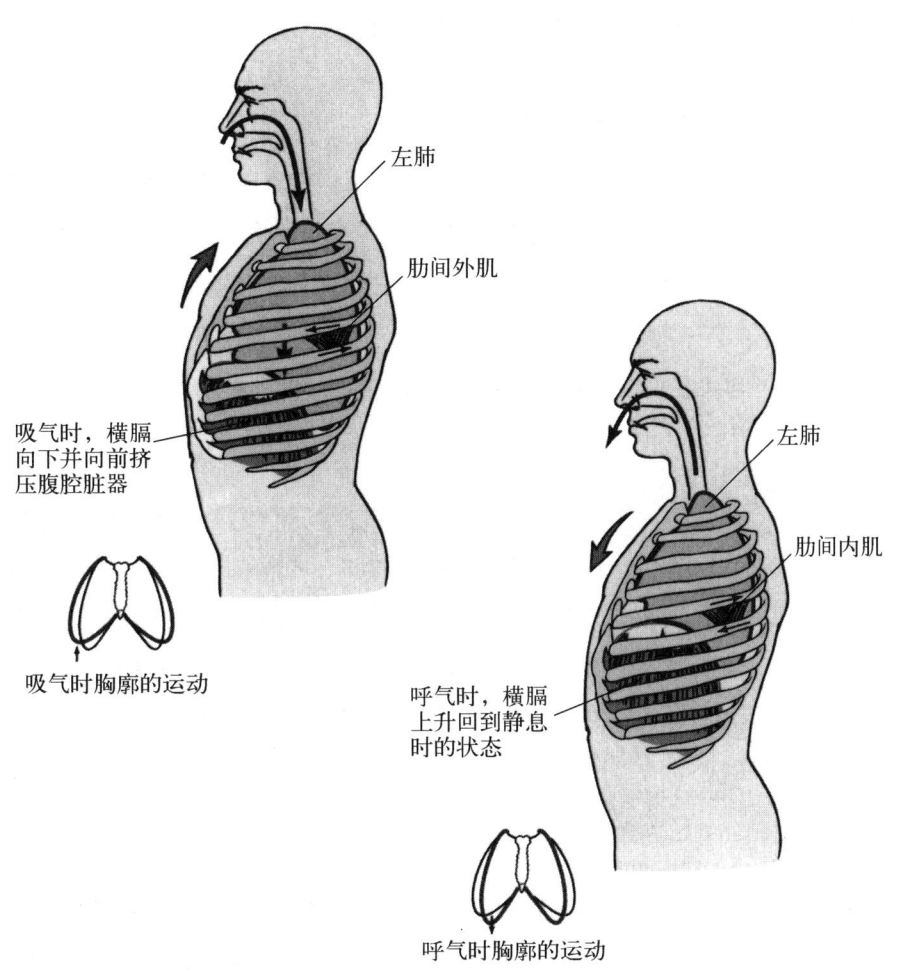

吸气和呼气。（图片来源：WEBER J，KELLEY J. Health assessment in nursing [M]. 2nd Ed.Philadelphia: Lippincott, Williams & Wilkins, 2003.）

之后血液经过肺静脉，携带着新鲜的氧气，流向心脏左侧。血液首先进入左心房，通过单向的瓣膜进入左心室，左心室推动含有氧气的血液，通过动脉和毛细血管网将其输送到身体的各个部分（除了肺以外）。左心室的收缩力是右心室的 6 倍，所以左心室的壁厚是右心室的 2 倍。

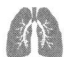 外呼吸与内呼吸有什么区别？

外呼吸是肺泡和肺毛细血管之间的气体交换。氧气由肺泡弥散进入血液，而二氧化碳由血液进入肺泡。内呼吸是机体组织内的气体交换。

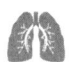 ### 为什么一氧化碳吸入是致命的？

一氧化碳是一种无色、无味的气体，具有与血红蛋白分子上的结合位点争夺氧气的独特能力。一氧化碳与红细胞中血红蛋白的铁结合的速度大约是氧气的 200 倍，并且它倾向于保持结合状态。因此，与一氧化碳结合的血红蛋白不能再运输氧气。长时间暴露在一氧化碳中会导致一氧化碳中毒，症状包括恶心、头痛，最终可能导致昏迷。如果不进行治疗，可能会致命。一氧化碳通常由汽车和燃油取暖器排放。

呼气酒精测试是什么？

呼气酒精测试仪是一种通过呼出的气体来估算血液酒精浓度的设备。人们饮用的酒精都会被口腔、咽喉、胃和肠道吸收。酒精不会被消化，而是会留在血液中，然后被输送到肺泡进行气体交换。由于酒精具有挥发性，因此它会蒸发并通过呼气排出。肺泡中的酒精浓度与血液中的酒精浓度之间存在直接关系。

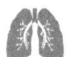 ### 高压氧疗是什么？

高压氧疗是指让患者吸入 100% 的氧气，在 2～3 个大气压下呼吸不同长度的时间。它用于治疗一氧化碳中毒、减压病、严重创伤、可能导致气性坏疽的感染及其他疾病。正常氧气浓度为每 100 毫升血液含 0.3 毫升氧气，但在 3 个大气压下吸入 100% 氧气会使血浆浓度增加到每 100 毫升血液约 6 毫升氧气。

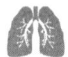 ### "潜水病"是什么？

这个词实际上指的是一种称为减压病的疾病。当潜水员在较深的水域游泳后过快地上升到水面时，就会发生这种情况。当这种情况发生时，溶解在组织中的氮气会形成气泡离开组织，进入体液。由此产生的气泡会引起关节、骨骼和肌肉的疼痛。

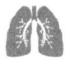 ### 呼吸性酸中毒和呼吸性碱中毒是什么？

当呼吸系统无法消除足够的二氧化碳，导致二氧化碳在循环系统中积聚，从而使体

液的 pH 值下降时，就会发生呼吸性酸中毒。呼吸性碱中毒是由过度换气引起的，例如在压力下的反应。

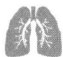 **过度换气是什么？**

过度换气是指异常深长和持久的呼吸。

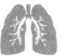 **辅助呼吸的肌肉都有哪些？**

呼吸是由肋骨间的肌肉、肋间外肌和膈肌共同完成的。当吸入气体的时候，肋间肌使得肋骨向上、向外运动，膈肌向下运动，这样就可以使气体进入扩张的肺。如果一个人需要深呼吸，那么膈肌和肋间外肌就会更加有力地收缩。其他的肌肉（比如胸小肌和胸锁乳突肌）也可以进一步地将胸廓向上、向外拉，使胸腔扩大并减小内部的压力。呼气是一个被动的过程。肋间肌回到静息时的位置，胸廓恢复至原有的形状，从而将空气从肺部排出。

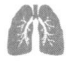 **肺表面活性物质是什么？**

肺表面活性物质是一种油性物质（脂蛋白分子的混合物），由肺泡内衬细胞产生。由于呼吸系统的所有部分都覆盖着一层薄薄的水层，表面活性剂会覆盖这层水层并降低肺泡内的表面张力。这有助于保持肺泡开放，以进行气体交换。

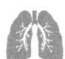 **呼吸窘迫综合征是什么？**

在发育中的胚胎中，肺表面活性物质还分泌得不完全，直到妊娠 7 个月的时候才会有充足的肺表面活性物质分泌出来。随着胎儿的成熟，肺表面活性物质就会增加。在发育不成熟的婴儿中，呼吸窘迫综合征（RDS），或者透明膜病，通常是肺表面活性物质分泌过少造成的。妊娠 7 个月之前出生的婴儿通常会患有此病。

经常被用来延长屏气时间的技术是什么？

一个人可以通过深呼吸一分钟并用氧气充满肺部来延长屏气时间。专业游泳运动员通过这种方式可以将屏气时间延长三倍。

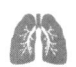 **空气在到达肺部之前是如何被净化的？**

在空气到达肺部之前，有多种方式可以对其进行净化。当空气通过鼻子吸入时，鼻孔的外侧有可见的毛发（鼻毛），可以过滤较大的颗粒。此外，鼻腔内有一层黏膜，可以捕获较小的颗粒或微生物。然后黏液流向咽部，在那里被吞下。所有被捕获的微生物暴露于胃部酸性环境中通常会被杀死。呼吸系统内衬的细胞表面有纤毛（微小的桨状附属物），可以进一步过滤并包裹住碎屑。

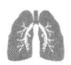 **大脑的哪个部位控制呼吸频率？**

呼吸活动的主要中心是延髓的延髓呼吸中枢。它由两个背侧呼吸群和两个腹侧呼吸群组成。背侧群刺激横膈膜的收缩，而腹侧群刺激各种肌肉群。此外，位于脑桥的呼吸群控制呼吸在呼气和吸气之间交换。

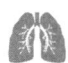 **呼吸与年龄的关系是怎么样的？**

随着人的年龄越来越大，呼吸的速率也会越来越慢，如下表所示。性别也是影响呼吸频率的一个因素。25 岁以后，呼吸频率趋于平稳。在平均寿命中，一个人会呼吸超过 6 亿次空气。

年龄（岁）	每分钟呼吸速率
婴儿	40～60
5	24～26
15	20～22
25（男性）	14～18
25（女性）	16～20

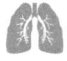 **正常的呼吸频率是多少？**

平均每个人每分钟呼吸约 16 次，每次呼吸吸入大约一品脱（0.5 升）的空气。在平均寿命中，我们会呼吸超过 7 500 万加仑（2.84 亿升）的空气。

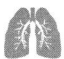 每分钟气体吸入和呼出的量是怎样计算的？

呼吸分钟量（也称为每分钟通气量）是指每分钟内肺部吸入或呼出的空气总量。它通过将呼吸频率（平均每分钟12次呼吸）乘以潮气量（500毫升或0.5升）来计算，结果为每分钟6 000毫升（6升）。

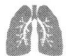 日常活动时，人体需要多少空气？

身体平躺时需要每分钟8夸脱（7.6升）的空气，坐着时需要16夸脱（15.2升），走路时需要24夸脱（22.8升），跑步时需要50夸脱（47.5升）。

肺内空气的容量是多少？

一个普通年轻成年人的肺能够容纳的空气总量，也称为肺活量（TLC），是5 800毫升。这是肺活量（VC）（4 600毫升）和残气量（RV）（1 200毫升）的总和。肺活量是在尽可能深地吸气后能够呼出的最大空气量。残气量是在最大呼气后肺内剩余的空气量。

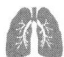 为什么在高海拔地区会感到呼吸很困难？

在高海拔地区会感觉呼吸困难，这是因为大气中氧气量较少。如果肺泡内氧气的浓度降低，血液内氧气的量就会减少。在海拔9 843英尺（3 000米）或者更高的地方，人们通常会感到头晕，尤其是人们运动的时候，会对心血管和呼吸系统造成额外的负担，就会产生这样的反应。

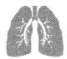 男性肺容量与女性肺容量有什么区别？

潮气量在男性和女性之间比较一致，大约是每分钟500毫升，但在其他肺容量和肺活量方面存在差异。女性的总肺容量是4 200毫升，男性是6 000毫升。女性的残气量约1 100毫升，男性是1 200毫升。女性的吸气储备量约是1 900毫升，男性是3 300毫升。女性的呼气储备量约是700毫升，男性是1 000毫升。

声音的产生

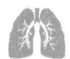 **人类是如何发出声音的？**

空气经过声带时，会使声带左右振动，从而产生声波。振动的频率可能在低音的 50 赫兹到高音的 1700 赫兹之间。

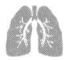 **为什么通常男性的声音比女性的声音要低？**

声音的音高——听起来是高还是低——取决于声带的长度、张力和厚度。由于男性的声带长达 1 英寸（2.54 厘米），因此男性的声音音高较低，而女性和声带较短的儿童的声音音高较高。女性的声带平均长度为 0.167 英寸（0.42 厘米）。男性体内的睾酮是一种在青春期刺激男性声带增长的激素。

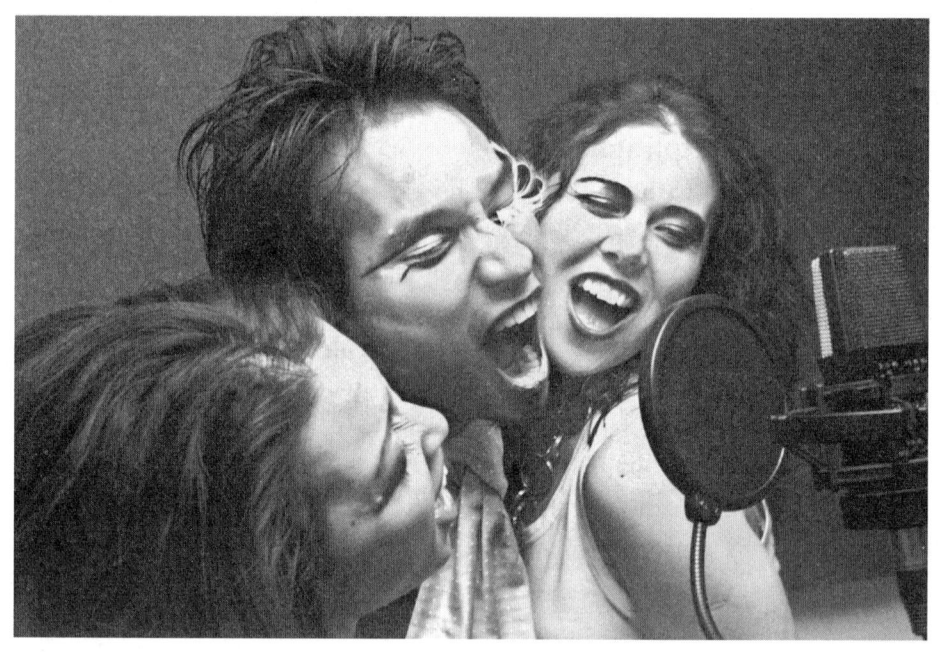

男性的声音通常比女性的声音低，因为他们的声带更长。（图片来源：iStockphoto.com）

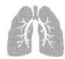 **为什么感冒时声音听起来不同？**

当鼻腔和副鼻窦中充满黏液而不是空气时，产生的声音质量会发生变化。

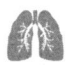 **发音是什么？**

喉部的发声被称为发音。它是形成语言的组成部分，同时也需要关节或者其他解剖结构的调节。这些结构包括咽部、口腔、鼻腔和副鼻窦。这种组合决定了一个人声音的特点。

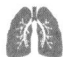 **声音的音调由什么决定？**

声音的音调取决于声带的直径、长度和张力。直径和长度与咽部的大小直接相关。张力受到咽部各种软骨上的随意肌收缩的控制。

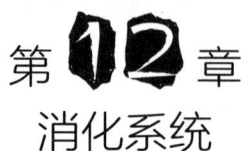

第12章
消化系统

简　介

消化系统的功能是什么？

消化系统的功能在于将食物分解成可以被人体细胞吸收和利用的分子，以供人体生长和生殖。

消化过程可以分为哪几个步骤？

消化过程可以分为 5 个主要步骤：

1. 摄入：摄取食物。
2. 蠕动：不随意肌收缩，使得摄入的食物在消化道内运动。
3. 消化：将食物分子转化成可以被机体利用的营养物质。
4. 吸收：营养物质进入血液或淋巴系统，从而被人体细胞利用。
5. 排泄：将不能消化、不能吸收的物质排出体外。

消化系统的主要器官有哪些？

消化系统是由上消化道、下消化道和附属器官构成的。上消化道器官包括口腔、食道和胃。下消化道的器官包括小肠和大肠（也被称为结肠）。附属器官包括唾液腺、肝脏、胆囊和胰腺。

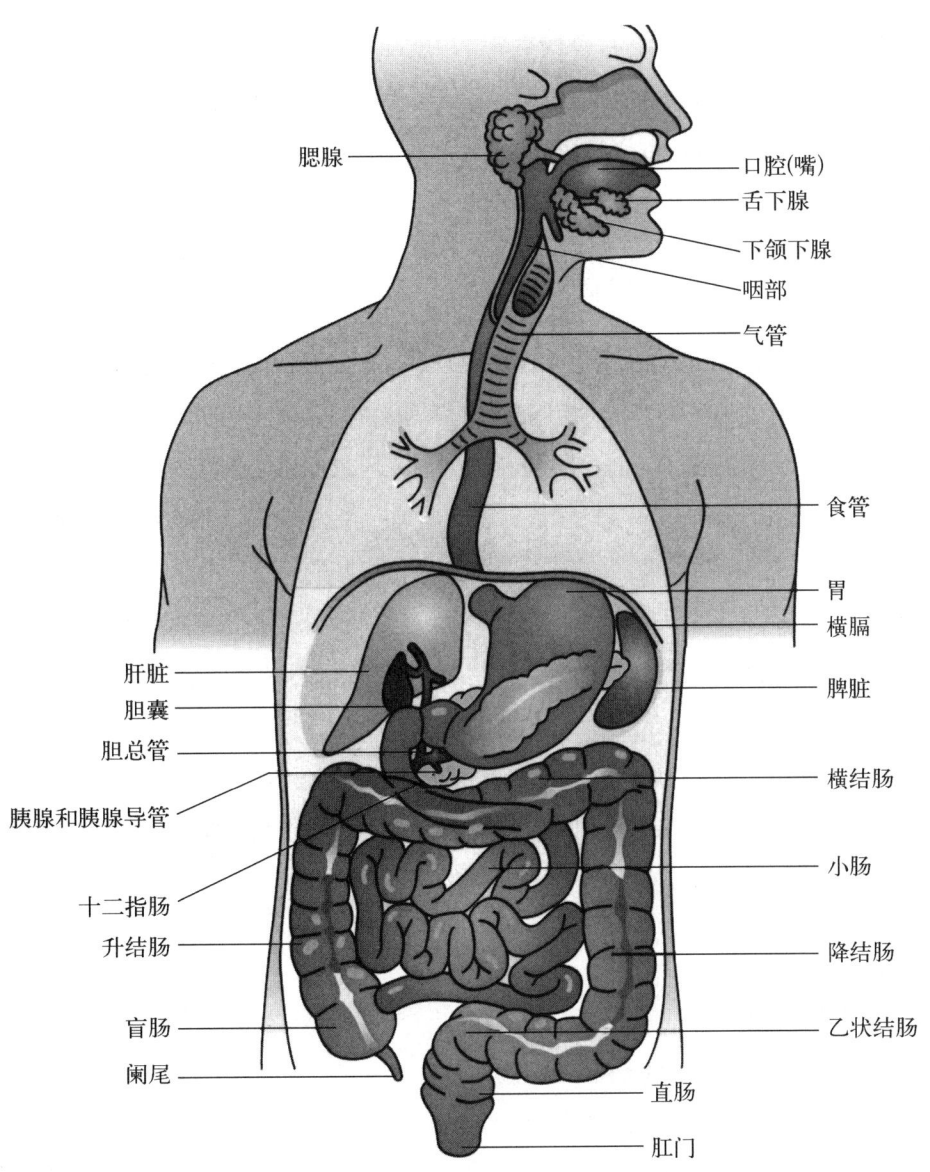

消化系统的解剖图。（图片来源：SMELTZER S C, BARE B G. Textbook of medical-surgical nursing [M]. 9th Ed. Philadelphia: Lippincott, Williams & Wilkins, 2000.）

消化道的长度是多少？

消化道，从嘴到肛门的长度大约是 30 英尺（9 米）。

检查消化道有哪些诊断程序？

有几种诊断测试可用于检查消化道的器官，并确定腹痛和影响消化系统疾病的病因。一些常用的筛查测试包括结肠镜检查、柔性乙状结肠镜检查、内窥镜检查、上消化道造影和下消化道造影、内镜逆行性胆胰管造影（ERCP）和肝活检。

结肠镜检查可以让医生看到整个大肠的内部。它用于检测结肠和直肠癌症的早期迹象。

柔性乙状结肠镜检查允许医生检查从直肠到乙状结肠或降结肠（结肠的最后部分）的大肠内部。它用于检测降结肠和直肠癌症的早期迹象。

上消化道内窥镜检查可以让医生看到食道、胃和十二指肠（小肠的第一部分）的内部。此程序用于发现吞咽困难、恶心、呕吐、反流、出血、消化不良、腹痛或胸痛的原因。

上消化道造影使用 X 光来诊断食道、胃和十二指肠的问题。通过上胃肠道系列，可以看到溃疡、疤痕组织、异常生长、疝气或食物通过消化系统正常路径受阻的区域。

下消化道造影使用 X 光来诊断大肠（包括结肠和直肠）的问题。下胃肠道系列可诊断异常生长、溃疡、息肉、憩室和结肠癌等问题。

ERCP 帮助医生诊断和治疗肝脏、胆囊、胆管和胰腺的问题。

当其他肝功能测试显示肝脏功能不正常时，会进行肝活检。医生对肝脏组织的一小块标本进行检查，寻找损伤或患病部位。

谁最早进行了消化方面的研究？

威廉·博蒙特（William Beaumont），一位军医，在19世纪初率先进行了关于消化的深入研究。1822年，亚历克西斯·圣马丁（Alexis St. Martin）因猎枪意外受伤，博蒙特立即为他治疗。经过近三年的康复，圣马丁的伤口大部分愈合，但胃部留下了一个被薄肉覆盖的小开口。这个开口成为了博蒙特研究的独特窗口，他能够直接观察并研究胃的内部情况。博蒙特利用这个开口，在不同消化阶段提取胃液和胃内容物进行分析，同时观察胃液的分泌变化和胃的肌肉运动。这些直接而深入的观察和实验，极大地推进了我们对消化过程的理解，为现代消化科学的发展奠定了重要基础。

上消化道

上消化道的主要功能是什么？

上消化道是食物处理的地方。大多数机械性消化发生在上消化道。

形成口腔的结构有哪些？

口腔是由口、唇和颊构成的。牙齿、舌、腭和唾液腺是与口腔相关的附属物。

口腔中有多少种不同类型的牙齿？

牙齿主要有三种类型：门齿、尖齿（犬齿）和臼齿。所有牙齿都有相同的基本结构，包括牙根、牙冠和牙颈。牙根嵌入颌骨的牙槽中。牙冠是从牙龈突出的部分。牙颈被牙龈包围，连接着牙根和牙冠。不同类型的牙齿具有不同的功能。位于口腔前部的门齿呈刀片状，适合剪切或切割。门齿对于咬断食物很重要。门齿旁边是尖齿或犬齿。它们特有的尖端使它们适合撕裂、剪切和磨碎食物。前臼齿（也称为双尖牙）和臼齿的牙冠扁平，有明显的嵴。它们对于碾碎和研磨食物至关重要。

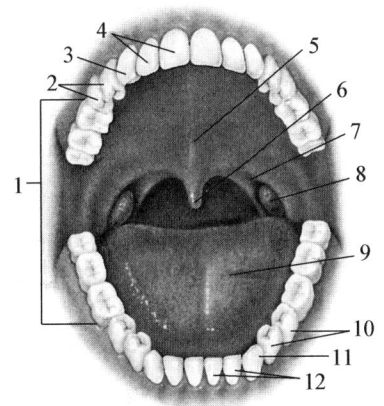

口腔的组成部分：1. 臼齿；2. 前臼齿；3. 犬齿；4. 门齿；5. 软腭；6. 悬雍垂；7. 腭舌弓；8. 腭扁桃体；9. 舌背及下颌上的牙齿；10. 前臼齿；11. 犬齿；12. 门齿。（图片来源：Anatomical Chart Co）

乳牙的功能是什么？

乳牙，也被称为婴儿牙、临时牙或乳白牙（因其乳白色而得名），与恒牙具有许多相同的功能。乳牙不仅是咀嚼食物的重要工具，还对儿童的语言发展起着关键作用。此外，乳牙还肩负着为恒牙预留适当生长空间的重任，确保恒牙在萌出时能够整齐排列。通常情况下，一个人会先拥有 20 颗乳牙，随后逐渐替换为 32 颗恒牙。

人体中最硬的物质是什么？

牙釉质是人体中最硬的物质。牙釉质是牙齿表面的白色半透明组织，覆盖在牙冠的表面，是牙齿结构中最为坚硬的部分。它主要由羟基磷灰石矿物组成，硬度极高，能够保护牙齿内部的牙本质和牙髓。

舌头是由什么构成的？

舌头主要由横纹肌组成。它分为两大部分：口腔部分（也称为前体部分）和咽部分（也称为后部分）。口腔部分覆盖着小突起，称为乳头。这些乳头赋予了舌头特有的粗糙质感。舌头上还有一系列的味蕾。舌头有助于机械性消化，并且对感觉输入和言语产生至关重要。

牙齿和舌头是如何参与咀嚼的？

机械性消化的第一阶段是咀嚼，也称为咀嚼过程。首先，牙齿将大块食物撕裂成较小的部分。舌头、脸颊和嘴唇的肌肉有助于将食物保持在牙齿表面。然后，舌头将食物压缩成一个小的圆形物质团，称为食团。唾液腺通过分泌唾液来帮助润滑食物，使其保持湿润。

人类咬合力有多大？

当所有颌骨肌肉协同发力时，它们能够产生惊人的咬合力，使得门齿的咬合力可达55磅（约合25公斤），而白齿的咬合力更是能高达200磅（约合90.7公斤）。值得注意的是，有报道指出，某些情况下白齿的最大咬合力甚至能突破至268磅（约合122公斤），这显示了人类颌骨肌肉的强大力量。

唾液的成分是什么？

唾液的总成分中，近99.5%是水。剩下的0.5%由离子组成，如钾、氯、钠和磷酸盐，它们作为缓冲剂并激活酶的活性。唾液中的一种重要酶是唾液淀粉酶。它分解复杂的碳水化合物，如淀粉，将其转化为较小的分子，这些分子可以被消化道吸收。

一个人每天平均能分泌多少唾液？

唾液是黏液、水分、无机盐和酶的混合物，其中酶可以将碳水化合物分解。清醒的个体每分钟大约分泌 0.5 毫升唾液，在 16 小时的清醒时间里，平均分泌 480 毫升唾液。各种活动，如运动、进食、饮水和说话，都会增加唾液的分泌量。

当一个人吞咽固体或液体食物时，哪种结构可以阻止食物进入气管？

当食物经过充分咀嚼后，随意肌将食物推送到喉咙处。在咽部，也就是喉咙这一关键区域，一系列自动且不随意的生理反射机制随即启动，确保吞咽过程的顺利进行。此时，会厌软骨迅速而准确地覆盖在喉部上方，即声门的入口处，有效地将气管与食道分隔开来，防止食物误入气管。与此同时，食道顶部的环形肌肉——括约肌，会适时地放松其紧张状态，为食物开辟出一条畅通的道路，使其能够顺利进入消化道，继续后续的消化过程。这一系列复杂而精细的动作，共同构成了人类高效且安全的吞咽机制。

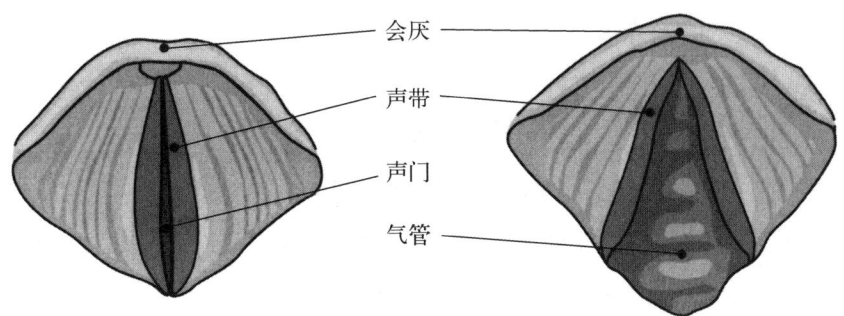

喉部开口附近的结构。（图片来源：COHEN B J, WOOD D L. Memmler's the human body in health and disease [M]. 9th Ed. Philadelphia: Lippincott, Williams & Wilkins, 2000.）

吞咽的动作是什么？

吞咽涉及随意运动和不随意运动。在随意运动阶段，食团被舌头推到口腔的后部，食团在咽部产生的压力可以刺激大脑内的吞咽中枢。之后，食团进入食管。这个过程可以分为 4 个步骤：

1. 舌头顶住口腔上部（硬腭），以防止食物再次进入口腔。

2. 悬雍垂（口腔后部的皮肤瓣）向上移动，阻塞鼻腔通道。
3. 声带将气管或者声门的开口封锁。
4. 随着食团进入食管，会厌（一片软骨组织）覆盖住声门，保证食物不会进入呼吸系统。

蠕动是什么？

蠕动是推动食物颗粒通过消化道的运动。平滑肌有规律的收缩形成了蠕动。

食管在消化过程中的作用是什么？

食道是一条长约10英寸（25厘米）、直径约0.75英寸（2厘米）的肌肉管，允许固体食物和液体从咽部传递到胃部。它的内壁覆盖着分泌黏液的细胞，以润滑食道并允许食物更顺畅地通过。蠕动作用推动食物通过食道。

食物在食道中停留多久？

食物在食道中平均停留5～9秒钟。

什么结构保证了食物只能单向通过食管？

食道两端各有一个括约肌，以确保食物的单向移动。食道上端的括约肌是咽食管括约肌。胃食管括约肌，也称为心脏括约肌，位于食道下端。括约肌很重要，因为它能够组织酸从胃中反流进入食管，刺激食管内的上皮细胞。

一个人平均每天吞咽多少次？

人们平均每天吞咽大约2400次。

当食管下方的括约肌不能正常闭合时会出现什么情况？

胃食管反流（GERD）发生在当食管下方括约肌不能正常闭合的时候，胃内的成分反流进入食管。当反流的胃酸接触食管内上皮的时候，就会引起胸部或喉部的烧灼感，称为"烧心"。液体甚至可以反流回口腔中，这就叫胃酸过多。

胃食管反流如何治疗呢？

生活方式的改变有助于预防 GERD。其中包括戒烟、减肥、睡前两到三小时内不进食、更频繁但少量地进食，以及避免可能加重烧心的某些食物，包括油腻或辛辣食物、咖啡、酒精、巧克力和番茄制品。如果仅靠生活方式改变无法缓解 GERD 的症状，则可能需要使用包括抗酸药、酸阻滞剂或质子泵抑制剂在内的药物。

胃的功能是什么？

胃在食物的消化过程中起着几个重要作用。它储存摄入的食物；它是摄入食物进行机械和酶促消化的场所；并且它产生和分泌内因子。内因子是胃细胞分泌的一种化合物，有助于小肠吸收维生素 B12。

胃的 4 个区域是什么？

胃，位于横膈穹隆的正下方，是一个被胸廓保护着的 J 形器官，最大长度有 10 英寸（25 厘米），最大宽度达 6 英寸（15 厘米）。胃分为 4 个区域：1. 贲门；2. 胃底；3. 胃体；4. 幽门。每个区域在解剖结构上都有轻微的区别。贲门位于胃食管交界处的附近。胃底是一个胃内小而圆形的区域，位于胃食管括约肌的上方。胃体是胃的主要部分，位于胃底和胃 J 形部分之间。大多数食物的储存和混合都在胃体完成。幽门是 J 形的低端曲线，位于胃和小肠之间。

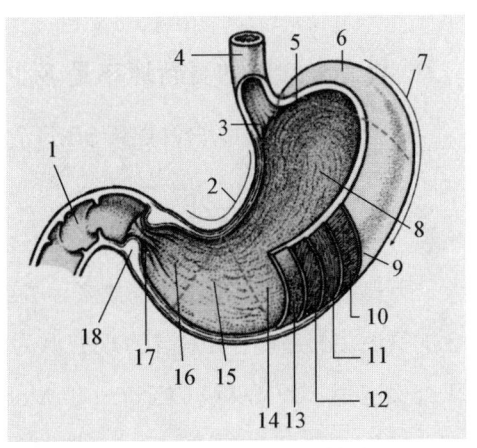

胃的各个部分：1. 十二指肠；2. 胃小弯；3. 食管括约肌下端；4. 食管；5. 贲门；6. 胃底；7. 胃大弯；8. 胃体；9. 胃浆膜；10. 肌层：纵行肌；11. 肌层：环形肌；12. 肌层：斜行肌；13. 黏膜；14. 黏膜皱襞；15. 幽门窦；16. 幽门；17. 幽门管；18. 幽门括约肌。（图片来源：Stedman's Medial Dictionary [M]. 27th Ed. Baltimore: Lippincott, Williams& Wilkins, 2000.）

当胃排空和胃充满时，胃的容积有什么变化？

胃的内壁覆盖着一层富含分支状结构的

黏膜皱襞，这些皱襞如同细腻的褶皱，为胃的扩张提供了弹性空间。当胃处于空腹状态时，这些皱襞清晰可见，使得胃腔的初始体积相对较小，仅约为 0.05 夸脱（即 50 毫升）。然而，随着食物的摄入与胃的逐渐充盈，这些皱襞会优雅地平展开来，直至在胃完全饱胀时几乎完全消失，为容纳更多的食物腾出空间。在消化过程中，饱胃能够显著膨胀，其容量可扩大至容纳 1 至 1.5 夸脱（即略少于 1 至 1.5 升）的食物，展现出其惊人的适应性与功能性。

胃液是什么？

胃液是由胃底特化细胞分泌的一种透明、无色的液体。它含有盐酸、胃蛋白酶原（一种无活性的酶原，可转化为胃蛋白酶）、黏液和内因子。平均每天分泌约 1.5 夸脱（略少于 1.5 升）的胃液。胃液的主要功能是消化蛋白质。胃液的酸度会使蛋白质变性并灭活食物中的大多数酶。胃液的酸度会创造一个对许多与食物一起摄入的可能有害的微生物不友好的环境。

胃上皮细胞的更新速率是多少？

胃上皮细胞大约每分钟更新 50 万个。平均每 3 天就会全部更新一次。

造成胃溃疡的原因是什么？

历史上，医生认为遗传、焦虑，甚至辛辣食物都会引起胃溃疡。虽然这些因素可能会加重溃疡的疼痛，但科学家现在认为胃溃疡是由一种名为幽门螺杆菌的细菌引起的。研究员巴里·J·马歇尔（Barry J. Marshall）观察到许多溃疡患者体内都存在这种细菌。1984 年，马歇尔设计了一项实验，以确定幽门螺杆菌与胃溃疡之间是否存在联系。他摄入了大量这种细菌。10 天后，他患上了溃疡。马歇尔与 J·罗宾·沃伦（J. Robin Warren）共同获得了 2005 年诺贝尔生理学或医学奖，以表彰他们发现幽门螺杆菌及其在胃炎和消化性溃疡病中的作用。

食糜是什么？

食糜是初步消化的食物在胃内形成的羹样的混合物。食糜呈酸性。

为什么胃壁不会受到胃液的伤害？

胃被一层保护性的碱性黏液覆盖，因此不会受到胃液的伤害。此外，由于胃蛋白酶是以无活性的胃蛋白酶原的形式分泌的，因此它不能消化产生它的细胞。

食物是怎样离开胃进入小肠的？

幽门括约肌位于胃和十二指肠（小肠）之间，永远都不会完全闭合。水和其他液体可以持续从胃流入十二指肠。在每次蠕动收缩时，少量的食糜会通过幽门括约肌进入十二指肠，其余的食糜反流进入胃的幽门区，进一步混合后再重复以上过程。

食物在胃内停留多长时间？

食物在胃内会停留 1～3 小时，被部分消化后形成食糜。

营养物质的吸收是在胃内进行的吗？

营养物质的吸收过程并不在胃内直接展开。在食物离开胃时，大部分碳水化合物、脂类和蛋白质仅被部分分解，尚未达到身体可直接吸收利用的状态。胃的独特设计确保了其安全性，胃内上皮细胞表面覆盖有碱性细胞层，作为一道屏障，有效阻止了酸性食糜与胃上皮细胞的直接接触，从而使胃组织免受损伤。同时，胃壁对水分子也展现出一定的不渗透性，限制了水分的直接吸收。真正的营养物质吸收之旅，是在食糜进入小肠后才正式开始的。

药物是通过胃吸收的吗？

一些药物，如阿司匹林和酒精，能够通过胃壁被吸收。它们穿透胃的黏膜层并进入循环系统。因此，胃中的酒精会在来自一顿饭的营养物质到达血液之前被吸收。

人为什么会打嗝？

打嗝，学术上被称为呃逆（源于拉丁文 *ructare*，意思是"嗳气"），是一种正常的生理现象，是胃内气体过多造成的。在用餐期间，通常会吞咽大约半夸脱（0.47 升）的空气。其中大部分空气以打嗝的形式排出。

下 消 化 道

下消化道的主要功能是什么？

下消化道由小肠和大肠构成，是吸收营养物质的主要部位。

人类肠道的长度是多少？

小肠大约有 22 英尺（约 7 米）长。大肠大约有 5 英尺（1.5 米）长。

小肠分为几个部分？

小肠分为 3 个部分：1. 十二指肠；2. 空肠；3. 回肠。十二指肠大约有 10 英寸（25 厘米）长，从小肠与胃之间的幽门括约肌处开始。空肠大约有 8 英尺（2.5 米）长。小肠中最长的部分是最后一部分，即回肠，回肠有 12 英尺（3.6 米）长。每个部分都有相同的基本解剖结构和外观。

小肠的每个部分都有着相同的功能吗？

食糜的最终消化过程发生在十二指肠。一旦食糜从胃进入十二指肠，就会与来自肝脏和胰腺的消化分泌物混合，进行最后的消化步骤。大部分营养物质进入血液和淋巴系统的吸收过程发生在空肠和回肠。

食糜通过小肠需要多长时间？

食糜通过小肠平均需要 1～6 小时。

食糜是如何通过小肠的？

食糜通过小肠的方式有两种不同的收缩方式：蠕动和节段性收缩。蠕动是胃肠道中推动食糜前进的节律性收缩。节段性收缩涉及小肠小段的局部收缩。这些收缩将食糜与小肠、胆囊和胰腺的分泌物混合在一起。营养物质与小肠中的微绒毛接触。食糜被缓慢地推向回盲瓣。与有方向性的蠕动收缩不同，节段性收缩没有方向性。因此，为了保持食糜向下移动，十二指肠的收缩频率高于空肠或回肠。

小肠绒毛的功能是什么？

小肠的黏膜层有很多指状的凸起,称为小肠绒毛。这些绒毛及更小的微绒毛,极大地增加了小肠的表面积,从而允许更多的营养物质被吸收。如果小肠是一个没有绒毛的光滑管道,那么它的总吸收面积将是3.6平方英尺(3 344平方厘米)。而绒毛的存在实际上将小肠的吸收面积增加了近600倍,达到2 200多平方英尺(2 043 800平方厘米)。

小肠在营养物质消化吸收过程中起到什么作用？

小肠是体内大多数营养物质消化吸收的部位。第一步是将大而复杂的营养物质(包括碳水化合物、脂类、蛋白质和核酸),分解成更小的单位。大部分营养物质的吸收是在小肠内进行的。

为什么小肠比大肠长？

描述性术语"小"和"长"是指肠道的直径而不是长度。小肠的直径只有大约1英寸(2.5厘米),而大肠的直径是2.5到3.0英寸(6.5到7.5厘米)。

对于患有乳糜泻的人,推荐什么样的饮食？

对于患有乳糜泻的人来说,无麸质饮食是唯一的治疗方法。乳糜泻是一种自身免疫性消化系统疾病,会损伤小肠并干扰营养物质的吸收。每当乳糜泻患者食用含有麸质的产品时,小肠中的绒毛就会受损。麸质存在于小麦、黑麦和大麦中。一旦绒毛受损,它们就无法让营养物质被血液吸收,从而导致营养不良。

分隔小肠和大肠的分界线是什么？

回盲瓣是小肠和大肠之间的分界线。大肠从小肠的三个侧面包围着它。

大肠中有多少个不同的区域？

大肠包括三个不同的区域:1. 盲肠;2. 结肠;3. 直肠。盲肠是大肠的第一个部分,位于回盲瓣的下方。阑尾附着于盲肠上，因为结肠（升结肠、横结肠、降结肠和乙状结肠）是大肠中最大的部分，所以"结肠"这个词通常指的是整个大肠。直肠（直肠、肛管和肛门）是大肠最末端的部分，也是消化道的末端。

大肠的功能是什么？

大肠主要储存未消化的物质，直到这些食物被排出体外。尽管在食糜进入大肠的时候，消化过程已经彻底结束了，并且大多数吸收过程发生在小肠内，但大肠仍然会吸收水和电解质。

憩室病与憩室炎有何不同？

憩室是结肠壁向外突出的囊状突起物。憩室最常出现在40岁以上且饮食中纤维含量低的人群中。在憩室病中，憩室存在但个体

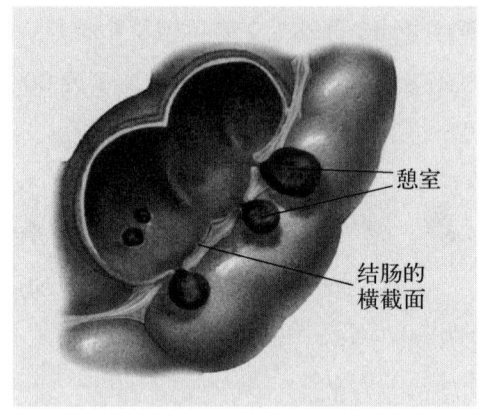

憩室是在结肠内形成的无痛性凹陷。（图片来源：Anatomical Chart Co）

没有任何症状或不适。在憩室炎中，憩室会发炎并经常感染，因为未消化的食物和细菌被困在憩室内。患者会出现疼痛、便秘或排便频率增加、恶心、呕吐和低热。在严重的情况下，需要手术切除受感染的结肠区域。改为高纤维饮食通常可以缓解症状。

每天都会有多少水分进入大肠？

进入消化道约95%的水分被小肠吸收了。每日只有0.5夸脱（0.47升）的水分进入大肠。大肠内水分的吸收可以防止脱水。未吸收的水分通过粪便排出。

消化过程中未消化的残留物在大肠中停留多久？

消化过程中未消化的残留物在大肠中停留12～36小时。

大肠中细菌的作用是什么？

大肠中通常存在许多细菌，如大肠杆菌和梭状芽胞杆菌。一些细菌能够将未消化的纤维分解成葡萄糖。细菌还能够合成某些维生素，特别是维生素K和维生素

B12。大量有益细菌的存在抑制了致病菌的生长。此外，细菌还会使一些不可消化的碳水化合物发酵，包括纤维素，有助于产生肠道气体，即屁。

屁中含有哪些气体？

屁主要由氮气、二氧化碳和氢气组成。此外，还含有少量的氧气、甲烷和硫化氢。

每天产生多少屁？

大多数人每天产生近一品脱（473 毫升）的屁（气体）。每天放屁 10 到 20 次被认为是正常的。以富含碳水化合物的食物（如豆类）为主的饮食会产生更多的气体，因为会有更多的未消化的碳水化合物进入大肠。不同气体的混合产生了不同的气味。

粪便是什么？

粪便是未消化食物的剩余部分。人体每天大约产生 5.3 盎司（150 克）的粪便。粪便通常由 3.5 盎司（100 克）的水和 1.7 盎司（50 克）的固体物质组成。固体物质由脂肪、氮、胆色素、未消化的食物（如纤维素）及肠壁血液中的其他废物组成。

粪便的颜色是如何形成的？

粪便正常的颜色是棕色的，是由于里面含有胆红素。血液和食物内含有大量的铁，这会加深粪便的颜色。食物中过多的脂肪会使粪便的颜色变浅。

排便的过程是怎样的？

排便是消化过程中的最后阶段，它将所有未消化的食物排出体外。排便包括随意性动作和非随意性动作。当粪便充满了直肠后，会刺激排便反射。除了幼儿和脊髓损伤者外，大多数人都可以控制排便的冲动。

便秘是什么？

便秘可以被定义为排出少量坚硬、干燥的粪便。便秘是结肠吸收了过多水分造成的。

此外，当粪便物质在结肠中移动缓慢时，会吸收更多的水分，导致粪便坚硬、干燥。高纤维饮食有助于预防便秘。

粪便特有的气味是由什么引起的？

粪便特有的气味是由吲哚和粪臭素引起的。这两种物质是由未消化食物残渣、未吸收的氨基酸、死细菌和细胞碎片分解产生的。高蛋白饮食会产生更多的吲哚和粪臭素，使粪便的气味更重。

腹泻的一些常见原因是什么？

腹泻是指频繁、松散、水样的大便，可能由感染或其他肠道疾病引起。腹泻可能与细菌和病毒感染都有关。常见的细菌，如空肠弯曲菌、沙门氏菌、志贺氏菌及大肠杆菌，一旦存在于被污染的食物或水中，被人体摄入后，便会引发腹泻。许多病毒也会导致腹泻，包括轮状病毒、诺如病毒、巨细胞病毒、单纯疱疹病毒和病毒性肝炎。除了细菌和病毒感染外，寄生虫，包括贾第鞭毛虫、溶组织内阿米巴和隐孢子虫，也可能通过食物和水进入人体并引起腹泻。此外，包括肠易激综合征、炎症性肠病、乳糜泻和药物副作用在内的几种疾病也可能导致腹泻。大多数腹泻病例通常会在没有医疗干预的情况下自行缓解。重要的是通过补充液体和电解质来防止脱水。通常建议在腹泻消退之前避免食用乳制品、油腻食物、非常甜的食物和高纤维食物。然后可以慢慢将清淡食物重新引入饮食中。

炎症性肠病包括哪两种疾病？

炎症性肠病（IBD）是一个广泛的概念，涵盖了所有导致肠道发生炎症的病症。在这一类别中，克罗恩病和溃疡性结肠炎占据了重要地位。克罗恩病，作为一种全身性疾病，其影响范围可遍及整个消化道，但最为常见的受累部位是回肠。相比之下，溃疡性结肠炎则更为局限，其病变仅局限于结肠（大肠）的内层及直肠区域。腹痛与腹泻，作为溃疡性结肠炎与克罗恩病的共有症状，常常给患者带来不适与困扰。值得注意的是，这两种疾病均属于慢性且持续性的健康挑战。尽管在病程中，患者可能会经历症状减轻或消失的缓解期，但这并不意味着疾病已经完全消失。因此，对于IBD患者而言，长期的管理与治疗显得尤为重要。

肠易激综合征与炎症性肠病有何不同？

肠易激综合征并非一种具体的疾病，而是一种影响结肠功能并导致多种症状的复杂状况。它并不涉及消化道的炎症过程，而是表现为一系列特征性的症状集合。这些症状包括但不限于腹部绞痛（常表现为阵发性的剧烈腹痛）、腹胀感、便秘（排便困难或排便次数减少），以及腹泻（排便频繁且粪便稀薄）。肠易激综合征患者的症状可能因人而异，且可能随时间而变化，为这一状况的管理带来了额外的挑战。

为什么结直肠癌的筛查如此重要？

结直肠癌是消化系统最常见的癌症，筛查对于在出现症状之前诊断疾病十分重要。如果在早期阶段发现，结直肠癌的五年生存率超过 90%。此外，在筛查过程中，可以切除非恶性的息肉，从而避免癌症。美国癌症协会向 50 岁及以上、具有结直肠癌高风险因素的男性和女性群体推荐进行以下筛查方案，以尽早发现并预防该疾病：

1. 每年进行大便隐血实验（FOBT）或者粪便免疫组化试验（FIT）；
2. 每 5 年进行一次乙状结肠镜检查；
3. 每年进行一次 FOBT 或者 FIT，外加每 5 年进行一次乙状结肠镜检查；
4. 每 5 年进行一次钡剂灌肠双重造影；
5. 每 10 年进行一次结肠镜检查。

在前三项中，每年进行一次 FOBT 或者 FIT，外加每 5 年进行一次乙状结肠镜检查是最好的筛查方法。

大肠对生命至关重要吗？

由于大肠的主要作用是作为粪便的储存场所并将其从体内排出，因此它并不是生命所必需的。患有结肠癌或其他疾病的人通常会切除大肠。在此类手术中，医生会将回肠的末端牵引至腹壁，形成一个人工开口。这样一来，食物消化后的残渣便能直接通过回肠排入一个外置的收集袋中，或者在某些情况下，回肠末端会被直接连接到肛管，以实现排泄功能。

附 属 器 官

哪些器官被认为是消化系统的附属器官？

胰腺、肝脏和胆囊是消化系统内的附属器官。这些器官并不属于从口腔开始到肛门结束的消化道，但它们为消化系统的正常运作提供了重要的化学物质、酶和润滑剂。

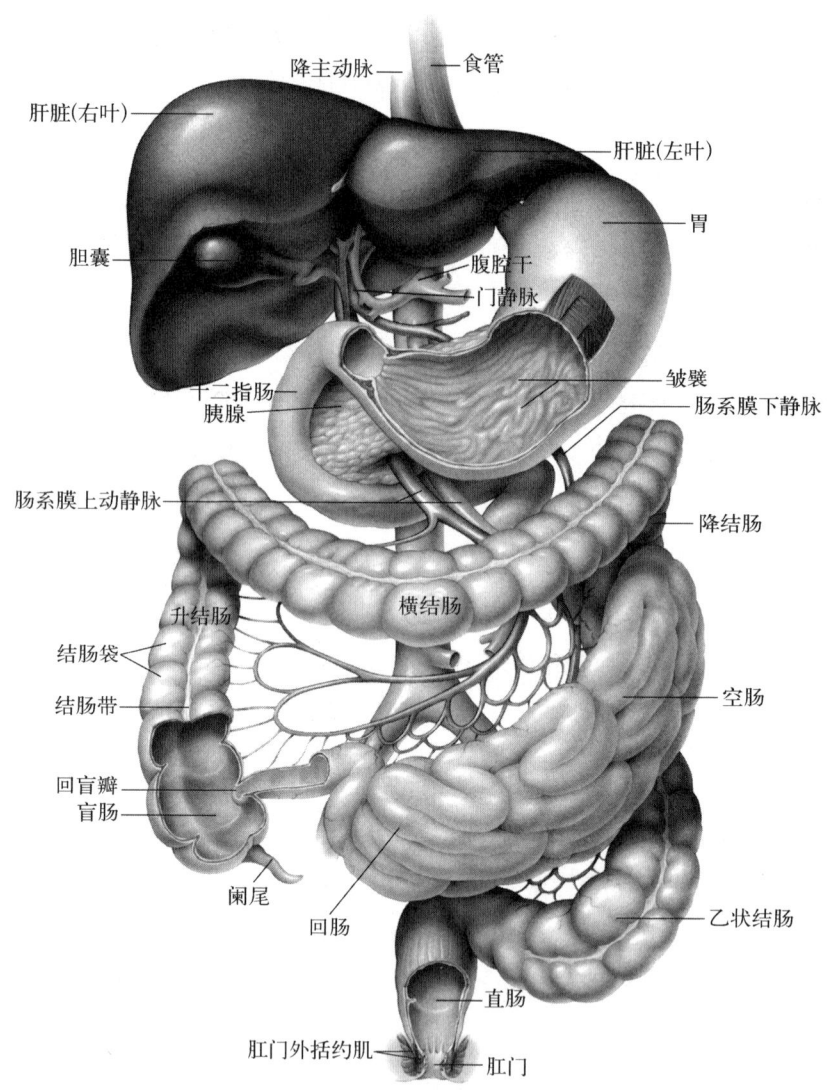

消化系统不仅包括胃和肠道，还包括肝脏和胆囊等附属器官。（图片来源：Anatomical Chart Co）

胰腺的哪种细胞分泌酶？

胰腺除了作为内分泌腺外，还包含内分泌和外分泌细胞。腺泡细胞负责分泌消化酶。

肝脏的独特之处是什么？

肝脏是唯一能够自我再生的器官。即使被切除多达75%的肝脏，它也能在几周内重新长回原来的形状和大小。

胰腺酶是如何到达小肠的？

胰腺酶通过肝胰管到达小肠。这条管道由胆管和胰管连接而成。胰腺分泌物呈高度碱性，以中和酸性食糜。

胰腺每天可以分泌多少消化液？

胰腺细胞每天可以分泌约1.6夸脱（1.5升）的消化液。

胰腺消化液有哪些重要的作用？

胰腺消化液是一种碱性溶液（pH值为8），由多种酶组成。这些酶能够分解各类食物。

人的肝脏有多大？

肝脏是人体第二大器官（皮肤是第一大器官）。在成年人中，肝脏重约3磅（1.4千克），约占总体重的2.5%。在儿童中，肝脏占总体重的4%。婴儿特征性的胖乎乎的小腹就是因为肝脏的体积很大。

肝脏的消化功能是什么？

肝脏有500多种重要功能。它作为消化器官的主要功能是产生和分泌胆汁。肝脏的其他功能包括从营养物质中分离和过滤废物、储存葡萄糖，以及产生许多化学物质，如胆固醇和白蛋白。

胆汁是什么？

胆汁是一种主要由水、胆汁盐、胆汁色素（胆红素）、脂肪和胆固醇组成的碱性液体。它对脂肪的消化至关重要，因为它能将脂肪分解成脂肪酸，这些脂肪酸随后可以被消化道吸收。

为什么胆汁的颜色是黄绿色的？

胆汁的颜色来自胆红素。胆红素是红细胞分解产生的废物。

酒精如何影响肝脏？

过量饮酒会损害肝脏。由于肝脏是负责酒精代谢的主要器官，因此它特别容易受到与酒精相关的伤害。酒精性肝病包括三种情况：脂肪肝（脂肪变性）、酒精性肝炎（肝脏炎症）和肝硬化。唯一有效的治疗方法是戒酒。

引起肝硬化的原因是什么？

肝硬化的最常见原因是酗酒、丙型肝炎和乙型肝炎。在肝硬化中，瘢痕组织会取代正常、健康的组织，阻碍血液流经器官，并阻碍肝脏正常工作。虽然肝硬化造成的肝损伤无法逆转，但治疗可以停止或延缓进一步恶化并减少并发症。

肝炎是什么？

肝炎是肝脏的炎症，通常由病毒感染引起。肝炎可能是急性的或慢性的。急性肝炎是短暂的，而慢性肝炎是肝脏的炎症，持续至少六个月。急性肝炎的症状通常会突然开始，包括食欲不振、恶心、呕吐、腹痛、低热、疲劳和黄疸。黄疸会使皮肤和眼白变黄。许多慢性肝炎患者症状轻微。根据病毒性肝炎的类型，它可能会自行消退，而无需医疗干预。

引起非病毒性肝炎的主要原因是什么？

非病毒性肝炎包括两种主要类型：酒精性肝炎和毒素/药物性肝炎。酒精性肝炎是过度饮酒引起的，通常会导致肝硬化。吸入或者食入某些毒素，比如四氯化碳、氯乙烯和有毒的蘑菇通常是肝炎的主要原因。某些药物包括大剂量的止痛片如扑热息痛也会引起肝炎。

哪种肝炎是引起肝癌的危险因素？

根据国际癌症协会的数据，肝癌最重要的危险因素是乙肝病毒或者丙肝病毒引起的慢性感染。

已经确定的病毒性肝炎分为哪几种不同的类型？

目前已知的病毒性肝炎主要有5种，分别是甲型肝炎、乙型肝炎、丙型肝炎、丁型肝炎和戊型肝炎。

5种肝炎的比较

肝炎类型	传播途径	治疗方法	防御措施
甲型肝炎	由于卫生条件差，食物或水被感染者粪便污染	通常不需要药物治疗，可以在几周内康复	良好的卫生条件；甲肝疫苗注射；避免接触传播地区被污染的水（甚至是自来水）
乙型肝炎	接触感染者的血液；与感染者发生性关系（同性或者异性均可）；分娩时由母亲传给婴儿	急性乙型肝炎通常不需要药物治疗即可康复；慢性乙型肝炎需要药物治疗	注射乙肝疫苗；避免进行高危活动，如共用针头和结交多个性伴侣
丙型肝炎	接触被污染的血液（比如共用针头）；极少通过性接触和母婴传播	急性丙型肝炎在数月内可以自行康复；慢性丙型肝炎需要使用药物治疗	避免进行高危活动，比如共用针头；避免与感染者共用个人用具，如剃须刀和牙刷；目前没有疫苗
丁型肝炎	接触被污染的血液；仅仅发生于已经感染了乙型肝炎的患者中	慢性丁型肝炎可以通过α干扰素进行治疗	避免接触感染者的血液、污染的针头和感染者的个人物品（牙刷、剃须刀、指甲刀）；接种乙型肝炎疫苗
戊型肝炎	接触被患者粪便污染的食物或者水	通常在数周或者数月内可以康复	减少与病毒的接触，在世界范围内旅游时避免食用自来水，建立良好的个人卫生习惯；目前没有疫苗

胆囊的主要功能是什么？

胆囊（gall bladder，源于拉丁文 *galbinus*，意思是"绿黄色"）是一种梨状的小囊，是储存胆汁的管道，通过导管与肝脏和小肠连接。因胆汁积聚通常呈现绿色而得名。

胆囊是一个必要的器官吗？

胆囊不是一个必需的器官。如果胆囊患病或受伤，可以通过手术将其切除，这一手术称为胆囊切除术。一旦胆囊被切除，胆汁就会直接流向小肠。多余的胆汁则被储存在胆管中。切除胆囊的人可以正常生活、正常饮食。

胆结石有哪两种类型？

胆结石是胆汁凝结而成的硬块（结石）。当胆汁中含有过多的胆固醇、胆汁盐或胆红素时，就会形成胆结石。胆结石有两种类型：胆固醇结石和色素结石。胆固醇结石更为常见，占所有胆结石病例的近 80%。它们通常为黄绿色，主要由硬化的胆固醇构成。水分不足也可能导致胆固醇结石的形成。色素结石是较小、颜色较深的结石，由胆红素构成。

胆结石的后果有多严重？

很多患有胆结石的患者都没有典型症状，不需要治疗。但是，如果胆结石堵塞了导管，胆汁就不能进入小肠。此时，通常需要做手术切除胆囊。在 20 岁到 60 岁这个年龄范围内，女性患胆结石的可能性高于男性。

新陈代谢和营养

新陈代谢是什么？

新陈代谢（metabolism，源于希腊语 *metabole*，意思是"改变"）指的是身体活动中涉及的物理和化学过程。它包括将营养物质转化为含有 ATP 的可使用的能量、核酸的产生和复制、蛋白质的合成、细胞的生理结构和细胞建构、细胞废物的排出，以及热量的产生，它可以辅助调节机体的温度。

分解代谢反应与合成代谢反应有何不同？

分解代谢反应和合成代谢反应是代谢过程。分解代谢反应是分解大分子以产生能量的过程。例如，消化就是一个分解代谢的过程。而合成代谢反应则是利用小分子来合成大分子的过程。例如，你的身体将多余的营养物质转化为脂肪就是一个合成代谢的过程。

基本营养素有哪些？

基本营养素共有 6 种：碳水化合物、脂肪、蛋白质、水、维生素和矿物质。

哪些营养素是能量营养素？

能量营养素是指为身体提供日常代谢反应所需的大部分能量的营养素。碳水化合物、脂肪和蛋白质是能量营养素。

卡路里是什么？

卡路里是指将 1 克（1 毫升）水的温度提高 1 ℃所需的能量（热量）。千卡（kcal）则是将 1 千克（1 升）水的温度提高 1 ℃所需的能量。由于卡路里是一个相对较小的测量单位，因此千卡是用来描述食物中能量值的单位。例如，如果将一个巧克力曲奇饼干完全燃烧，所释放的热量足以将一升水的温度提高约 300 ℃。

通常细胞的热量来源的相对值是多少？

下面的表格列出了热量来源的相对值。

热 量 来 源	热量值(kcal/g)
碳水化合物	4
脂类	9
蛋白质	4

295

维生素和矿物质是什么？

维生素是一种有机、非蛋白质物质，生物体为维持正常的代谢功能而需要它，但生物体自身无法合成。换句话说，维生素是必须从外部来源获取的重要分子。尽管维生素主要源自食物，但维生素 D 是一个特例，它在我们的皮肤中作为前体物质自然生成，随后在阳光的作用下转化为具有生物活性的形式。矿物质，如钙和铁，则是无机物质，也能增强细胞代谢。维生素可能是脂溶性的或水溶性的。

维生素的功能和来源

维生素	脂溶性/水溶性	主要来源	主要功能
A	脂溶性	动物产品和某些植物（如胡萝卜含有维生素A的前体（β-胡萝卜素），它在体内转化为维生素A	辅助正常的细胞分裂和发育；对视觉健康特别有帮助
B族	水溶性	包括叶酸（来自食物如绿叶蔬菜、豆类等）；硫胺素（维生素B1，来自肉类和全谷物）；烟酸（维生素B3，来自肉类、鱼类和坚果）；维生素B6（来自肉类、鱼类、全谷物和蔬菜）；核黄素（维生素B2，来自牛奶和乳制品）；维生素B12（来自肉类、鱼类和乳制品）	热量代谢；促进从食物中获取热量；红细胞形成；维持皮肤、眼睛和消化系统的健康
C	水溶性	水果和蔬菜，特别是柑橘类水果、草莓、菠菜和花椰菜	合成胶原蛋白；抗氧化作用；增强抗感染能力；促进铁的吸收；维持皮肤、牙齿、骨骼和血管的健康
D	脂溶性	蛋黄、肝脏、富含脂肪的鱼类、阳光照射下的皮肤（维生素D前体转化为活性形式）	促进骨骼生长；维持肌肉结构和消化功能；调节钙和磷的代谢；支持免疫系统健康
E	脂溶性	植物油、绿叶蔬菜、坚果（如杏仁、榛子）、鳄梨、全谷物等	抗氧化；保护细胞膜；支持神经系统和肌肉的正常功能；促进伤口愈合
K	脂溶性	绿叶蔬菜（如菠菜、羽衣甘蓝、卷心菜）、西兰花、蛋黄、肝脏等	凝血；维持骨骼健康；支持心血管健康

哪些疾病是由维生素缺乏引起的？

某些疾病与饮食中特定维生素的缺乏有关。饮食中维生素 C 不足会导致坏血病。饮食中缺乏烟酸（维生素 B3）会导致糙皮病。儿童患佝偻病和成人患骨软化症是由维生素

D 缺乏引起的。

维生素摄入过多是否可能？

维生素摄入过量可能导致的健康并发症与维生素缺乏一样严重。维生素摄入过量的临床术语是维生素过多症。它发生在饮食摄入的维生素超过身体储存、利用或排泄维生素的能力时。维生素过多症通常发生在脂溶性维生素中，因为过量的维生素可能储存在脂质组织中。水溶性维生素不会在体内积累，因为它们会通过尿液排出。

哪种维生素最常摄入过量？

由大剂量（超过推荐日常摄入量的十倍到数千倍）引起的维生素 A 中毒是维生素过多症最常见的形式。维生素 A 过量的症状包括恶心、呕吐、头痛、头晕和嗜睡。长期过量摄入可能导致脱发、关节疼痛、高血压、体重减轻、肝肿大，甚至可能致命。

维生素补充剂是必要的吗？

对于无法通过饮食获得足量所需营养素的个体来说，维生素补充剂可能是有益的补充。这些个体可能无法或不愿意吃足够的食物，或者没有吃足够多样化的健康食物。

饱和脂肪和不饱和脂肪有什么区别？

饱和脂肪和不饱和脂肪都是膳食脂肪。饱和脂肪在其碳原子之间没有双键，并在室温下呈固态。不饱和脂肪因其碳原子链上存在一个或多个双键的特性，使得它们在室温下保持液态，因此通常被归类为油类。多不饱和脂肪有多个双键。

反式脂肪酸是什么？

反式脂肪酸，通常简称为反式脂肪，是在植物油经历氢化过程——即向其中添加氢气——后形成的一种化学变化产物。氢化不仅将原本液态的植物油转化为固态的脂肪，如起酥油和硬质人造黄油，还显著延长了这些食品的保质期并增强了其风味稳定性。然而，饮食中过多摄入反式脂肪却会对健康造成不利影响，尤其是会提升血液中低密度脂蛋白（LDL），即所谓的"坏"胆固醇的含量，进而加剧患冠心病的风险。

哪些食物含有反式脂肪？

蛋糕、饼干、曲奇、零食及其他使用或部分使用氢化油制成的食品是饮食中反式脂肪的最大来源（占40%）。动物产品和人造黄油也是反式脂肪的主要来源。自2006年1月起，美国政府已规定，食品标签上的营养成分表中必须包含产品中反式脂肪的含量。

大多数食品的营养成分标签包含哪些信息？

1990年颁布的《营养标签与教育法案》（NLEA）强制规定，美国市场上的大多数食品必须附有营养成分标签。该标签分为两大区域：顶部区域详尽列出了每份食品的具体信息，包括其份量、所含卡路里量及各类营养成分的详细数据；而底部区域则聚焦于针对2 000卡路里与2 500卡路里日摄入量标准的每日所需值（DVs），为消费者提供了直观的参考。标签上所列的营养素被科学地划分为两大类：一类是需要在健康饮食中加以控制的营养素，另一类则是每个人在日常饮食中必须确保充足摄入的营养素。通过查看每日所需值的百分比，消费者能够轻松判断一份食品中特定营养素的含量水平——通常而言，若某营养素的DVs百分比在5%或以下，则视为含量较低；反之，若该比例达到或超过20%，则表明该营养素含量较高。这一设计旨在帮助公众做出更加健康、明智的饮食选择。

饮食失调是什么？

饮食失调是一类复杂的医学状况，其核心特征为患者对食物、体重、体型或进食行为产生过度关注、焦虑或扭曲的认知，进而引发不健康的饮食习惯和情绪障碍。最新的研究表明，尽管饮食失调的患病群体广泛，但青少年和年轻女性（尤其是12至25岁年龄段）仍然是高风险群体，占病例总数的显著比例。饮食失调的主要类型包括神经性厌食症、神经性贪食症、暴食症、异食癖等。

厌食症是什么？

厌食症就是食欲不佳，不想吃东西。神经性厌食症是一种精神紊乱，特点就是害怕变胖，但实际上患者可能并不胖。患有厌食症会导致患者自我节食和消瘦，以至于体重减轻到正常健康体重的三分之一。当患者的体重至少比其身高对应的正常健康体重轻15%时，即可诊断为临床厌食症。许多患者无法维持正常体重，因为他们拒绝吃足够的食物或避免进食，过度运动，诱发呕吐，使用泻药或利尿剂来减肥。对于女性来说，这会导致月经停止。

贪食症是什么？

贪食症是一种饮食失调，患者经常暴饮暴食——通常每周几次甚至每天几次。患有这种疾病的人可能会在短时间内吃掉大量食物，摄入数千卡路里。然后，他们会通过呕吐或使用泻药和／或利尿剂来清除体内的食物。

暴食症与神经性贪食症有什么区别？

暴食症患者也会在短时间内消耗大量食物。但与神经性贪食症患者不同的是，他们不会进行清除（如催吐或过度运动）来防止体重增加。

异食癖是什么？

异食癖，一种罕见的饮食癖好，主要发生在婴儿和儿童中，表现为对通常不被视为食物的异物产生难以控制的咀嚼与吞食行为。这一现象可能源于多种因素的综合作用，包括体内微量元素的缺乏、心理因素如情绪紧张与焦虑、精神发育迟滞，以及某些精神疾病的影响。患者可能因体内铁、锌等元素的不足而引发味觉异常，进而寻求非营养性物质以满足某种感官需求；同时，心理压力和情绪问题也可能促使他们通过异食行为来寻求安慰或缓解。

造成恶心和呕吐的原因有哪些？

恶心是指有呕吐的冲动，而呕吐则是通过口腔将胃内容物排空。这两者可能由多种不同的原因引起。恶心和呕吐的一些常见原因包括：胃肠炎，通常被称为"胃流感"，由细菌或病毒感染引起；食物中毒；暴饮暴食；偏头痛；脑损伤或脑震荡；内耳和平衡障碍；晕车；激素失衡，尤其是在怀孕的前三个月；某些毒素，如酒精；药物，如用于治疗癌症的化疗药物。

"超重"与"肥胖"的定义有何不同？

"超重"与"肥胖"均指代个体体重超出了其身高所对应的健康标准范围。为了客观评估这一状况，我们采用身体质量指数（BMI）作为衡量标准。具体而言，BMI 值介于 25 至 29.9 之间的成年人被归类为超重，而 BMI 值超过 30 的成年人则被视为肥胖。

引起肥胖的原因是什么？

肥胖是由于个体摄入的热量多于其消耗的热量。遗传、环境、心理和潜在的健康问题都可能是引起肥胖的因素。潜在的健康问题可能包括甲状腺功能减退、库欣综合征、抑郁症，以及某些可能导致过度进食的神经系统疾病。用于治疗某些疾病的药物，如类固醇，也可能导致体重增加。科学研究表明，肥胖与遗传有关。然而，由于家庭成员也

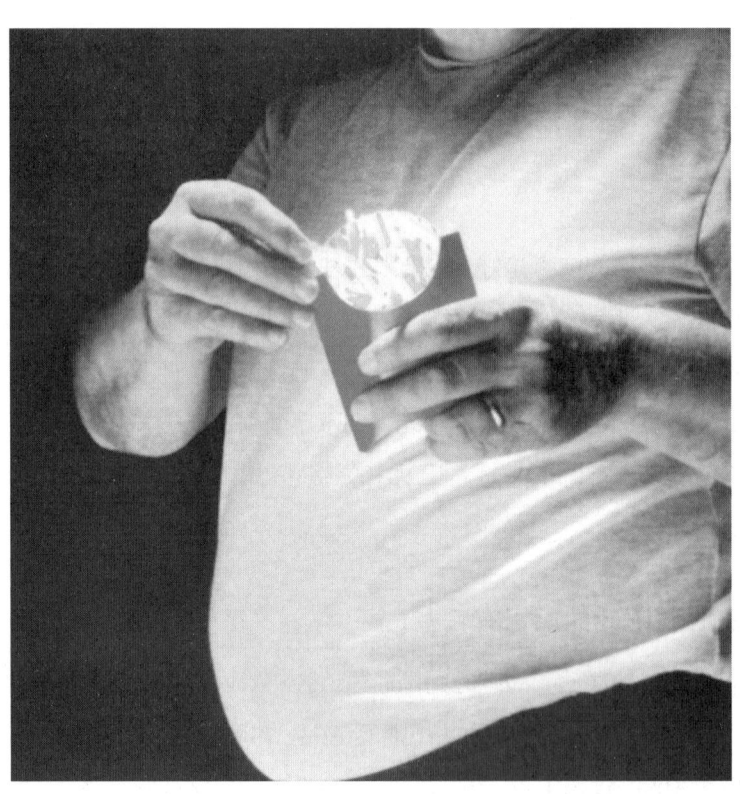

快餐中含有大量的脂类，所以医生们通常告诉患者不要吃快餐。饮食不健康加上缺乏锻炼是导致肥胖的主要原因。（图片来源：iStockphoto.com）

共享基本相同的饮食，因此很难将遗传与环境因素分开。美国人的饮食往往包含许多高脂肪食物。过去几年中，许多食物的标准份量已经增加。快餐店提供的"超大份量"含有更多卡路里。这种饮食习惯加上缺乏运动会导致肥胖。此外，许多人在面对悲伤、愤怒和无聊等负面情绪时会暴饮暴食。

体重指数是如何计算的？

体重指数（BMI）是一个数字，代表人体体重与身高的比例。计算 BMI 的公式：BMI = 体重（千克）/ 身高（米）^{2}。

成人BMI指数

BMI	体 重 标 准
低于18.5	低体重
18.5～24.9	正常
25.0～29.9	超重
30.0以上	肥胖

肥胖会带来哪些健康风险？

肥胖人群更容易出现各种健康问题，包括：高血压；血脂异常（例如，总胆固醇升高或甘油三酯水平升高）；2 型糖尿病；冠心病；中风；胆囊疾病；骨关节炎；睡眠呼吸暂停和呼吸问题；某些癌症（子宫内膜癌、乳腺癌和结肠癌）。

第13章 泌尿系统

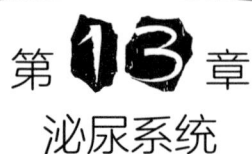

简　介

泌尿系统的功能是什么？

泌尿系统的功能包括调节体液、排除代谢废物、调节血液血浆的体积和化学组成，以及排出毒素。

泌尿系统的主要部分有哪些？

泌尿系统的主要部分包括肾脏、膀胱、两条输尿管和尿道。泌尿系统的每个组成部分都有独特的功能。尿液在肾脏中生成。膀胱是尿液的临时储存库。输尿管将尿液从肾脏输送到膀胱，而尿道则将尿液从膀胱排出体外。

每日水分的来源和去向都是怎样的？

水分摄入的主要来源丰富多样，包括直接饮水、食物中蕴含的水分，以及体内代谢过程自然产生的作为副产品的水分。相应地，水分排出的主要途径也颇为复杂，涵盖了尿液的生成与排放、呼吸时肺部的水分蒸发、皮肤表层因调节体温而排出的汗液，以及伴随粪便排出的多余水分，这些机制共同确保了人体内水分循环的平衡与稳定。

每日水分的来源和去向

水分的来源	总量(ml)	水分的去向	总量(ml)
饮水	1 200～1 500	尿液	1 200～1 700
摄取食物	700～1 000	粪便	100～250
代谢氧化	200～400	汗液	100～150
		皮肤蒸发	350～400
		肺呼吸蒸发	350～400
总计	2 100～2 900	总计	2 100～2 900

一个人摄入的水中有多少来自饮用水？

一个人日常水分摄入中大约只有 47% 来自饮水。近 39% 的水分摄入来自食用固体食物，因为水是许多食物的主要成分。例如，水果和蔬菜可能含有超过 90% 的水分。

整容性脱水是什么？

整容性脱水是指通过服用大剂量利尿剂来导致暂时性的体重减轻。这种做法已被时装模特和健美运动员所采用，但它是一种危险的做法，因为它会导致电解质失衡和心脏骤停。

人会因为饮水过量而死亡吗？

水中毒，是指因短时间内急速摄入过量水分而引发的健康危机。在此情况下，体内水分急剧增加，导致血液及其他体液中的营养物质与关键离子被过度稀释，进而扰乱了身体的正常生理功能。尤为严重的是，当钠离子浓度显著下降时，便会触发低钠血症，这是一种可能引发昏迷乃至致命后果的严重病症。

肾 脏

人类的肾脏有多大？

人类的肾脏大约和人的拳头一样大，重约 5 盎司（150 克）。其平均尺寸为长 5 英寸

（12厘米）、宽3英寸（6厘米）、厚1英寸（2.5厘米）。

肾脏位于哪个部位？

肾脏位于人体的后腰部，具体地说，它们位于脊柱的两侧，在腰部的上半部分，紧贴着后腹壁，位于腹膜的后方。

肾脏由哪些部分组成？

肾脏有两层：外层被称为皮质，呈红棕色颗粒状；内层被称为髓质，颜色更深，且也呈红棕色。髓质被细分为6～18个锥形部分，称为肾锥体。肾锥体是倒置的，因此每个底部都面向皮质，而顶部则向肾脏中心延伸。分隔肾锥体的是被称为肾柱的组织带。一个肾叶由一个肾锥体及其周围的组织组成。

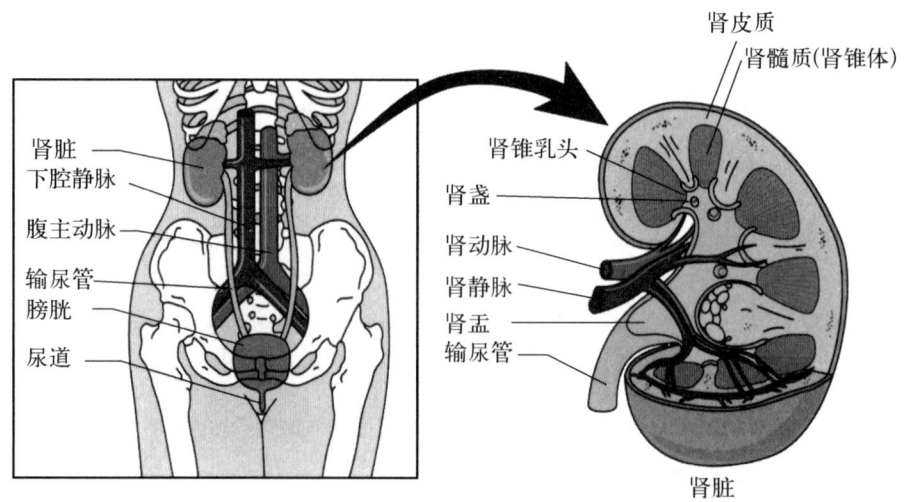

肾脏和泌尿系统。（图片来源：SMELTZER S C, BARE B G. Textbook of medical-surgical nursing [M] . 9th Ed. Philadelphia: Lippincott, Williams & Wilkins, 2000. ）

肾脏在腹腔中是如何受到保护的？

肾脏受到胸廓下部的保护。另外，有三层结缔组织包裹、保护肾脏并保持肾脏的稳定：1. 肾包膜，覆盖在整个器官的外表面上；2. 脂肪组织，包裹在肾包膜外；3. 肾筋膜，是将肾脏固定在周围结构上的一层致密结缔组织。

为什么保护肾脏非常重要？

肾脏受到脂肪组织和肾筋膜的保护，以防止其受到外界的冲撞而损伤。如果致密结缔组织的纤维断裂，肾脏就会向腹部移动。肾脏的运动被称为漂浮肾或者肾下垂，这是很危险的，因为肾血管的输尿管可能会扭曲。

肾脏上方的腺体是什么？

肾上腺与肾脏密切相关，每个肾脏上方都有一个肾上腺，嵌入在包围肾脏的脂肪组织中。

一个人只有一个肾脏能活吗？

大多数人只有一个肾脏也能过上正常、健康的生活。从捐赠了一个肾脏的个体收集的数据显示，剩余的肾脏保留了良好的肾功能。经过长时间的观察，一个人的健康状况可能会发生缓慢变化。这些变化包括高血压、蛋白尿（尿液中蛋白质过多）和肾小球滤过率（GFR）降低，即肾脏从血液中清除废物的速率降低。

肾脏如何帮助维生素 D 促进骨骼生长？

肾脏将维生素 D 转化为一种名为钙三醇的活性激素，有助于骨骼从血液中吸收适量的钙。如果肾脏受损，骨骼可能无法获得足够的钙，因为肾脏无法将维生素 D 转化为钙三醇，或者因为肾脏允许过多的磷在血液中积聚。当体内磷的含量超过正常水平时，它会产生一种连锁反应，即将钙从骨骼中"牵引"出来，释放到血液中，从而有效地阻碍了钙正常沉积到骨骼的过程。

肾单位是什么？

肾单位是肾脏的结构和功能单位。血液在肾单位中滤过，毒性废物被排出，而水分和其他必需的营养物质被重新吸收入血液。每个肾单位都可以产生少量的尿液，之后流入肾盂，再从肾盂进入输尿管，最终进入膀胱内。

一个肾脏内有多少个肾单位？

每个肾脏内约有 100 万个肾单位。

 肾单位的主要组成部分是什么？

肾单位的主要部分是肾小体、近曲小管、髓袢和远曲小管。每个部分在尿液产生过程中都有显著且独特的功能。肾小体内有一个由约 50 条毛细血管组成的复杂网络，称为肾小球，过滤过程在这里发生。毛细血管内的血压迫使水和溶解的物质从毛细血管中排出并进入肾小管。

起始于肾小球的近曲小管，作为肾脏重吸收过程的首要站点，它负责将原始滤液中约 65% 的水分与溶质重新吸收回血液，这一过程对于维持体内水盐平衡至关重要。随后，滤液继续流动，进入髓袢这一核心调节区域，在这里，进一步调整滤液中的水和溶

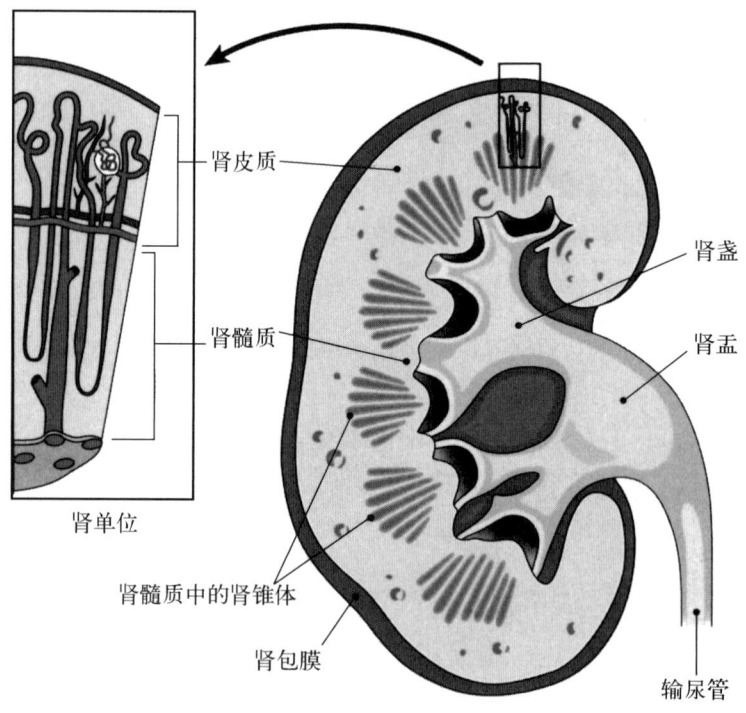

肾单位是肾脏的功能单位。（图片来源：COHEN B J, WOOD D L. Memmler's the human body in health and disease [M]. 9th Ed. Philadelphia: Lippincott, Williams & Wilkins, 2000.）

质含量，以达到平衡状态。紧接着，远曲小管通过调控机制，从滤液中去除多余的水分，确保最终形成的尿液浓度能够大致与体液浓度相平衡。

直小血管是什么？

直小血管是长而直的血管，它们延伸到肾脏的髓质中，与髓袢平行。髓袢中的液体与直小血管中血浆的浓度存在显著差异。这种机制被称为逆流交换，它导致髓袢中的液体与血液之间进行水和溶质的重吸收。

尿素是什么，它在哪里产生？

在蛋白质代谢过程中，身体会产生氨。氨与二氧化碳结合形成尿素。人体可以承受尿素的量是氨的量的 10 万倍。它是体内最丰富的有机废物，由肾脏排出。人类每天产生约 0.75 盎司（21 克）的尿素。

进出肾脏的主要血管是什么？

每个肾脏都从肾动脉接收血液。肾脏接收心脏总输出量的 20%～25%，即每分钟大约 2.5 品脱（1 200 毫升）的血液。血液流经肾脏和肾单位后，流入肾静脉。肾神经支配着肾脏。

肾脏每天要从体内排出多少液体？

肾脏每天过滤约 48 加仑（182 升）的血液，每分钟产生约 4 盎司（0.1 千克）的滤液。最终每天排出约 1.5～2 夸脱（1.4～1.9 升）的尿液。

人一生中平均要通过肾脏滤过多少血液？

每天所有的血液要通过肾脏滤过 60 次。一个 73 岁的人的肾脏大约滤过了 130 万加仑（492 万升）的血液。

肾脏是如何辅助控制红细胞生成的？

肾脏可以分泌促红细胞生成素，这是一种可以影响循环中红细胞数目的激素。

随着年龄的增长，肾脏功能会发生怎样的变化？

在所有主要的内脏器官中，肾脏随年龄的增长而显著恶化。到80岁时，肾脏过滤废物的能力下降了50%。然而，人类拥有的肾脏组织量是所需肾组织的4倍，因此，即使在80岁时，肾脏仍能充分执行其功能并保持正常运作。

肾结石是什么？

肾结石，或称肾钙盐沉积物，是尿酸、草酸钙、磷酸钙和磷酸镁等物质的沉淀物，这些物质通常在肾盂中形成。结石进入输尿管会引起非常剧烈的疼痛。大约50%的肾结石会自行排出体外。随着医疗技术的进步，肾结石的治疗方法也经历了显著变化。传统上，手术曾是取出结石的主要手段，但现今，大多数结石患者选择接受一种名为体外冲击波碎石术（ESWL）的非侵入性治疗。该过程中，高能声波精准聚焦于结石，通过振动和碎裂作用将其分解为更小的碎片，随后这些碎片能更容易地随尿液排出体外。

肾衰竭的症状有哪些？

肾衰竭的症状包括由于肾脏无法产生足够的尿液而导致的体液过多积聚。由此产生的多余液体会使血压升高，引起高血压。肾衰竭的一个间接症状是贫血，这是由于肾脏产生的促红细胞生成素减少所致。促红细胞生成素控制红细胞的成熟速度。如果没有足够的红细胞，一个人会感到疲倦和呼吸急促。

哪些情况会导致慢性肾病？

糖尿病是导致慢性肾病的主要原因。它约占每年新增病例的44%。第二大原因是高血压（高血压）。

肾脏透析是什么？

肾脏透析也被称为血液透析，是一种当肾脏功能受损或者不能很好行使功能时使用的治疗方法。它利用人工膜来调节血液成分，尤其是将毒性物质排出体外。患者的血液流经人工膜管道，这些管道位于电解质溶液内，正常血浆中的电解质浓度与管道中的不

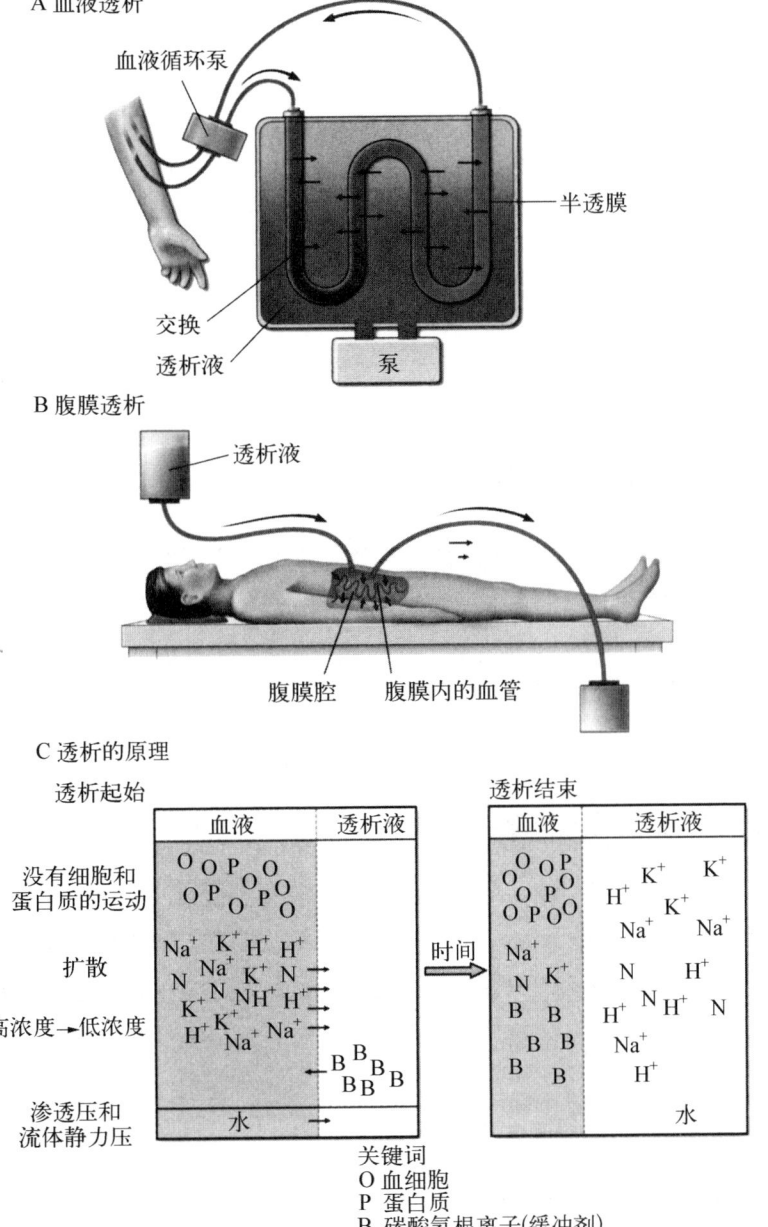

透析是一种利用人工膜来过滤血液中毒素的治疗方法，这种方法适用于肾脏衰竭的患者。（图片来源：PREMKUMAR K. The massage connection anatomy and physiology [M]. Baltimore: Lippincott, Williams & Wilkins, 2004.）

同。这个过程的关键在于透析液的成分，它保留所需物质的同时去除废物。透析通常每周进行三次。

完成透析需要多长时间？

透析的过程通常需要大约 4 小时，但确切的透析时间取决于以下因素：肾脏的功能情况；体内滞留的液体量；血液中存在的废物量；体重；所使用的人工肾脏类型。

透析可以治愈肾病吗？

透析不能够治愈肾病，它只能替肾脏完成肾脏的工作，但是不能永久性地替代肾脏。

> **可以在家进行透析吗？**
>
> 透析机的一个重要替代疗法是居家腹膜透析（HPD），连续不卧床腹膜透析（CAPD）是主要形式之一。CAPD 利用患者自身的腹膜（腹腔）作为透析膜。透析液通过永久植入的导管引入腹膜腔。然后，透析液在体内存留四到六小时，之后被排出并丢弃。当透析液在腹膜内时，废物和离子会在毛细血管内进行交换。

最先进行移植的人类脏器是什么？

第一个人体成功移植的器官是肾脏。约瑟夫·默里博士（Joseph Murray）于 1954 年在马萨诸塞州波士顿进行了这次移植手术。患者理查德·赫里克（Richard Herrick）在接受了来自同卵双胞胎兄弟罗纳德·赫里克（Ronald Herrick）的新肾脏后，又活了八年。

肾脏移植的成功率是多少？

肾移植术后 1 年生存率是 85%～95%。

肾移植的风险是什么？

与任何移植手术一样，移植体的排斥反应是导致移植失败的主要原因。肾脏移植的接受者必须终生服用免疫抑制剂。

附 属 器 官

每根输尿管有多长？

每根输尿管长10～12英寸（25～30厘米）。输尿管从肾脏延伸到膀胱。它们起初是薄而中空的狭窄管，在进入膀胱时会扩张到0.5英寸（1.7厘米）。尿液通过两根输尿管输送到膀胱。

膀胱位于哪个部位？

膀胱位于腹腔内。在男性中，它位于直肠前方和前列腺上方。在女性中，它位于更低的位置，位于子宫和阴道上部的前方。

膀胱内可以储存多少尿液？

膀胱的伸缩性很强，容量可大可小。随着尿液充满膀胱，膀胱可以扩展到大约5英寸（12厘米）长，并容纳1品脱（473毫升）的尿液。如果必要的话，膀胱的容量可以扩大到原来的两倍，可以容纳600～800毫升的尿液。

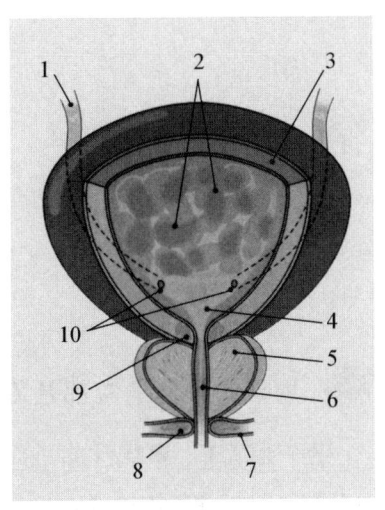

膀胱和其周围的结构：1. 输尿管；2. 皱襞；3. 平滑肌；4. 膀胱三角；5. 前列腺；6. 尿道；7. 尿生殖膈；8. 外括约肌；9. 内括约肌；10. 输尿管开口。（图片来源：COHEN B J, WOOD D L. Memmler's the human body in health and disease [M]. 9th Ed. Philadelphia: Lippincott, Williams & Wilkins, 2000.）

为什么孕妇排尿的需求和冲动会增加？

在怀孕早期，孕妇体内的激素变化会使排尿的冲动更加频繁和紧迫。在怀孕的后期，增大的子宫的体积和重量会压迫膀胱，减少其容纳尿液的能力，从而增加了排尿的需求。

男性和女性的尿道有何不同？

尿液通过尿道排出体外，尿道是一条从膀胱延伸至身体外部的细长肌肉管。男性和女性的尿道长度和结构有所不同。在男性中，尿道长约8英寸（20厘米），从膀胱延伸至体外。它具有将精液和尿液排出体外的双重功能。而女性的尿道只有大约1.5英寸（3

至 4 厘米）长，从膀胱延伸至体外。

 为什么女性更容易患尿路感染？

女性更容易患尿路感染，因为女性的尿道较短。这使得细菌更容易到达膀胱，从而引发感染。

尿液及其形成

 尿液的成分是什么？

尿液主要由水组成，并含有尿素、尿酸和肌酐等有机废物。它还含有过量的离子，如钠离子（Na+）、钾离子（K+）、氯离子（Cl−）、碳酸氢根离子（HCO3−）和氢离子（H+）。

 尿液的颜色通常都是黄色吗？

通常情况下，稀释后的尿液几乎是无色的。而浓缩的尿液则是深黄色的；除了黄色以外的其他颜色都是不正常的。食物中的色素可能使尿液变红，而药物可以使尿液的颜色变成棕色、黑色、蓝色、绿色或红色等。尿液还可能因严重肌肉损伤或黑色素瘤等疾病而呈现棕色、黑色或红色。浑浊的尿液可能表明存在脓尿，这是由于尿路感染或尿酸或磷酸盐结晶引起的。

 尿检是什么？

尿检是对尿液样本进行化学和物理分析的过程。它涉及尿液的颜色和外观，以及样本中发现的特定化合物及其浓度的详细列表。尿液中不应出现的物质包括蛋白质、葡萄糖、丙酮、血液和脓尿。这些物质的出现可能表明存在某种疾病。

为什么用尿液来检测药物使用情况？

尿液药物检测常用于检测阿片类药物和非法药物。肝脏是药物解毒的地方，但这一过程的副产物由肾脏排出。尿液检测有两种类型：筛查测试和确认测试。大多数尿液药物检测会筛查大麻、可卡因、鸦片剂、苯环已哌啶（PCP）和安非他明等药物。

形成尿液的主要过程是什么？

形成尿液的主要过程包括肾小球滤过、肾小管重吸收和肾小管分泌。

首先，在肾小球滤过阶段，强大的血压在肾小球毛细血管内形成驱动力，迫使血液中的水分、小分子溶质及部分电解质等通过肾小球滤过膜，进入肾小囊腔，形成原尿。这一过程与咖啡制作中的过滤原理相似。水通过精细的滤网，携带溶解的咖啡成分进入下方的容器，而咖啡渣则被滤网有效阻挡。

随后，进入肾小管的重吸收阶段。肾小管上皮细胞通过主动转运和被动扩散等方式，将原尿中大部分的水分、葡萄糖、氨基酸、电解质等对人体有益的物质重新吸收回血液，以维持体内环境的稳定。这一过程类似于对咖啡进行提纯，去除多余的水分和杂质，保留咖啡的精华。

最后，在肾小管分泌阶段，肾小管上皮细胞将血液中的某些代谢废物、多余电解质，以及某些药物等有害或不需要的物质分泌到尿液中，形成终尿。这一过程是肾脏排泄功能的重要体现，有助于清除体内的有害物质，维持机体内环境的清洁与平衡。

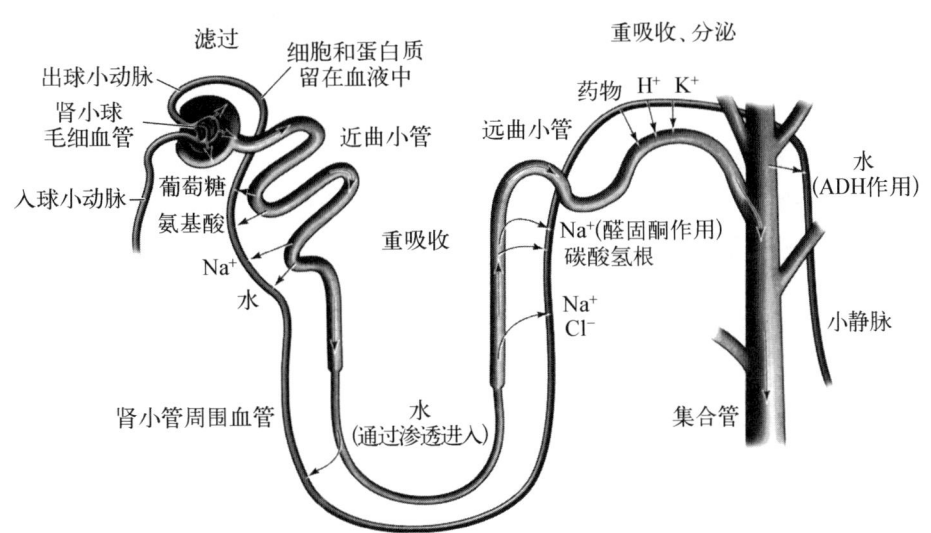

尿液的形成过程。（图片来源：PREMKUMAR K.The massage connection anatomy and physiology [M]. Baltimore: Lippincott, Williams & Wilkins, 2004.）

利尿剂是什么?

利尿剂是一种能增加尿量的化学物质。利尿剂的例子包括酒精和任何含有咖啡因的饮料（咖啡、茶、可乐）。利尿剂通常是给高血压或充血性心力衰竭患者使用的。

抗利尿激素是什么?

抗利尿激素（ADH）是控制体液平衡的主要激素之一，通过抑制利尿作用或尿量输出来实现。ADH 由垂体后叶分泌。例如，当一个人脱水时，ADH 的分泌量会增加，以便从尿液中重吸收更多水分并返回血液。相反，像酒精这样的利尿剂会抑制 ADH 的释放，从而增加尿量。

哪些肌肉控制排尿?

膀胱壁有三层：1. 由移行上皮构成的黏膜层；2. 结缔组织；3. 逼尿肌，由纵向和环形排列的平滑肌纤维组成。是逼尿肌的收缩在排尿时压缩膀胱。

尿失禁是什么?

尿失禁是指不能随意控制排尿。导致尿失禁的原因包括感情因素、妊娠和神经系统疾病。

第 14 章
生殖系统

简　介

▼ **生殖系统的功能是什么？**

生殖系统的功能包括产生后代。人类的繁衍是通过生殖过程完成的。

▼ **生殖系统的器官及其一般功能是什么？**

生殖系统的主要器官是性腺、各种管道、附属性腺和支持结构。性腺产生配子并分泌激素。各种管道储存和运输配子。附属性腺产生保护配子的物质。支持结构则辅助配子的输送和结合。

▼ **男性和女性生殖系统是否相同？**

与人体内的其他器官系统不同，男性和女性的生殖系统并不相同。男性和女性生殖系统的特殊器官是不同的。

▼ **生殖系统对于生命是至关重要的吗？**

生殖系统对于人类繁衍生殖是至关重要的，但并非是维持生命和健康必需的。

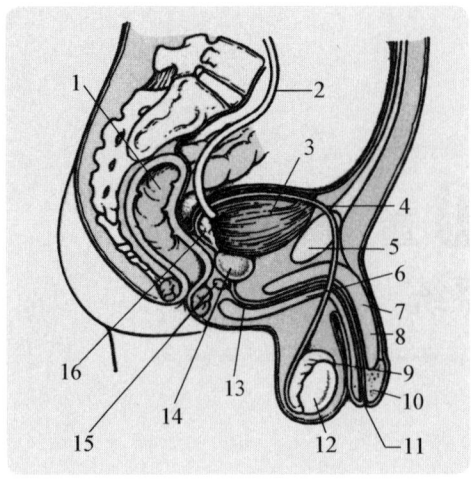
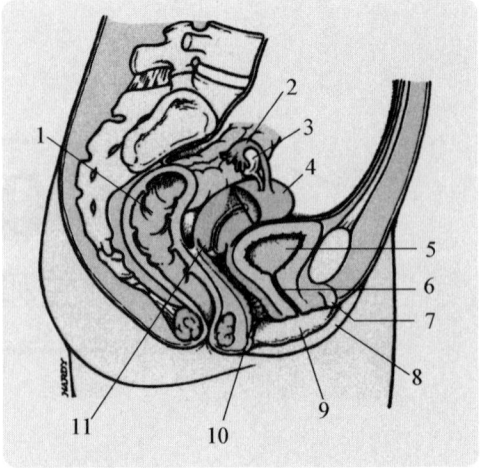

男性生殖系统和周围结构：1. 直肠；2. 输尿管；3. 膀胱；4. 输精管；5. 耻骨联合；6. 尿道海绵体；7. 阴茎；8. 阴茎海绵体；9. 附睾；10. 阴茎头；11. 尿道开口；12. 睾丸；13. 尿道；14. 前列腺；15. 尿道球腺；16. 精囊。（图片来源：Stedman's Medial Dictionary [M]. 27th Ed. Baltimore: Lippincott, Williams & Wilkins, 2000.）

女性生殖系统和周围结构：1. 直肠；2. 输卵管；3. 卵巢；4. 子宫；5. 膀胱；6. 尿道；7. 阴蒂；8. 大阴唇；9. 小阴唇；10. 阴道；11. 子宫颈。（图片来源：Stedman's Medial Dictionary [M]. 27th Ed. Baltimore: Lippincott, Williams & Wilkins, 2000.）

男性生殖系统

男性生殖系统包括哪些器官和结构？

男性生殖系统的器官和结构包括睾丸、管道系统（包括附睾和输精管）、附属腺体（包括精囊和前列腺）及阴茎。

哪个器官是男性的性腺器官？

睾丸是男性的性腺器官，可以产生男性生殖细胞，即精子。

睾丸位于哪个部位？

睾丸悬挂在一个称为阴囊（scrotum，源自拉丁语 *scrautum*，意为"装箭的皮革袋")的袋子中。阴囊是一个肉质的袋子，由松散的皮肤、松散的结缔组织和平滑肌组成。阴囊内部被一个隔膜分为两个腔室，每个腔室包含一个睾丸。

阴囊悬挂在身体外部有何优势？

由于阴囊悬挂在身体外部，其温度低于正常体温。阴囊内的正常温度比正常体温低 2～3 ℉（1.1～1.6 ℃）。这种较低的温度对于精子的产生和存活是必要的。

阴囊对温度的变化是如何反应的？

外部温度的变化会刺激提睾肌收缩或放松，从而使睾丸靠近或远离体腔。当暴露在寒冷环境中，如用冷水洗澡时，提睾肌会收缩，使睾丸靠近身体以保持温暖。当温度较高时，提睾肌放松，使睾丸远离身体，通过增加阴囊的表面积来散失多余热量。

在发育时睾丸是何时降入阴囊的？

睾丸的发育始于腹腔。在胎儿发育的第三个月，它们从腹腔下降到腹股沟（腹股沟管）。下降到阴囊的过程通常在胎儿发育的第七个月开始，并在出生前或出生后不久完成。

当一侧或两侧睾丸没有下降到阴囊时会发生什么情况？

睾丸未能从腹腔下降到阴囊被称为隐睾症。这种情况在全足月儿中发生率为3%～5%。在早产儿中，隐睾症的发生率增加到30%。在大多数情况下，未下降的睾丸会自行下降到阴囊，无需医疗干预。如有必要，可通过手术将睾丸移入阴囊。通常不会将睾丸留在腹腔内，因为这可能会干扰其产生精子的能力。此外，未下降入阴囊内的睾丸的男性患睾丸癌的风险更高。

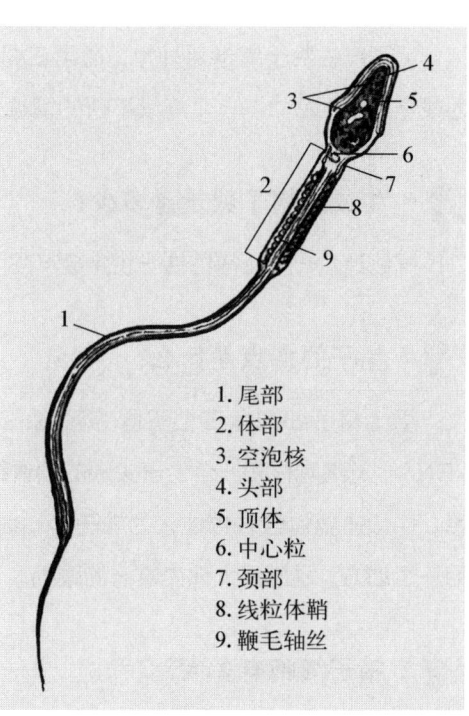

1. 尾部
2. 体部
3. 空泡核
4. 头部
5. 顶体
6. 中心粒
7. 颈部
8. 线粒体鞘
9. 鞭毛轴丝

精子细胞的解剖结构。（图片来源：Anatomical Chart Co）

精子是在睾丸的哪个部位产生的？

精子产生的过程称为精子发生，它发生在睾丸的曲细精管中。每个睾丸中大约有800条曲细精管。每条曲细精管都细长、紧密盘绕，长度约为31.5英寸（80厘米）。因此，每个睾丸中曲细精管的长度加起来接近半英里（805米）。精子发生细胞（形成精子的细胞）排列在曲细精管的内壁上。

精子发生的步骤有哪些？

精子发生是曲细精管产生精子的过程。精子发生有三个步骤：1. 减数分裂，期间细胞中的染色体数量减半至23条；2. 减数第二次分裂，期间每个单倍体细胞形成精细胞；3. 精子形成，期间每个精细胞发育成具有头部和尾部的精子细胞。整个精子发生过程大约需要64天。

精子产生始于什么年龄？

精子产生始于青春期开始，通常在男孩11至14岁之间。此后，这一生理活动将作为成年男性生命中的一个持续不断的篇章，贯穿其整个生命周期。

生成的精子数量是多少？

据估计，一个正常男性一生中会产生10^{12}个精子，即每天多达3亿个精子。

精子的特点是什么？

每个精子细胞有三个不同的区域：头部、中段和尾部。头部由一个包含遗传物质（DNA）的细胞核和一个位于尖端的顶体组成。顶体含有帮助精子穿透卵细胞（卵子）的酶。中段主要包含线粒体，为精子运动提供能量。尾部则使精子细胞从一个地方移动到另一个地方。尾部是人体内唯一的鞭毛。

精子细胞有多大？

精子是人体内最小的细胞中的一种。单个精子从头部到尾部末端只有0.05毫米长。

精子从睾丸运动到尿道需要经过的三种管道结构是什么？

当精子离开睾丸后，它们就变成了具有特殊生理特点的成熟精子，但是它们的功能并不成熟。

最终成熟发生在称为附属管道的管道中。这三个管道是附睾、输精管（也称为精管）和射精管。

附睾的功能是什么？

附睾是一个长而扭曲的管状结构。它大约有1.5英寸（4厘米），但如果展开，它将测量到20～23英尺（6～7米）长。精子逐渐成熟，获得运动能力。附睾储存着精子，直到它们准备好射精。附睾的平滑肌通过蠕动收缩推动成熟的精子进入输精管内。

精子在附睾内成熟需要多长时间？

精子在附睾中需要10到14天才能达到最终成熟。然后，它们可以在附睾中储存长达一个月。如果在此期间它们没有被射精，就会退化并被身体重新吸收。

输精管的功能是什么？

输精管，也称为精管，将精子从附睾输送到射精管。它只有16～18英寸（40～45厘米）长，比附睾短得多，直径也更大。

男性生殖系统内最短的管道是什么？

射精管只有大约1英寸（2.5厘米）长，比附睾或输精管短得多。它是由来自精囊的管道和输精管形成的。射精管将精子喷射到尿道中。

尿道的生殖功能是什么？

尿道是生殖管道系统的最后一部分。它提供了一个通道，以便在射精时将精子运出体外。

男性生殖系统中的附属腺体有哪些？

附属腺体包括精囊、前列腺和尿道球腺。这些腺体都会向精子中添加分泌物。这些分泌物构成了精液的液体部分。

哪个附属腺体对精液分泌物贡献最大？

精囊分泌的液体约占精液的60%。这些分泌物是碱性的，其中含有水、果糖、前列腺素和凝血蛋白。乳糖可以为精子的运动提供能量。前列腺素可以辅助精子运动。凝血蛋白可以辅助精液在射出后凝固。液体的碱性可以辅助中和男性尿道和女性生殖道内的酸性环境。

前列腺有多大？

健康成年男性的前列腺大小类似于一个核桃。它位于直肠的前方，膀胱的下方。前列腺围绕着尿道。当前列腺肥大时能压迫尿道，限制尿液的流量。

前列腺分泌物的功能是什么？

前列腺分泌物约占精液体积的三成，其特有的略带酸性的成分在射精过程中发挥着至关重要的作用。这些分泌物不仅有助于精液的初步凝固，确保精子能够稳定地存在于女性体内，而且随后还能促进已凝固的精液分解，从而释放出精子，以进一步参与受精过程。

前列腺炎是什么？

前列腺炎是前列腺的炎症。前列腺炎有两种类型：急性前列腺炎和慢性前列腺炎。通常是由于细菌感染引起的，有时候没有明显的有机物感染也可以引起前列腺炎。症状包括下背部疼痛、排尿困难（通常伴有烧灼感和疼痛）、尿频（尤其是在夜间），以及有时会出现发烧。

筛查前列腺癌的方法有哪些？

前列腺癌的筛查方法主要有两种：前列腺特异性抗原（PSA）血液检测和直肠指检

（DRE）。前列腺特异性抗原是由前列腺细胞产生的一种蛋白质。PSA 检测用于测量血液中的 PSA 水平。直肠指检是医生将戴上手套并涂上润滑剂的手指伸入直肠，以检查前列腺是否有不规则或硬结区域。DRE 建议与 PSA 联合使用，以检测前列腺是否异常。

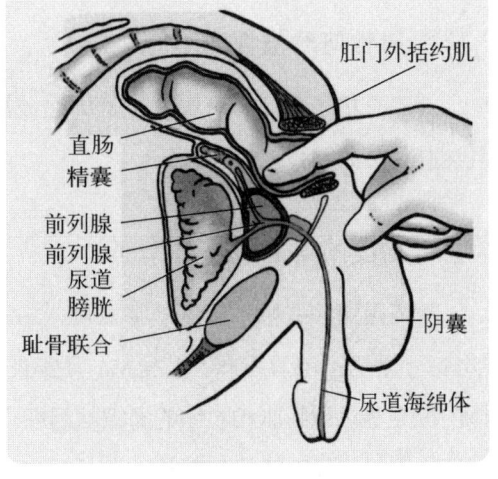

简单的前列腺检查有助于确定腺体是否肿胀或是否存在可能的癌组织。（图片来源：MOORE K L, DALLEY A F. Clinical oriented anatomy[M]. 4th Ed. Baltimore: Lippincott, Williams & Wilkins, 1999.）

前列腺肿瘤都是恶性的吗？

不是，良性前列腺增生是前列腺中良性（非癌性、非恶性）细胞异常生长的一种状况。其最典型的症状是尿流量减少。前列腺的大部分变化都不是癌症。

精液是什么？

精液是附属腺分泌的液体和精子的混合物。精液的成分中含有：精囊的分泌物占 60%；前列腺的分泌物占 30%；附睾的分泌物占 5%；尿道球腺的分泌物占比少于 5%；精子约占 1%。

男性每次射精可以射出多少精液？

正常男性每次射精的精子总数是相当庞大的，通常以千万甚至过亿来计算。根据世界卫生组织的精液常规标准，正常男性每次射精的精液量应大于 2 毫升，精子密度正常需大于 1 500 万 / 毫升。因此，如果按照最低标准计算，每次射精的精子总数至少是 3 000 万个。

包皮环切术有什么益处？

包皮环切术是一种将阴茎上多余的包皮进行切除，使阴茎头（龟头）外露出来的手术方法。包皮环切术能显著改善阴茎卫生，降低感染及阴茎癌风险，提高性生活质量，促进局部发育，并减少性传播疾病的风险。然而，手术需谨慎考虑，适合者应在专业医生指导下进行。

男性何时被视为不育？

每毫升精子数低于 2 000 万的男性被视为功能性不育，因为存活的精子太少，无法到达并受精卵细胞。

阴茎的功能是什么？

阴茎是男性生殖系统的外部器官，由三部分组成：1. 根部，阴茎附着在腹部壁上的部分；2. 阴茎体或阴茎干；3. 龟头，阴茎的尖端。阴茎体呈管状圆柱形，围绕尿道。阴茎体内填充着可以膨胀和收缩的海绵状组织。龟头尖端有一个开口，尿液通过此开口排出，精液也通过此开口经尿道射出。

为什么男性不可能同时排尿和射精？

射精前，内括约肌会封闭膀胱和尿道之间的开口。在射精完成之前，它不会放松或重新打开。这可以防止尿液在射精期间进入尿道，同时也防止射精液回流到膀胱。

勃起组织是什么？

阴茎包括三种圆柱形的勃起组织，两个阴茎海绵体和一个尿道海绵体。在受到刺激时，勃起组织的血流量增加，从而导致勃起。

造成勃起障碍的原因是什么？

勃起功能障碍（ED），即无法获得或维持勃起，通常是疾病、损伤或某些药物〔包括降压药、抗组胺药、抗抑郁药、镇静剂、食欲抑制剂和西咪替丁（一种治疗溃疡的药物）〕的副作用导致的。阴茎的神经、动脉、平滑肌和纤维组织的损伤是勃起功能障碍最常见的原因。糖尿病、肾病、慢性酒精中毒、多发性硬化症、动脉粥样硬化、血管疾病和神经疾病约占 ED 病例的 70%。治疗方法包括改变生活方式、调整药物以减轻副作用、使用诱导勃起的药物，以及手术。

女性生殖系统

女性生殖系统是由哪些器官构成的？

女性生殖系统的器官包括卵巢、输卵管、子宫、阴道、外生殖器（即外阴），以及乳腺。

女性的性腺是什么？

成对的卵巢是女性的性腺。每个卵巢长约1～2英寸（2.5～5.0厘米），宽0.6～1.2英寸（1.5～3.0厘米），厚0.24～0.6英寸（0.6～1.5厘米），大小和形状类似于未去壳的杏仁。它们产生被称为卵子的女性配子，并分泌女性性激素。

卵子生成的过程可以分为哪几个步骤？

卵子生成是指在卵巢内卵子的形成。整个过程始于胚胎发育期。第一次减数分裂发生于出生之前，之后初级卵母细胞一直休眠，直到青春期。次级卵母细胞受到激素分泌的刺激后在排卵过程中被排出。如果受精发生，第二次减数分裂就开始，受精卵就形成了。

女孩出生时有多少个卵母细胞？

出生时卵巢中大约有200万个卵细胞。只有大约30万～40万个卵细胞能存活到青春期，而在女性的一生中，只有大约400个存活到青春期的卵细胞会在排卵时被释放。其余的卵细胞会退化。

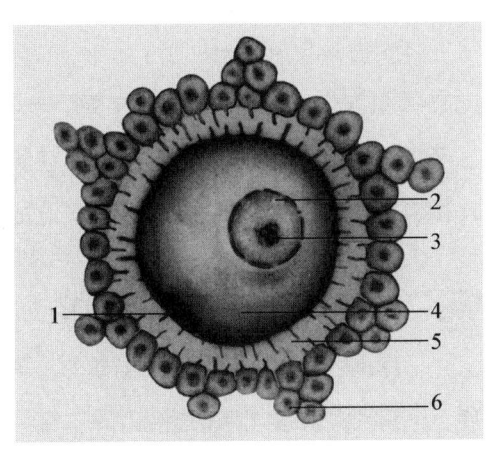

未受精的卵细胞：1. 极体；2. 细胞核；3. 核仁；4. 卵黄质；5. 透明带；6. 放射冠。（图片来源：Anatomical Chart Co）

输卵管是与卵巢相连的吗？

不是的，输卵管的顶部（漏斗状）开口于腹腔内，非常接近卵巢，但实际上并不与卵巢相连。输卵管的底部开口于子宫。

输卵管内会发生什么生理变化？

次级卵母细胞在子宫管中等待与精子相遇并完成受精过程。一旦受精成功，形成的受精卵（即合子）会开始其旅程，历经四到七天的时间逐渐移动至子宫腔内着床。相反，如果未能成功受精，卵细胞则会经历退化过程，不再继续其发育潜能。

输卵管还有哪些名称？

输卵管也被称为子宫管或法洛皮管，是以解剖学家加布里埃尔·法洛皮奥（Gabriel Fallopius）的名字命名的。

子宫的功能是什么？

子宫是一个倒置的梨形结构，位于膀胱和直肠之间。受精卵在子宫内着床。着床后，子宫在怀孕期间为发育中的胎儿提供住所、营养和保护。

子宫有多大？

子宫通常长3英寸（7.5厘米），宽2英寸（5厘米）。它的重量为1～1.4盎司（30～40克）。在怀孕期间，子宫的大小可以增加到原来的3～6倍。在妊娠末期，子宫通常长12英寸（30厘米），重2.4磅（1,100克）。怀孕结束时，子宫及其内容物（胎儿和羊水）的总重量约为22磅（10千克）。

子宫是由哪几部分构成的？

子宫是由子宫体和子宫颈构成的。子宫体是子宫的最大区域。子宫体的上部称为宫底。子宫颈将子宫与阴道连接起来。

哪种疾病是由子宫内膜异位引起的？

子宫内膜异位症是子宫内膜组织的异常位置造成的。在正常情况下，子宫内膜组织仅覆盖子宫，但在某些情况下，这种组织会迁移到身体的远处位置，如卵巢、盆腔腹膜、阴道、膀胱，甚至小肠和胸腔内层。子宫内膜异位症与痛经（痛苦的月经）、盆腔疼痛和不孕症有关。

巴氏试验何时被接受为检测癌症的诊断工具？

在20世纪20年代，乔治·帕帕尼古拉乌（George Papanicolaou）的研究揭示了阴道分泌物的显微镜涂片（即巴氏涂片）具有识别子宫内癌细胞的能力。然而，这一发现起初并未立即获得医学界的广泛认可。直至1943年，帕帕尼古拉乌博士携手临床妇科专家赫伯特·F·特劳特（Herbert F. Traut），共同出版了《通过阴道涂片诊断子宫癌》(*Diagnosis of Uterine Cancer by the Vaginal Smear*) 一书，这一著作终于促使医学界正视并采纳了巴氏涂片作为癌症筛查的重要工具。

随着巴氏涂片技术的普及，其在癌症检测中的可靠性被证实超过90%，这一成就促进了子宫癌与宫颈癌的早期发现与治疗，从而显著降低了这两种癌症的死亡率。

盆腔炎症性疾病是什么？

盆腔炎症性疾病（PID）是子宫、子宫管或其他女性生殖器官的感染。许多女性在PID损害其生殖器官时并没有任何症状。当症状出现时，最常见的是下腹部区域的疼痛。其他症状可能包括发烧、可能有异味的异常阴道分泌物、性交疼痛、排尿疼痛、月经出血不规律，以及右上腹部疼痛（少见）。

为什么建议进行子宫切除术？

子宫切除术是切除子宫的手术。女性进行子宫切除术最常见的原因是子宫纤维瘤、子宫内膜异位症和子宫脱垂。盆腔器官癌症仅占所有子宫切除术的10%左右。

完全子宫切除术与部分或根治性子宫切除术有何不同？

最常见的子宫切除术是完全或全子宫切除术，即切除整个子宫和子宫颈。部分或次全子宫切除术仅切除子宫的上部，保留子宫颈。最广泛的子宫切除术是根治性子宫切除术，它切除子宫、子宫颈、阴道上部和支撑组织。根治性子宫切除术通常仅在部分癌症病例中进行。

女性生殖周期是什么？

女性生殖周期是一个通用术语，用于描述卵巢周期和子宫周期，以及调节它们的激素周期。卵巢周期是指卵巢中每月发生的一系列与卵母细胞成熟相关的变化。月经周期是指子宫在等待受精卵着床期间每月发生的一系列变化。

生殖周期包含哪些阶段？

生殖周期由三个阶段组成：1. 月经期；2. 排卵前期；3. 排卵后期。在每个阶段，卵巢和子宫都会发生变化，以响应垂体 [促卵泡形成素（FSH）、促黄体生成素（LH）] 和性腺（雌激素和孕酮）的激素分泌。

在生殖周期内卵巢和子宫内发生的变化

	卵 巢 周 期	子 宫 周 期
月经期	20个或更多的次级卵泡开始增大；卵泡液在卵泡内聚积	经血从子宫内经阴道流出
排卵前期	也称为卵泡期，因为卵泡在这时生长发育；次级卵泡继续生长；其中有一个卵泡生长速度超过其他的卵泡，成为主要的卵泡；雌激素分泌增加；促卵泡形成素分泌减少	增殖期，因为子宫内膜开始增长
排卵	成熟卵泡破裂；次级卵泡释放进入盆腔	
排卵后期	黄体期；成熟卵泡破裂；如果发生受精，黄体经过2周后继续生长；如果没有发生受精，黄体仅仅维持2周就萎缩；之后卵泡生长继续回到起始点，新周期开始	子宫内膜继续生长，为受精卵着床做准备；如果受精没有发生，月经周期重新开始

哪个事件将排卵前期与排卵后期分开？

排卵，即次级卵母细胞释放到盆腔，将排卵前期与排卵后期分开。

女性生殖周期维持多长时间？

生殖周期平均为28天，但可能持续24～35天。20～45天的周期仍被视为正常范围。月经期持续5～7天。排卵前期持续8～11天，而排卵后期平均持续14天。

月经初潮发生在什么时候?

初潮是女孩生命中的第一次月经或月经周期。它通常发生在 11 至 12 岁之间。

原发性闭经和继发性闭经有什么不同?

闭经是指并非因为妊娠、母乳喂养或者停经而导致的月经周期的停止。原发性闭经是指当女孩子到了 16 岁都没有出现月经周期,它可能由内分泌、遗传或发育障碍引起。继发性闭经是指之前有过月经的女性,但已经有六个月或更长时间没有月经。它可能由身体或情感压力引起,包括过度减肥、神经性厌食症、抑郁或悲伤。许多女性运动员因体脂减少而出现继发性闭经。

在月经周期时会损失多少血液?

月经期间大约会流失 1.2 至 1.7 盎司(35 至 50 毫升)的血液。除了血液外,还会流失来自子宫内膜的退化组织细胞。它们会在下一个子宫周期中被替换。

停经是什么?

停经是指卵巢周期和月经周期的停止。卵巢内卵泡细胞耗竭,促卵泡形成素的量增加,而雌激素和孕酮的量减少。这个过程可能会持续 1～2 年。在最终停经之前的几年被称为更年期。

停经通常发生在什么时候?

停经通常发生在 45～55 岁。

阴道的功能是什么?

阴道是一条肌肉管,延伸于子宫和外阴之间。其主要功能包括:1. 作为排出月经血液的通道;2. 在性交时接收阴茎并在其进入子宫之前保存精子;3. 作为分娩时胎儿的产道。

阴道环境如何保护其免受感染?

阴道的酸性环境是其自然防御机制的一部分,其正常的 pH 值范围在 3.5 到 4.5 之间。

这种酸性环境能够限制许多病原体的生长，因为大多数病原体在酸性条件下难以存活或繁殖。当阴道的酸度降低时，即 pH 值上升，细菌、真菌或寄生虫等微生物可能会增加，从而增加阴道感染（如阴道炎）的风险。例如，酵母菌感染（也称为念珠菌病或阴道酵母菌感染）是阴道常见的感染之一，其发生与阴道环境的酸碱平衡失调有关。

女性外生殖器的组成部分是什么？

女性外生殖器，即外阴，由阴阜、大阴唇、小阴唇、前庭腺、阴蒂和阴道前庭组成。阴阜是由阴毛覆盖的膨出的脂肪组织。大阴唇是在阴阜下的两条纵行的皮肤皱褶，形成了外阴的外边缘。小阴唇位于大阴唇之间。大阴唇和小阴唇包围并保护着阴道开口和尿道开口。阴唇在前方汇合形成阴蒂。阴蒂在性刺激时会增大。小阴唇之间的部分为阴道前庭。阴道前庭内含有腺体和阴道、尿道开口。

乳腺是什么？

乳腺位于乳房内，是特化的汗腺。在激素的刺激下，乳腺会在生育后产生并分泌乳汁。每个乳房都有一个色素沉着的突起，称为乳头，乳头周围有一个颜色更深的色素沉着区域，称为乳晕。

大多数乳腺癌从哪里开始？

大多数乳腺癌起源于乳腺导管内壁的细胞。乳腺导管是连接乳腺小叶（产生乳汁的腺体）和乳头的通道。也有一些癌症起源于乳腺小叶的细胞。

检测乳腺癌需要做的常规筛查是什么？

为了检测乳腺癌，可能会推荐三种筛查测试：1. 筛查性乳腺 X 线造影（即乳腺钼靶检查）；2. 临床乳腺检查；3. 每月一次的乳腺自我检查。美国国家癌症研究所建议，40 岁以上的女性应每 1 到 2 年进行一次筛查性乳腺 X 线造影，有某些风险因素的女性，需要更早开始或更频繁地进行筛查。

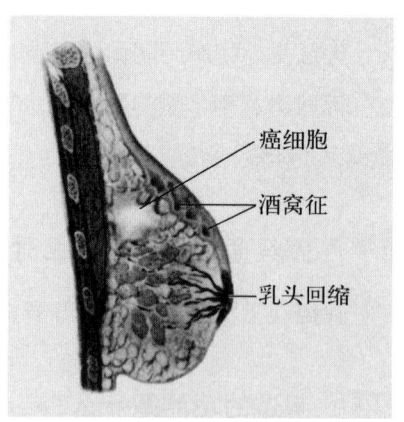

乳腺癌的迹象。（图片来源：BICKLEY L S, SZILAGYI P.Bates' guide to physical examination and history taking [M]. 8th Ed. Philadelphia: Lippincott, Williams & Wilkins, 2003.）

所有的乳房肿块都有危险吗？

大多数乳房组织中的肿块都是良性的，非恶性的。这些良性肿块可能包括纤维性肿块（如纤维瘤）、疤痕样组织和囊肿（充满液体的囊袋）。然而，如果发现了乳房肿块，无论是否有疼痛或其他症状，都应该及时咨询医生进行评估和检查，以确定其性质并采取相应的治疗措施。

性 与 怀 孕

人的性反应包括什么？

性交，是指男性和女性之间的一系列生理和情感的变化。这些变化被称为人的性反应。

人的性反应包括哪几个阶段？

人的性反应可以划分为4个阶段：1. 兴奋期；2. 平台期；3. 高潮期；4. 消退期。

性反应在男性和女性中相同吗？

男性和女性的性反应在多个层面上既相似又存在显著差异。从整体上看，两者都经历了一个从兴奋期到消退期的过程，期间伴随着心跳加速、呼吸急促等生理变化，这反映了性反应在生物学上的共性。然而，在具体细节上，两者则表现出明显的不同。

男性性反应通常较为迅速和直接，主要集中在生殖器官上，特别是阴茎的勃起和射精过程。他们能够在短时间内达到性高潮，并随后进入一个不应期，这是男性性反应的一个独特特点。相比之下，女性性反应则更为复杂和多样，涉及多个敏感区域，如乳房、阴蒂等。她们的性兴奋唤起速度较慢，但一旦进入性兴奋状态，可以持续较长时间，并且可能多次达到性高潮。此外，女性在性反应过程中还伴随着阴道润滑、乳房增大等生理变化，这些变化在男性中并不显著。

在人性反应的兴奋期会激起哪种反射？

在兴奋期，即性反应的起始阶段，也被称为觉醒期，自主神经系统的副交感神经反射被激活。副交感冲动会增加流向生殖器的血液，增加润滑液体的分泌。男性的阴茎会勃起；女性的阴蒂和乳头会直立。这些反应会一直持续到平台期，即阴茎插入阴道的时候。

男性和女性在性高潮期会有怎样的反应？

高潮期的标志是男性和女性生殖器官的节律性收缩。在男性中，高潮期会发生射精，精子被释放到阴道中并开始游向子宫。虽然女性没有射精的对应过程，但阴道、子宫和会阴部肌肉会发生节律性收缩。

在消退期会发生哪些生理变化？

在消退期，呼吸率、心率和肌肉迅速恢复到正常状态。通常伴随着一种放松的感觉。

受精需要多少个精子？

尽管在性交过程中可能有数百万个精子进入阴道，但只有一个精子能进入卵细胞，形成受精卵。额外的精子是为了增加精子在阴道酸性环境中存活并完成通往输卵管的受精之旅的可能性。一旦精子到达卵子，它会释放一种酶来溶解卵子的外壁，使得精子得以进入。受精之后，卵细胞的外膜会变厚，防止其他精子再进入已经受精的卵细胞内。

何时是最佳受孕时间？

受孕，即受精卵在子宫内的受精和着床，通常必须在排卵后的 24 小时内发生。

导致不孕的原因有哪些？

不孕症被定义为尝试一年后仍未能怀孕的情况。不孕的原因可能在于男性、女性或双方伴侣。女性不孕的原因通常与排卵问题有关。其根本原因可能是卵巢早衰（即卵巢在自然绝经前停止功能）；多囊卵巢综合症（PCOS），当卵巢不定期释放卵子或释放的卵子没有活性时；输卵管阻塞；子宫壁的物理问题；或子宫纤维瘤。男性不孕的原因包括无法勃起或维持勃起、没有足够的精子或精液将精子输送到卵子、有精子但没有正常的结构导致不能向正确的方向运动。

辅助性生殖技术是什么？

辅助性生育技术（ART）包括所有生育能力治疗方法，在治疗中，精子和卵子都要接受治疗。大多数辅助性生育技术过程都需要通过手术从女性卵巢中取出卵子，在实验室里与精子结合，之后将受精卵移回女性体内。

不同的辅助性生育技术方法有什么区别？

最成功且有效的 ART 方法之一是体外受精（IVF）。它可用于女性输卵管阻塞或男性精子过少的情况。女性服用一种药物促使卵巢产生多个卵子。卵子成熟后，被取出并放入实验室的培养皿中，与男性的精子一起进行受精。三到五天后，健康的胚胎被植入女性的子宫中。输卵管胚胎移植（ZIFT），也称为管内胚胎移植，与 IVF 类似。受精在实验室中进行，然后将非常年轻的胚胎转移到输卵管而不是子宫中。配子输卵管内转移（GIFT）涉及将卵子和精子转移到女性的输卵管中，受精在女性体内进行。它不像 IVF 或 ZIFT 那样常见。对于精子存在严重问题或 IVF 失败的夫妇，可以尝试卵胞浆内单精子注射（ICSI）。在 ICSI 中，单个精子被注入到成熟的卵子中，然后将胚胎转移到子宫或输卵管中。

除了辅助生殖技术外，还有其他生育治疗方法吗？

生育治疗方法还包括人工（或宫内）授精，即将精子（来自女性的丈夫、伴侣或捐赠者）注入女性的子宫，从而实现受孕。女性还可以服用药物来刺激卵子产生。之后，她们可能能够在没有进一步医疗干预的情况下受孕。

如何确定怀孕？

怀孕早期的外部迹象包括月经停止、出血或点状出血、疲劳、乳房胀痛和肿胀。需要进行妊娠试验来确认怀孕。妊娠试验检测尿液或血液中的激素人绒毛膜促性腺激素（HCG），也称为妊娠激素。这种激素在受精卵植入子宫时产生，仅存在于孕妇体内。

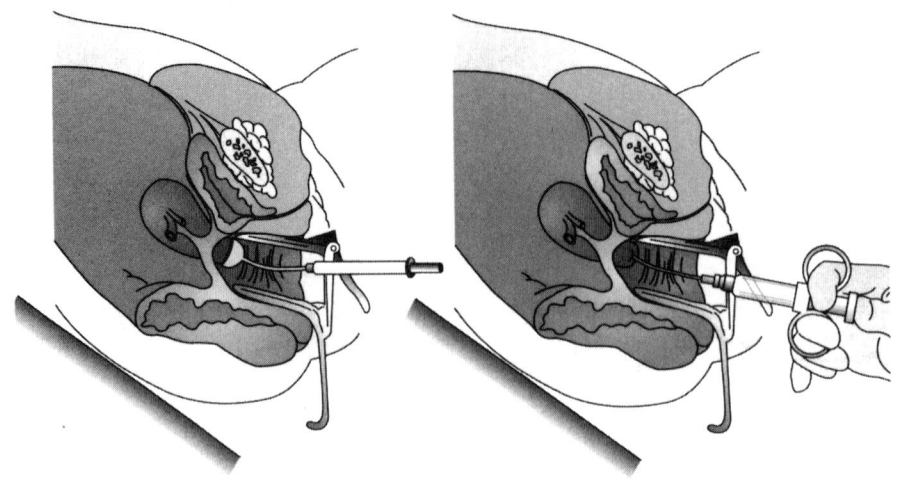

人工授精有两种不同的方法。一种是将精子放置在子宫颈旁边（左图），另一种是将精子注入子宫腔（右图）。（图片来源：PILLITERRI A.Maternal and child nursing [M]. 4th ed. Philadelphia: Lippincott, Williams & Wilkins, 2003.）

谁是第一位试管婴儿？

1978年7月25日出生于英国的路易丝·布朗（Louise Brown）是第一个通过体外受精技术诞生的婴儿。帕特里克·斯特普托（Patrick Steptoe）是产科医生，而罗伯特·爱德华兹（Robert Edwards）是生物学家，他们共同设计了体外受精和早期胚胎发育的方法。

家庭妊娠试验比实验室检查更可靠吗？

家庭妊娠试验检测尿液中的HCG。孕妇体内的HCG含量每天都在增加，因此大多数试验在排卵后两周左右相当准确。实验室可能会使用两种血液检测之一来确认怀孕。定性HCG血液试验检查激素是否存在。其可靠性与尿液试验相当。定量血液试验（β-HCG试验）测量血液中的HCG确切含量。它可以检测到微量的HCG，因此极其准确。血液检测可能在排卵后7～8天内确认怀孕。

避孕的目的是什么？

避孕装置和方法的核心目的是预防怀孕。这些方法和装置主要依赖两种策略来实现这一目标：一是阻止精子和卵子相遇，二是创造一个不利于受精的环境。在激素避孕方面，药物可以作用于卵巢，抑制其释放卵子进入输卵管，或者改变子宫颈和子宫的环境，使精子难以穿越宫颈或阻碍受精卵在子宫内的着床。此外，屏障避孕法（如避孕套、阴道隔膜等）、自然家庭规划（包括观察基础体温、宫颈黏液变化等），以及绝育手术（如男性输精管结扎和女性输卵管结扎）都能有效防止精子和卵子的结合，从而达到避孕的效果。宫内节育器（IUD）则通过物理方式干扰受精卵在子宫内的着床过程，进一步提高了避孕的有效性。随着医学技术的不断进步，避孕方法和装置也在持续更新和改进，以提供更加安全、便捷和高效的避孕选择。

主要的避孕方法有哪些？

避孕方法多种多样，每种都有其独特的机制和适用场景。以下是对主要避孕方法的概述：

屏障法：包括杀精剂、避孕套、阴道隔膜、宫颈帽等，这些方法通过物理屏障阻止精子进入女性生殖道，从而降低怀孕风险。

激素避孕法：涵盖了口服避孕药（如避孕药丸）、激素注射、阴道环和皮肤贴片等多种形式。它们通过调节女性体内的激素水平，抑制排卵、改变子宫内膜环境或增加宫颈黏液的稠度，从而阻止精子与卵子的结合或受精卵的着床。

自然家庭计划或生育意识法：这一方法曾被称为"节律法"，现在更常被称为周期性禁欲或生育意识法。它基于对女性生理周期的观察，包括基础体温法、排卵/宫颈黏液法、症状热法、日历法和哺乳闭经法等，以帮助识别易孕期并避免在此期间无保护性交。

体外排精法：虽然这种方法要求男性在射精前将阴茎从女性阴道中抽出，但由于射精前可能已有少量精子随前列腺液排出，因此其避孕效果并不可靠。

绝育术：对于希望永久避孕的个体而言，绝育术是一种选择。在男性中，输精管切除术通过切断输精管来阻断精子的输出；在女性中，输卵管绝育术则通过结扎、捆绑、夹住、阻塞或切断输卵管来阻止卵子与精子的相遇。随着微创技术的发展，这些手术过程变得更加安全、快速且恢复迅速。同时，也有研究表明，部分女性在进行输卵管绝育术后，其患某些妇科疾病的风险可能有所降低。

在避孕套出现之前，主要的避孕措施有哪些？

在避孕套广泛普及之前，历史上人类已经采用了多种方法来进行避孕。最为古老且质朴的方法之一，是使用经过特殊处理的天然材料，如泡过醋的海绵，这些海绵因其酸性和物理特性被认为能够阻碍精子的活动，从而达到避孕的效果。这一做法虽显原始，却体现了早期人类对避孕技术的初步探索。

此外，历史上还有一些更为精细且具创新性的尝试。例如，意大利著名解剖学家加百利·法洛皮斯（Gabriel Fallopius）便曾发明了一种亚麻布制成的避孕套，这一设计在当时的时代背景下无疑具有相当的先进性。然而，由于材料重量过重，影响了佩戴的舒适度和使用效果，最终未能得到广泛应用，遗憾地以失败告终。

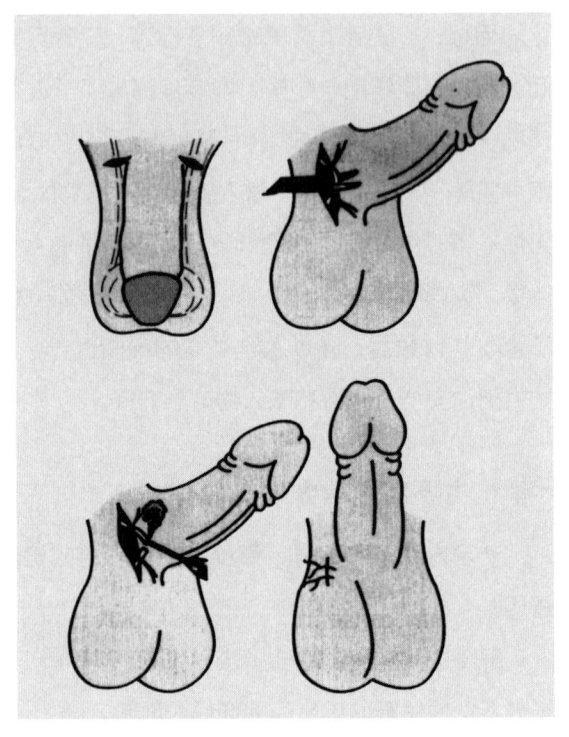

输精管切除术是门诊手术，可使患者绝育。（图片来源：LifeART 图像）

值得一提的是，避孕套的真正普及和现代化改进，要归功于查尔斯二世（Charles II）的私人医生，他巧妙地利用绵羊的油肠制作出了更为轻便、贴合的避孕工具，极大地提升了其实用性和效果。这一发明不仅有效保护了国王免受梅毒等性传播疾病的侵害，也为后世避孕技术的发展奠定了重要基础。

手术绝育法是可逆的吗？

手术绝育，无论是男性的输精管结扎术还是女性的输卵管结扎术，在理论上都是具有可逆性的，但其实际可行性则受多种因素影响。

对于男性而言，输精管结扎术主要通过切断输精管来阻止精子排出，从而达到避孕目的。若未来有生育需求，可考虑进行输精管复通手术，此手术的成功率通常较高，特别是在结扎后不久的时期进行。

女性方面，输卵管结扎术通过阻断输卵管来防止精子与卵子结合。若需恢复生育能力，可尝试输卵管复通手术，但此手术的成功率和后续怀孕的几率受到多种因素的制约，包括结扎方式、时间、输卵管的功能状态以及个人健康状况等。此外，输卵管复通后还需警惕宫外孕等风险。

性传播疾病是如何传播的？

性传播疾病（STDs）通常通过个体之间的性接触传播。任何形式的性活动，包括肛交、口交和阴道性交，都可能传播 STD。此外，性传播疾病还可能在分娩时从母亲传播给婴儿。

常见的性传播疾病有哪些？

常见的 STDs 包括衣原体、生殖器疣（HPV）、生殖器疱疹（HSV）、梅毒、淋病和软下疳。病毒性肝炎，特别是乙型肝炎，以及艾滋病也被视为 STDs，因为它们经常通过性接触从一个人传播到另一个人。

性传播疾病引起的并发症有哪些？

性传播疾病引起的并发症包括女性的盆腔内炎症和男性的附睾炎（附睾的炎症）。性传播疾病的并发症可以引起不育，增加患癌症的危险性。此外，还可能导致失明、骨骼畸形及智力障碍。

哪种性传播疾病最有可能引起盆腔炎？

盆腔炎（PID）最有可能由衣原体和淋病中的细菌引起。

第 15 章
人类的生长与发育

简　　介

生长与发育是什么？

生长是指生物体大小的增加。人类的生长始于一个受精卵。随着它的生长，细胞数量通过有丝分裂增加，同时新形成的细胞也会增大。发育是一个复杂而持续的过程，它涵盖了从受精卵最初形成直至生命终结的每一个阶段，期间伴随着解剖结构的逐渐构建与重塑，以及生理功能的不断成熟与适应。

人类发育分为哪两个阶段？

人类的发育被分为产前发展阶段和产后发展阶段。产前发展从受孕时开始，一直持续到出生。产后发展则从出生时开始，持续到成熟，随后进入衰老，最终死亡。

人类妊娠周期是多久？

妊娠周期是指产前发展的时间。它通常被细分为早期妊娠、中期妊娠和晚期妊娠三个阶段。早期妊娠从妊娠开始至第13周末，是胚胎发育的关键时期；中期妊娠从第14周至第27周末，是器官和器官系统发育的时期；晚期妊娠则从第28周开始至分娩，此时胎儿已成熟。

受精卵、胚胎和胎儿有何不同？

这三个术语都指的是在女性子宫内从受精后开始发育的个体。精子和卵子结合后形成的单细胞被称为受精卵，它包含 46 条染色体。在发育的第一周，它被称为受精卵。在发育的第一周末，受精卵转变为胚胎。从第二周到第八周，它被称为胚胎。从第九周开始，它被称为胎儿。

胎儿的发育是怎样计算的？

由于女性的生殖周期更接近 28 天的月球周期，因此胎儿的发育通常以"月"为单位来描述，而不是"周"或"日"。每个"月"包含四周，所以整个妊娠周期为四十周，即十个月。

受精卵在受精时的大小是多少？

在受精时形成的单个细胞，即受精卵，其直径大约为 0.005 英寸（0.135 毫米），重量约为 0.005 盎司（150 毫克）。

产前发育——胚胎期

产前发育期可以分为多少个不同的发育时期？

产前发育期是由两个不同的发育时期组成的：胚胎发育期和胎儿发育期。胚胎发育期起始于受精，一直延续到发育的第 8 周。胎儿发育期始于发育的第 9 周，持续到出生。

受精之后会发生哪些变化？

受精后紧接着发生的四个事件是卵裂、着床、胎盘形成和胚胎发生。受精后，单个细胞立即分裂成两个细胞。在卵裂过程中，这些细胞继续分裂。每次分裂都会带来两个新的细胞，称为卵裂球。每个卵裂球大约是母细胞大小的一半。卵裂发生在细胞从子宫管移动到子宫腔的过程中。

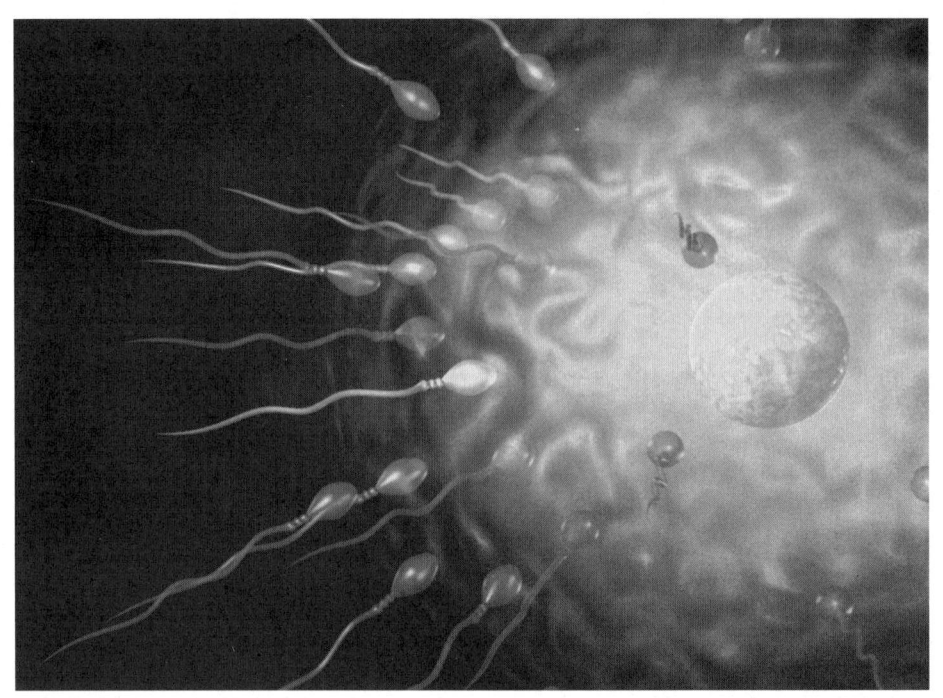

尽管通常只有一个精子能成功穿透卵细胞，但一群精子会同时尝试受精。（图片来源：LifeART 图像）

从输卵管运动到子宫腔需要花多长时间？

从输卵管到子宫腔的旅程大约需要三天时间。旅程结束时，这个细胞团块被称为桑葚胚，因为它看起来像桑葚。

囊胚是在什么时候形成的？

受精后的第四天或第五天，桑葚胚会变成一个充满液体的空球，这时它被称为囊胚。到第一周末，囊胚开始植入子宫。

着床发生在什么时候？

着床，即囊胚附着在子宫内膜上的过程，大约发生在受精后的六到七天。到第九天时，囊胚完全被子宫内膜细胞包围并植入子宫。只有囊胚在子宫内着床后，妊娠才能继续。

异位妊娠是什么？

异位妊娠是指受精卵在子宫以外的区域着床。最常见的情况是受精卵在子宫管内着床。异位妊娠中的胎儿无法存活，因为它无法从子宫获得营养。异位妊娠必须终止，因为它会危及母亲的健康。

胎盘的功能是什么？

胎盘是在胚胎周围细胞和子宫内膜之间的着床部位形成的血管结构。它的主要功能是在母体和胎儿血液之间进行气体、营养物质和废物的交换。此外，胎盘还会分泌激素。母亲和胎儿之间并没有实际的血液流动。

胎盘在整个妊娠阶段都在生长吗？

胎盘一直快速生长着，直到妊娠第5个月的时候，此时胎盘接近成熟。妊娠末期，胎盘大约有1英寸（2.5厘米）厚，直径可达8英寸（20.5厘米）。胎盘重约1磅（0.45千克）。

脐带是如何形成的？

脐带是在胚胎发育的第五周期间，由胚胎的胚外膜或胎膜形成的。它包含两条动脉和一条静脉。动脉将胚胎中的二氧化碳和氮废物输送到胎盘，而静脉则将胎盘中的氧气和营养物质输送到胚胎。脐带的直径通常为0.4～0.8英寸（1～2厘米），长度为19～22英寸（50～55厘米）。

胚胎形成是什么？

胚胎形成是指胚胎从胚盘上分离的过程。此时，胚胎的身体和内部器官开始形成。胚胎成为一个与胚盘和胚外膜分离的独立实体。身体的左侧和右侧、背部和腹部在此时开始成形。

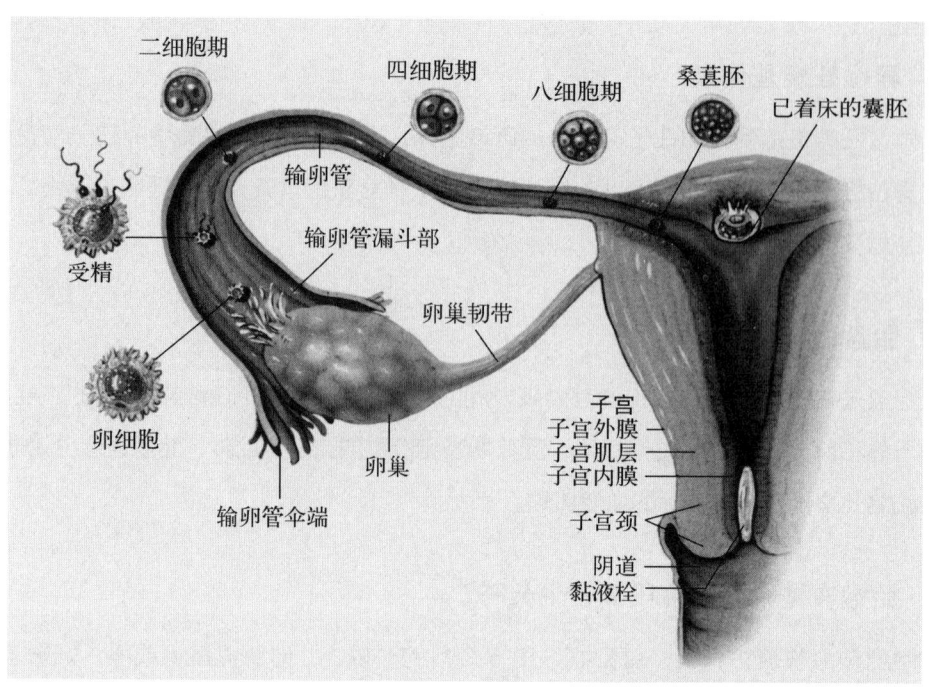

卵子在输卵管中受精，然后在植入子宫壁之前就开始细胞分裂。（图片来源：Anatomical Chart Co）

胚盘内有多少个胚层？

胚盘包含三个不同的胚胎层：1. 外层，称为外胚层，暴露于羊膜腔内；2. 内层，称为内胚层；3. 中胚层，位于外胚层和内胚层之间。

从不同的胚层都可以发育成什么器官？

下面的表格列出了三个胚层发育形成的器官。

不同胚层形成的器官和系统

器官系统	外胚层	中胚层	内胚层
表皮系统	表皮、发囊和毛发、指甲、汗腺、乳腺和皮脂腺	真皮、毛囊的结缔组织部分	
骨骼系统	咽软骨、蝶骨的一部分、听小骨、颞骨茎突、神经嵴（颅骨的形成）	除了咽部某些器官外的所有部分	

续 表

器官系统	外胚层	中胚层	内胚层
肌肉系统		骨骼肌、平滑肌、心肌	
神经系统	所有神经组织,包括大脑和脊髓	神经胶质细胞、脑膜、血管	
内分泌系统	垂体腺和肾上腺髓质	肾上腺皮质,心脏、肾脏和性腺的内分泌组织	胸腺、甲状腺和胰腺
心血管系统		心脏、血管、血液	
呼吸系统	鼻道内的黏膜上皮	肺、胸膜、气管、支气管	呼吸系统黏膜和相关的黏液腺
淋巴系统		淋巴管、淋巴结、脾脏	
消化系统	口腔和肛门的黏膜上皮、唾液腺	牙齿、骨骼(如颌骨)、肌肉、血管、神经	口腔和咽的黏膜下层、食道、胃、小肠、大肠、肝脏、胰腺(外分泌部分)
泌尿系统		肾脏(包括肾小体和集合系统的初始部分)、输尿管、膀胱、尿道	膀胱和远端尿道
生殖系统		生殖腺(睾丸和卵巢)及其邻近的管道系统部分	生殖管道系统(除远端部分外)
其他		体腔内的膜(胸膜、心包膜和腹膜)及支持所有器官系统的结缔组织	

储存脐带血是否有科学依据?

20世纪70年代,科学研究揭示了脐带血作为造血干细胞丰富来源的重要性。造血干细胞,作为骨髓中的关键早期细胞,具备分化为红细胞、白细胞及血小板的潜能,对于治疗诸如白血病和淋巴瘤等严重血液疾病至关重要。传统上,这些疾病常通过骨髓移植来重建患者的免疫系统与造血功能。

对于家族中存在可通过骨髓移植治疗的遗传性疾病风险的家庭而言,保存新生儿脐带血作为一种潜在的治疗资源被纳入考虑。然而,现实情况是,孩子未来罹患需干细胞移植干预疾病的概率极低。此外,科学界尚未有确凿证据表明,自体脐带血干细胞在治疗上的效果优于来自亲属或高度匹配的外部供体干细胞。

更需注意的是，脐带血的采集、处理及长期储存成本高昂，对许多家庭而言是一笔不小的负担。鉴于此，美国儿科学会建议，无特定遗传病风险的家庭无需进行脐带血储存。

相反，鼓励这些家庭考虑将脐带血捐赠给专业的非营利性脐带血库。这样的捐赠不仅能为科学研究提供宝贵的样本资源，促进医学进步，更有可能直接挽救其他患有严重血液疾病儿童的生命，成为他们重获新生的希望之光。随着研究的不断深入，脐带血的应用前景正日益广阔，为更多患者带来治愈的可能。

羊膜腔是什么？

羊水腔是一个充满液体的腔室。它包含羊水，这些羊水包围并保护着正在发育的胚胎。在怀孕第 10 周时，羊水腔中大约有 1 盎司（30 毫升）的液体。到怀孕末期，即第 34 至 36 周之间，大约有 1 夸脱（1 升）的液体。

羊水的温度是多少？

羊水的温度通常是 99.7 °F（37.6 ℃），比母体的体温略高一些。

什么时候进行羊水穿刺，为什么？

羊水穿刺通常在怀孕的第 15 周之后进行。这是一种产前检查，用于筛查和鉴定遗传性疾病或测试胎儿肺部的成熟度。在穿刺过程中，将一根细针插入羊水腔，以抽取部分羊水，其中含有胎儿细胞和胎儿产生的各种化学物质。

怀孕期间还使用了哪些其他产前诊断技术？

在怀孕期间，为了确保母婴健康，医生会采用多种产前诊断技术来评估胎儿的发育状况及潜在风险。其中，超声检查是最常用的方法之一，通过非侵入性的方式实时观察胎儿的生长和发育，帮助诊断先天性畸形、宫内发育迟缓等问题。此外，无创产前 DNA 检测（NIPT）近年来也逐渐普及，通过抽取孕妇外周血即可预测胎儿是否患有某些染色体异常疾病，具有高检出率和高阳性预测值。

除了这些常规手段，绒毛膜穿刺和脐带血穿刺等介入性操作也在特定情况下被采用，以获取更详细的胎儿遗传信息。尽管这些技术具有一定的风险,但在专业医生的操作下,其安全性得到了有效保障。同时,宫腔镜检查等微创性检查方法也为诊断宫腔内异常病变提供了有力支持。

另外,传统的甲胎蛋白(AFP)筛查也在继续发挥着作用,虽然其准确性相对较低,但与其他产前筛查方法结合使用,仍能在一定程度上提高筛查效果。

在产前发育的早期阶段,身体会发生哪些变化?

在产前发育的前两周,会发生一系列显著变化,如下表所示。

产前发育前两周的显著变化

时间	发育阶段
排卵后12～24小时	受精卵
排卵后30小时至第3天	卵裂
第3天至第4天	桑葚胚(形成固体细胞球)
第5天到第2周	囊胚
第2周末	原肠胚(胚层形成)

在胚胎期会发生哪些重要的变化?

胚胎发育末期(发育的第8周),所有主要的外部特征(耳朵、眼睛、嘴、上肢和下肢、手指和脚趾)都已经形成,主要器官系统的发育也都接近完成。

胚胎期的主要变化

时间	主要发育过程
第3周	神经管、原始体腔和心血管系统形成
第4周	心脏开始跳动,上肢芽和原始耳朵开始出现,下肢芽和原始眼晶状体在耳朵出现后不久显现
第5周	大脑迅速发育,头部不均衡地发育,手板形成
第6周	肢芽分化显著,视网膜色素使眼睛颜色加深
第7周	四肢分化显著
第8周	胚胎初具人形,外耳清晰可见,手指、脚趾伸长,外生殖器可见,但是不能分辨男女

在胚胎发育末期胚胎有多大？

胚胎发育末期（第8周末），胚胎大约有0.75英寸（1.9厘米）长。

妊娠早期的胎儿有多大？

在怀孕的前三个月结束时，胎儿的长度接近3英寸（7.6厘米），体重约为0.8盎司（23克）。

产前发育——胎儿期

胎儿期发育的目的是什么？

胎儿期始于发育的第八周之后，此阶段胎儿体型增大。在胚胎期奠定的基础上，所有器官继续深化其成熟度，确保在迎接出生那一刻时，能够顺利且高效地执行各自的功能。

妊娠中期胎儿的主要变化有哪些？

妊娠中期从第14周至第27周。每一周都伴随着胎儿的变化和新发展。

妊娠中期胎儿的主要变化

时间	主要的发育
第14周	男孩子的前列腺开始发育；女孩的卵巢从腹腔下降至盆腔
第15周	皮肤和毛发（包括睫毛和眉毛）开始形成；骨和骨髓继续发育；眼睛和耳朵基本与最终的位置相同
第16周	面部肌肉开始发育，使胎儿能够做出面部表情；手开始握成拳头；女孩体内卵巢中的卵子开始发育形成
第17周	棕色脂肪组织开始在皮肤下发育
第18周	胎儿可以听到声音，如母亲的心跳
第19周	胎毛和胎脂开始覆盖在皮肤上；母亲可以感觉到胎儿的运动
第20周	皮肤增厚，分层；胎儿开始长出眉毛，颅骨上长出毛发，四肢发育健全；胎儿通常保持头弯曲和脊柱弯曲的姿势

续 表

时间	主要的发育
第21周	骨髓开始产生血细胞
第22周	味蕾开始形成；大脑和神经末梢可以传递触觉的信息；男孩的睾丸开始从腹腔下降到阴囊；女孩的子宫和卵巢（内含供应一生的卵细胞）已就位
第23周	皮肤变得不透明了；脂肪增加；肺开始分泌肺泡表面活性物质，使得肺泡可以充气膨胀；胎儿可能开始练习呼吸
第24周	开始形成脚印和指纹；内耳发育，控制平衡
第25周	手发育完成，尽管神经连接还没有完全发育
第26周	眼睛发育完全，眉毛和眼睫毛发育完成；头上的头发开始增多、变长
第27周	肺、肝脏和免疫系统发育

胎毛和胎脂的作用是什么？

胎脂是一种白色、糊状、奶酪般的皮肤涂层，由皮脂腺的脂肪分泌物和死表皮细胞组成。它保护发育中胎儿的皮肤。胎毛是一种非常细腻、像丝绸或绒毛一样的毛发，覆盖在皮肤上。它可能有助于将胎脂固定在皮肤上。

胎儿的血液循环是怎样的？

胎儿体内的血液循环与出生后不同，因为胎儿的肺尚未发育成熟，因此胎儿体内的血液循环是不涉及肺的。脐静脉将从胎盘中获得的富氧血液输送到胎儿体内。来自脐静脉的血液大约有一半进入肝脏，其余部分绕过肝脏进入静脉导管。静脉导管与下腔静脉相连。血液进入心脏的右心房，然后流经卵圆孔进入左心房。血液随后进入左心室（心脏的下部），然后进入主动脉。从主动脉开始，血液被输送到头部和上肢。通过上腔静脉，血液返回心脏的右心房。一些血液会留在肺动脉干中，以到达发育中的肺组织。

胎儿的血液与成人的血液有什么不同？

胎儿血液具有比成人血液更强的携氧能力。胎儿血红蛋白可以携带的氧气量比成人血红蛋白高20%～30%。

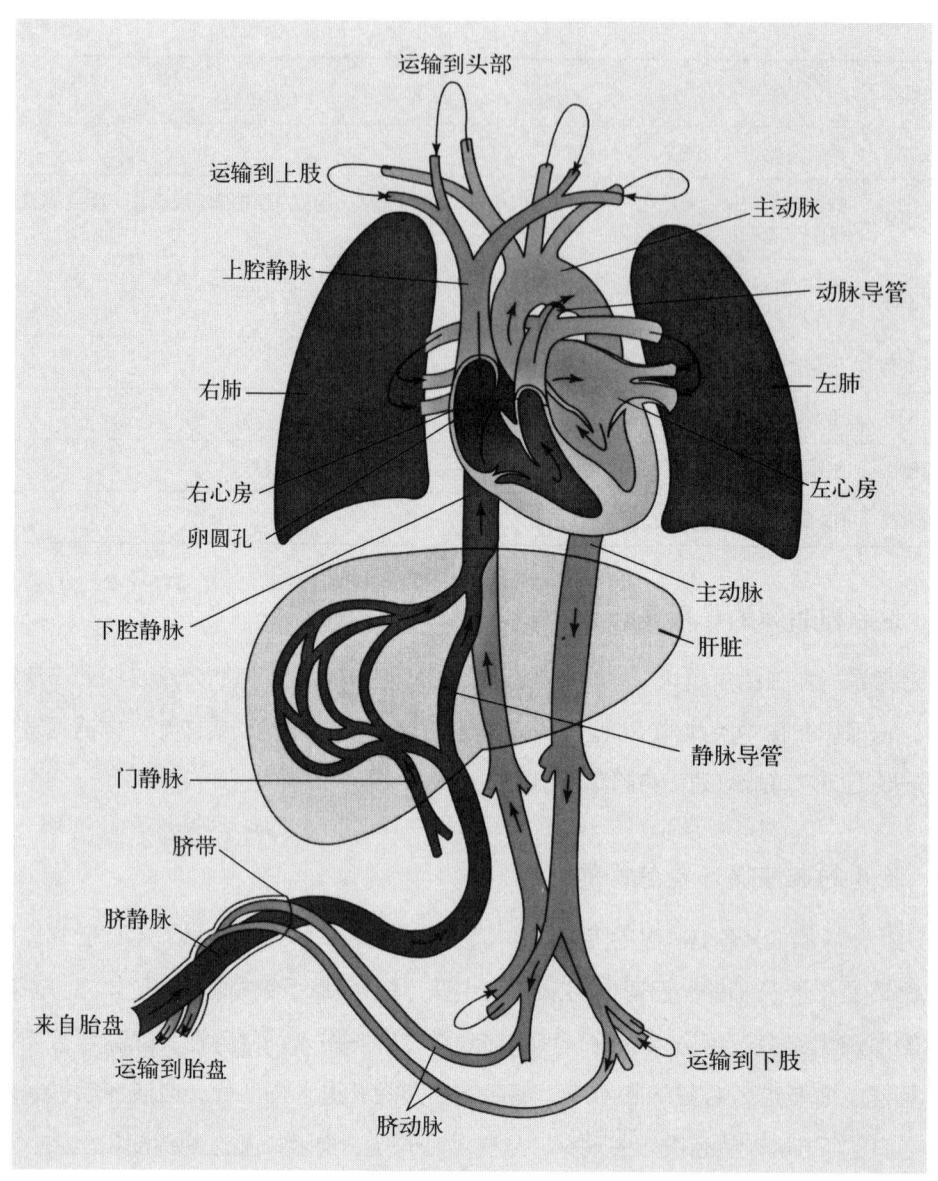

当女性怀孕时,因为要为胎儿供应营养物质,她的循环系统会发生很大的改变。(图片来源:PILLITERRI A. Maternal and child nursing [M]. 4th ed. Philadelphia: Lippincott, Williams & Wilkins, 2003.)

正常的胎儿心率是多少?

胎儿的心率比成人(甚至儿童)的心率快得多。成人静息心率平均是每分钟60～80次。正常的胎儿心率是每分钟110～160次。

胎儿出生后循环系统会发生怎样的变化？

一出生，婴儿就不再依靠母体的血液提供氧气和营养物质了。只要婴儿开始呼吸，血液就可以被送至肺进行氧合。动脉导管——胎儿中连接主动脉和肺动脉之间的特殊导管，就不再需要了，所以动脉导管就会闭锁。独立的左肺动脉和独立的主动脉在出生后就形成了。另外，胎儿时期心脏内左右心房之间特殊的开口——卵圆孔也会封闭，正常的血液循环开始。

胎儿在妊娠晚期会发生哪些重要的变化？

妊娠晚期，胎儿继续生长，同时器官系统继续发育到完全功能化的程度。胎儿的动作变得更加强烈和频繁。

胎儿在妊娠晚期发生的主要变化

时间	主要发育过程
第28周	眼睛开始睁开、闭上；胎儿有了睡眠周期
第29周	骨骼完全发育，但是仍然很软；胎儿开始储存铁、钙和磷
第30周	体重增长的速率大约是每周0.5磅（227克）；胎儿练习呼吸；打嗝很常见
第31周	男孩的睾丸开始下降至阴囊内；肺继续发育
第32周	胎毛开始脱落
第33周	眼睛内的瞳孔开始收缩、扩张，开始感光；肺的发育接近成熟
第34周	胎脂越来越厚；胎毛几乎脱落
第35周	胎儿全身都储积脂肪；体重继续增长
第36周	吮吸肌开始发育
第37周	脂肪继续堆积
第38周	大脑和神经系统为分娩做好了准备
第39周	胎盘继续提供营养物质和抗体抵御感染
第40周	胎儿完全发育，准备分娩

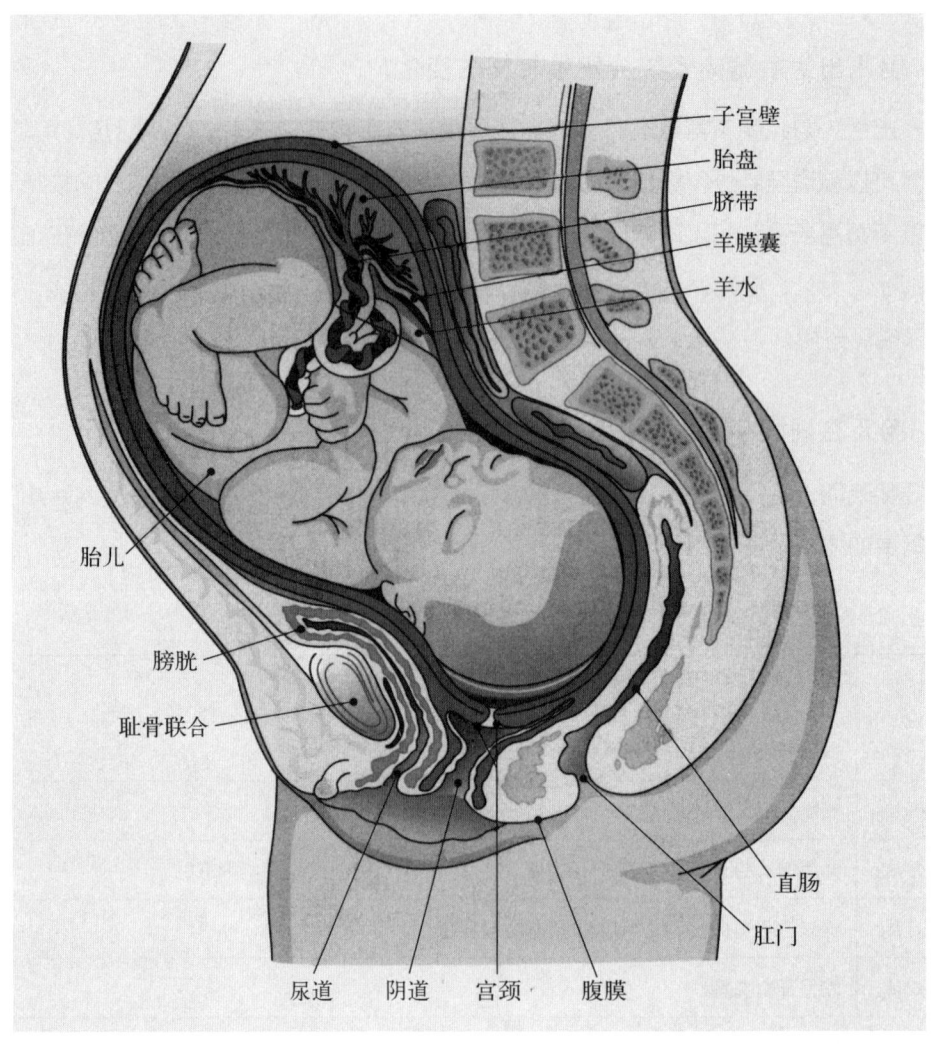

妊娠晚期，胎儿几乎已经完全成形。（图片来源：COHEN B J, WOOD D L. Memmler's the human body in health and disease [M]. 9th Ed. Philadelphia: Lippincott, Williams & Wilkins, 2000.）

胎儿在妊娠期间每个月增长多少？

在怀孕早期，从胚胎到胎儿阶段发生了巨大的变化，但胚胎的整体尺寸非常小。随着怀孕的继续，体重增加和整体尺寸的增长变得更加显著。在怀孕的第20周之前，长度测量是从头顶（或顶部）到臀部的。第20周之后，胎儿不再那么蜷缩，测量是从头部到脚趾。

妊娠期间胎儿的平均大小

妊娠时间（周）	大　　小	体　　重
8	0.63英寸（1.6厘米）	0.04盎司（1克）
12	2.13英寸（5.4厘米）	0.49盎司（14克）
16	4.57英寸（11.6厘米）	3.53盎司（100克）
20	6.46英寸（16.4厘米）	10.58盎司（300克）
24	11.81英寸（30厘米）	1.32磅（600克）
28	14.8英寸（37.6厘米）	2.22磅（1千克）
32	16.69英寸（42.4厘米）	3.75磅（1.7千克）
36	18.66英寸（47.5厘米）	5.78磅（2.62千克）
40	20.16英寸（51.2厘米）	7.63磅（3.46千克）

什么时候胎儿就可以算是发育成熟了？

胎儿在妊娠第37周末的时候就可以算是发育成熟了。

早产的并发症有哪些？

在妊娠第37周之前出生的婴儿（早产儿）非常小且脆弱。出生体重通常低于两磅（0.91千克）。许多器官系统尚未完全发育，导致这些婴儿在生存方面面临困难，从而产生并发症。这些并发症包括：由于肺部发育不全，无法自主呼吸或规律呼吸；体温调节困难，婴儿无法维持自己的体温；由于消化系统不成熟，导致喂养和生长问题；由于胆红素积聚导致的黄疸；由于红细胞不足而无法将氧气输送到组织，从而导致贫血；脑出血。

尽管大多数早产儿在一年或两年后发育情况与足月儿相同，但一些早产儿仍可能面临呼吸困难、听力或视力问题，以及学习障碍。

分娩和哺乳

妊娠期间母体内发生了哪些变化？

妊娠期间，除了子宫的体积增大和乳腺内的变化以外，母体还会发生很多生理变化。

母亲必须为自己和正在发育的胎儿提供食物、呼吸和排泄废物，因为胎儿完全依赖母亲。为了向胎儿提供额外的氧气并排出其产生的多余二氧化碳，母亲的呼吸频率会增加。母亲的血流量在妊娠末期会增加约50%，因为流向胎盘的血液量使得母体内整个心血管系统中的血液量减少。因为母亲必须为胎儿提供营养物质，所以会经常感到饥饿，母亲的营养需求会增加10%～30%。

为了排出胎儿的废物，母体的肾小球滤过率也会增加约50%。因此，体重增加、对母体膀胱的压力增加，以及额外废物的排出都会导致更频繁的排尿。

在妊娠期间乳腺发生了哪些变化？

乳腺在胎盘激素和母体内分泌激素的作用下增大。乳晕颜色变深。乳腺导管系统中储存着透明的分泌物，如初乳。这些分泌物可以从乳头中排出。

分娩的过程分为哪几步？

分娩的目的是诞生新生命。分娩过程分为三个阶段：1.扩张期；2.娩出期；3.胎盘娩出期。胎儿在娩出期娩出。

如何识别分娩的开始？

不同女性在分娩开始时会有不同的症状。一些女性可能会感到下背痛或类似月经痛的绞痛。在一些女性中，羊膜囊在分娩早期会破裂，感觉像是液体渗漏，可能是涓涓细流或大量涌出。一些女性会失去阻塞宫颈的黏液栓，并排出棕色或红色的黏液分泌物。最终，随着分娩的进行，子宫收缩会变得更加强烈和频繁。

扩张期间会发生什么？

扩张的目的是使宫颈扩张（张开）和变细（宫颈管消失），以便胎儿从子宫进入阴道。扩张分为三个阶段：1.早期分娩阶段；2.活跃分娩阶段；3.过渡阶段。在早期阶段，宫缩持续30～60秒，每5～20分钟发生一次，间隔规律。随着分娩的进行，宫缩的频率会增加。在分娩早期，宫颈从0扩张到3厘米。在活跃分娩期间，宫缩变得更加强烈，持续时间更长（45～60秒或更长），并且间隔更短（短至每2～4分钟一次）。宫颈从3扩张到7厘米。扩张的最后阶段是过渡阶段。在过渡阶段，宫颈从7扩张到10厘米。此时宫颈已完全扩张。过渡阶段的宫缩持续 60～90 秒，有时甚至不到一分钟就会有一次宫缩。

分娩过程中的胎盘娩出阶段是什么？

在分娩的胎盘娩出阶段，子宫收缩会使子宫内膜和胎盘分离。胎盘与胎膜和子宫内的液体一起通过产道流出体外。

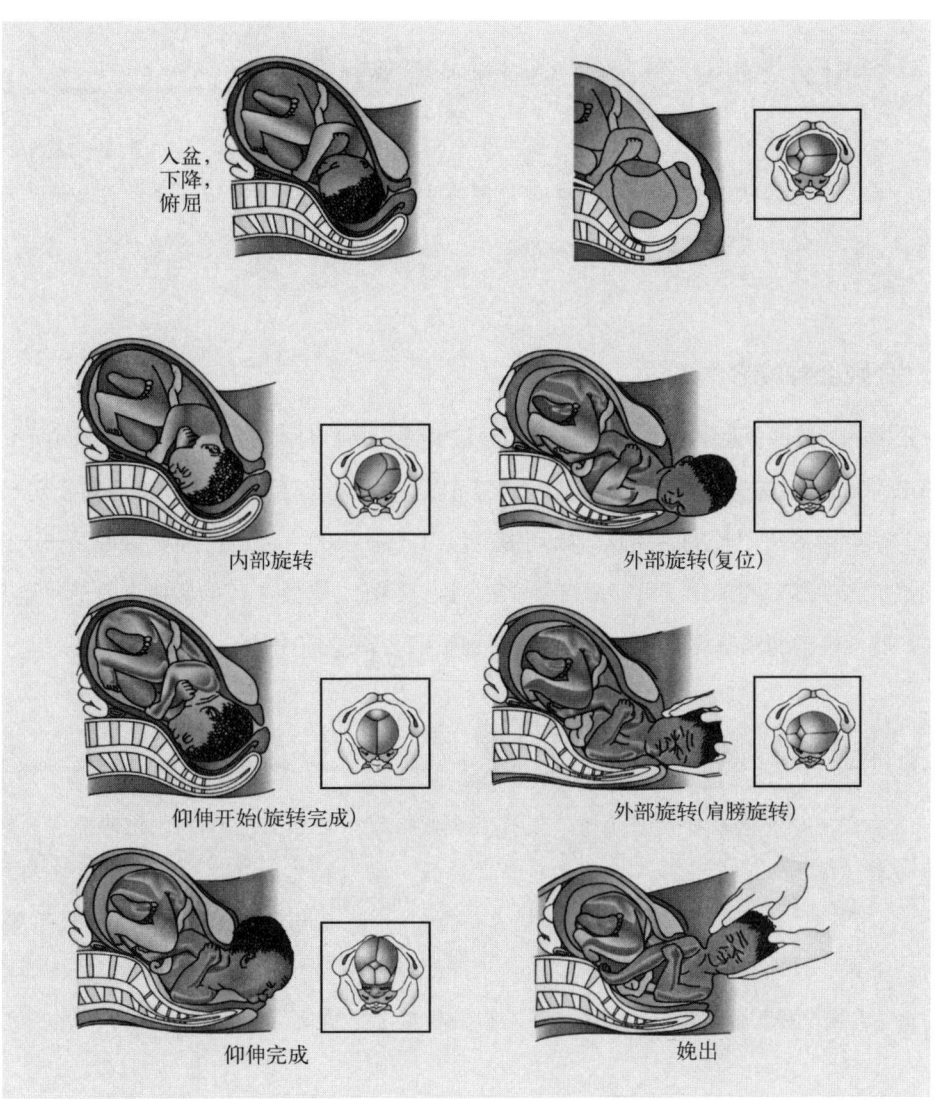

在正常分娩过程中，婴儿的头首先露出，可能以侧卧（右图）或更垂直、扭曲的姿势（左图）出现。（图片来源：PILLITERRI A.Maternal and child nursing [M]. 4th Ed. Philadelphia: Lippincott, Williams & Wilkins, 2003.）

假性分娩与真性分娩如何区分？

子宫收缩不规则、不持续的是假性分娩。在假性分娩中，大多数情况下，当母亲走路或者改变姿势时宫缩就会停止。真性分娩中宫缩非常强，很频繁，而且不会停止。一旦真性分娩开始就会一直持续到胎儿娩出。

为什么分娩时的失血不会对母亲造成问题？

在正常分娩过程中，分娩期间可能会有多达一品脱（0.473升）的失血，其中大部分发生在胎盘娩出阶段。由于怀孕期间孕妇的血液量自然增加，这种程度的失血对她们的身体来说通常是可以轻松承受的，不会引发显著的健康问题。

分娩会持续多久？

分娩的持续时间因人而异。即使是同一位女性，每次怀孕的分娩经历也会有所不同。一般来说，扩张是分娩时间最长的阶段。它可以持续数小时到数天，特别是对于初产妇。分娩的早期阶段是最长的。活跃分娩可能持续3～8小时，但也可能更短或更长。过渡阶段是扩张中最短的部分，可能只持续15分钟。娩出（分娩）可能只需要几分钟到几个小时。胎盘娩出通常只需要5～10分钟，通常不会超过30分钟。

医务人员是如何诱导分娩的？

当自然分娩未能如期开始时，医护人员倾向于采用精细化和个性化的方法来诱导分娩。其中，催产素是一种经典的诱导手段。通过精确控制催产素的剂量和给药方式，可以更有效地启动并维持规律且适度的宫缩，从而提高分娩的安全性和舒适度。

此外，最新的研究还探索了其他非药物性诱导分娩的方法，如物理疗法（如体位调整、按摩等）和心理支持，这些手段在某些情况下也能有效促进分娩的自然启动。

异卵双胞胎和同卵双胞胎有什么区别？

异卵双胞胎，又称双卵双胞胎，其诞生源自女性卵巢同时释放两个独立的卵细胞，这两个卵细胞随后各自被不同的精子受精。因此，异卵双胞胎之间的相似程度并不显著，与同一父母所生的其他兄弟姐妹相仿，他们的性别既可能相同，也可能不同。

而同卵双胞胎，则是由一个受精卵在发育初期分裂而成的。这一分裂可能发生在受精卵最初几次细胞分裂的时刻，即所谓的卵裂期；或者，它也可能发生在囊胚阶段之前，当受精卵内部开始分化为内细胞团和滋养层时，内细胞团的细胞发生了分裂。由于他们源自同一对配子，同卵双胞胎拥有完全相同的遗传信息，这使得他们在外貌上极为相似，并且总是拥有相同的性别。

双胞胎共享胎盘、脐带或羊膜囊吗？

同卵双胞胎通常会共享同一个胎盘，但通常会有各自的羊膜囊。每个双胞胎都有自己的独立脐带。而异卵双胞胎则有各自的胎盘、羊膜囊和脐带。

怀多胞胎对母亲的健康有什么影响？

怀多胞胎（两个以上胎儿）对母亲来说增加了特别的危险，因为母亲需要为每个胎儿提供氧气和其他营养物质。因此，多胎妊娠更容易出现子痫前期（高血压和蛋白尿）和妊娠期糖尿病等并发症。

怀多胞胎通常会有哪些危险和并发症？

怀多胞胎最常见的风险之一是早产。一般来说，双胞胎妊娠的平均持续时间为35周，而三胞胎妊娠只有33周，四胞胎妊娠的平均时间则更短，只有29周。由于早产或胎儿发育不良导致的低出生体重（低于5.5磅或2.5千克）在多胎妊娠中也很常见。出生时体重低于3.34磅（1.5千克）的婴儿患永久性残疾的风险更高，包括智力迟钝、脑瘫以及听力和视力丧失。此外，在34周前出生的婴儿容易出现肺部问题和呼吸困难。

多胞胎的发生率有多大？

多胞胎的发生率是一个复杂而多变的议题，其受到自然受孕与辅助生殖技术的双重影响。在自然受孕的情况下，多胎妊娠相对罕见，遵循着特定的统计学规律，如双胎的发生率约为1/89，而更高胎次的多胞胎则更为少见。

然而，随着辅助生殖技术的广泛应用，尤其是试管婴儿技术的普及，多胞胎的发生率显著上升。为了提高妊娠成功率，医生在辅助生殖过程中往往会移植多个胚胎，这直接导致了多胎妊娠风险的增加。尽管一些国家和地区已经采取措施限制移植胚胎的数量，但多胎妊娠仍然是辅助生殖技术中一个不容忽视的问题。

连体双胞胎是什么？

连体双胞胎是同卵双胞胎，他们的胚胎盘没有完全分离。他们通常共享一些皮肤和一个或多个器官，最常见的是肝脏，有时还包括其他内部器官。如果连体部分较小，他们可能通过手术相对容易地分离。但在极少数情况下，连体双胞胎可能头部相连或共享太多器官，以至于几乎不可能分离。

"连体双胞胎"这个词的起源是什么？

"连体双胞胎"（Siamese twins）一词起源于1811年，当时一对连体婴儿在暹罗（现在的泰国）首都曼谷出生。这对双胞胎名为恩（Eng）和昌（Chang），在暹罗语中分别意味着"左"和"右"，他们的胸骨下端相连。面对社会的偏见与医学技术的局限，恩和昌以惊人的毅力与家人的支持，共同度过了成长的岁月。18岁时，他们勇敢地离开了暹罗，踏上了前往美国和英国的旅程，最终因加入P.T.巴纳姆马戏团而声名大噪。在马戏团的舞台上，他们以独特的表演天赋赢得了全球观众的喜爱与尊重，同时也为家庭带来了经济上的改善。恩和昌分别迎娶了英国的一对姐妹为妻，并各自建立了幸福的家庭。

孕妇在何时开始产生乳汁？

到怀孕第六个月末，乳腺已经发育成熟，开始分泌初乳。一旦胎盘娩出，雌激素和孕激素的分泌量下降，乳汁分泌量就会增加。

刺激乳汁释放的因素有哪些？

催乳素和催产素这两种激素参与乳汁的产生和释放。婴儿的吸吮刺激会促使这两种激素的释放。

人乳汁的成分是什么？

人乳主要由水（88%）、糖类（6.5%至8%）、脂质（3%至5%）、蛋白质（1%至2%）、氨基酸和盐类组成。它还含有大量的溶菌酶——具有抗生素特性的酶。每升人乳大约含有750卡路里。

初乳与乳汁有什么区别？

初乳是母亲在分娩后头几天从乳房分泌出的液体。它的蛋白质含量较高，脂肪含量较低，且含有大量抗体，这些抗体能在婴儿自身的免疫系统成熟之前保护其免受感染。一位母亲在24小时内大约会产出3盎司（100毫升）的初乳。

一个母亲可以分泌多少乳汁？

一位哺乳期的母亲每天会产出850～1000毫升的母乳。生育多胞胎的母亲会自然地产生足够每个婴儿食用的母乳。

母乳喂养有哪些好处？

母乳喂养是一种对婴儿和母亲都极为有益的喂养方式。它不仅为婴儿提供了完美且易于消化吸收的营养，还通过丰富的免疫因子增强了婴儿的免疫力，降低了患病风险，包括感染性疾病和慢性疾病。此外，母乳中的特殊成分还促进了婴儿的大脑和视力发育，有助于其智力发展。在母乳喂养的过程中，母亲与婴儿之间的亲密接触也增进了母婴之间的情感联系。

对于母亲而言，母乳喂养同样具有诸多好处。哺乳过程有助于子宫收缩，减少产后出血，促进子宫恢复。长期而言，母乳喂养还能降低母亲患卵巢癌、乳腺癌等妇科疾病的风险。此外，哺乳期间自然的避孕效果也为母亲提供了生育间隔的便利。母乳喂养还有助于母亲消耗孕期累积的脂肪，促进身材恢复，同时带来心理上的满足感和成就感。

产后发育

产后发育有哪些阶段？

产后发育的 5 个生命阶段分别是：1. 新生儿期；2. 婴儿期；3. 儿童期；4. 青春期；5. 成熟期。新生儿期是从出生到出生后 1 个月。婴儿期从一个月后开始，持续到两岁。儿童期从两岁开始，一直持续到青春期。青春期大约从 12 或 13 岁开始，直到成年。成年期，或称成熟期，包括从 18 岁到 25 岁及老年期的岁月。年龄增长的过程被称为衰老。

新生儿期发生的发育变化是什么？

从出生到新生儿期，最大的变化是新生儿必须开始自己执行许多之前由母亲负责的功能，特别是呼吸、消化和排泄。随着分娩后的第一次呼吸，肺部充满空气，新生儿开始自行呼吸。

新生儿与成年人的心率和呼吸频率有何不同？

新生儿的平均心率为 120～140 次 / 分，而成年人的静息心率为 60～80 次 / 分。新生儿的平均呼吸频率为每分钟 30 次，而成年人的呼吸频率为每分钟 12 至 28 次。

婴儿时期发育的里程碑是什么？

正常的婴儿在出生后 5～6 个月时体重会翻倍，在出生 1 年后会增加 3 倍。婴儿期的主要发育里程碑概括在以下表格中。虽然个体之间存在相当大的差异，但这些里程碑为我们提供了一个大致的参考范围：

婴儿时期发育的里程碑

年　　龄	婴儿的主要发育情况
出生后第 1 个月末	能够用手摸脸；趴下时头可以由一侧转到另一侧；听力很好，通常可以识别父母的声音
出生后第 3 个月末	趴下时可以抬头、抬胸；能够张开手、握拳；用手摸嘴；笑；能够识别熟悉的事物和人
出生后第 7 个月末	会来回地滚；能够坐起；能够用手抓住物体；在有人扶持和举起时能够支撑全身的重量；喜欢玩躲猫猫；开始咿呀学语

续 表

年 龄	婴儿的主要发育情况
出生后第1年末	能够不借助外力坐起；能够用手和膝盖撑地；能够爬行；能够在扶持下走路；一些婴儿能够不借助外力走几步；能够捏起物体；能够使用简单的肢体语言，例如点头、挥手说再见
出生后第2年末	开始跑步；能够上下楼梯；能够拉着玩具行走；能够说出单个单词(15～18个月)；能够使用简单的短语和由两个词组成的句子(18～24个月)；能够用蜡笔涂鸦；能够用积木搭建塔楼

成长速度会持续不变吗？

成长速度在产前期最为迅速。在婴儿期和儿童期，成长速度会放缓，直到青春期。

青春期开始的平均年龄是多少？

青少年青春期开始的平均年龄大约是男孩 12 岁，女孩 11 岁。正常的范围在男孩中是 10 到 15 岁，在女孩中是 9 到 14 岁。

哪些激素可以刺激青春期开始？

刺激青春期开始的三种关键激素：促性腺激素释放激素（GnRH）、促卵泡生成素（FSH）和促黄体生成素（LH）。具体来说，下丘脑分泌的 GnRH 显著增加，这一变化作为触发器，刺激了垂体前叶中的内分泌细胞。随后，这些细胞响应 GnRH 的刺激，导致 FSH 和 LH 在循环中的水平迅速攀升。

随着 FSH 和 LH 水平的提升，卵巢和睾丸作为靶器官，开始分泌更多的雌激素（在女性中）和雄激素（在男性中）。这一连串的激素级联反应标志着青春期的正式启动，此时，第二性征开始显现，生殖细胞（合子）的生产也开始活跃起来。同时，青少年的生长速度显著提升，直至骨骺软骨最终闭合，标志着青春期的发育进入尾声。

青春期时机体会发生哪些变化？

青春期除了在男性和女性中都会发生的一般机体变化外，在性器官、皮肤、毛发和声音上都会发生很大的变化，被称为第二性征。

男性和女性第二性征的变化

身体部位	男　性	女　性
一般身体变化	肩膀增宽，肌肉增厚，身高增加；腋下和生殖器的体味越来越明显；大约到了21岁时骨骼生长停止	骨盆增宽；脂肪积累在臀部、乳房；骨骼生长大约在18岁时停止
外生殖器	阴茎增大；阴囊增大；阴茎和阴囊颜色加深	乳房增大；阴道增大，阴道壁增厚
内生殖器	睾丸增大；睾丸生成精子的量增多；精囊、前列腺、尿道球腺增大，而且开始分泌液体	子宫增大；卵巢分泌雌激素；卵巢内的卵细胞开始成熟；月经开始
皮肤	皮脂腺分泌物变稠并增多，常导致痤疮；皮肤增厚	雌激素分泌使皮脂腺分泌物保持液态，抑制痤疮和黑头的形成
毛发生长	面部、阴部、腋下、胸部、肛门周围出现毛发；全身毛发增多；前额两侧发际线后移	阴部、腋下出现毛发；头皮毛发增多，保持儿童时期的发际线
声音	喉结增大，声带变长、变厚，声音变低沉	喉结变化不大，声音保持相对较高

衰老是如何定义的？

衰老是年龄增长的过程。即使在成熟期生理发育完全成熟之后，生理上仍然会发生一系列变化。随着人不断变老，机体在适应环境改变的能力上逐渐减弱。维持体内平衡变得越来越困难，特别是在身体承受压力时。最终，当身体现有的稳态机制无法克服各种压力时，就会发生死亡。

衰老对人体的一般影响是什么？

衰老会影响人体的每一个器官系统。一些变化早在30至40岁就开始出现，而衰老过程在55至60岁之间变得更加迅速。

衰老的影响

器官系统	衰老的影响
皮肤系统	皮肤组织失去弹性，产生皱纹，皮肤松弛；油性腺体和汗腺活性减退，引起皮肤干燥；头发变薄
骨骼系统	骨骼沉积的速率下降，引起骨质疏松，骨骼变脆；身高降低
肌肉系统	肌肉开始变弱；肌肉反射变慢

续 表

器官系统	衰老的影响
神经系统	大脑的大小和重量减少；皮质神经元减少；神经递质的分泌速率降低；短期记忆可能受损；智力仍然正常,除非患有中风等疾病；反应变慢
感觉系统	视力受损,大多数人都变成了远视眼；听力、嗅觉和味觉功能减退
内分泌系统	循环激素的量减少；甲状腺减小；胰岛素分泌量减少
心血管系统	心脏的有效输出量减少；血压通常会升高；外周血流量减少；动脉逐渐变细
淋巴系统	免疫系统的敏感性和反应性减弱；感染和患癌症的可能性加大
呼吸系统	由于肺弹性减低,呼吸容量和肺活量减少；肺内的肺泡被纤维组织替代
消化系统	蠕动和肌肉收缩减少；胃产生的氢氯酸减少；肠道分泌的消化酶减少；肠壁吸收营养物质的能力减弱
排泄系统	肾小球滤过率降低；蠕动减少,肌肉收缩减少；肌肉收缩减弱导致尿失禁
生殖系统	女性的卵巢重量减少并开始萎缩；停经后的女性丧失生殖能力；男性精子数量减少

早衰病是什么？

一种是早衰性侏儒症，通常在4岁左右初现端倪，至10～12岁间，患者的外观已显著呈现出老年化的特征：头发早白且稀疏，甚至秃顶；身体脂肪组织迅速减少，导致四肢异常纤细；皮肤，包括面部与身体，均展现出松弛、失去弹性的迹象。

另一类早衰现象，则被称为沃纳综合征，亦被称为成人早衰症。此病于成年初期发作，其病情发展的轨迹虽与儿童期早衰相似，但主要影响的是已步入成年阶段的个体。患者同样会经历外貌的快速老化，以及内部器官系统的加速衰退，如动脉粥样硬化的提前出现，这一现象是血管壁内脂肪异常沉积的结果，预示着心脏健康风险的显著增加。